左岸科學人文286

醫療與帝國

從全球史看現代醫學的誕生

Medicine & Empire
1600—1960

Pratik Chakrabarti
普拉提克・查克拉巴提——著
李尚仁——譯

目次

編輯體例：

正文下方的黑體數字為原書頁碼，
索引頁碼亦為原書頁碼，
供雙方相互對照查詢之用

序言與誌謝

從事帝國主義、醫學與科學的課程教學時，我經常碰到的挑戰是要以長時程與廣大地理範圍來討論這些主題，這樣的挑戰是該門學科所必須。學生往往投入專門的研究論文與專書所呈現的特定領域，因而常會發現要掌握長程歷史軌跡有所困難。這不只是教學的問題，而是反映了帝國醫學史的概念框架傾向於把焦點放在特定的地理區域，像是南美洲、非洲或印度；或是放在瘧疾、霍亂、鼠疫及黃熱病等流行病；或是熱帶醫學這類的題目。儘管這些課題有著大量優秀的研究專書與論文集，但它們並沒有處理醫學與帝國的歷史當中，更為顯著的廣闊主題和時程。結果對於帝國主義與醫學的探討未能達到應有的全面。論文集如洛伊・麥克勞（Roy MacLeod）與彌爾頓・路易斯（Milton Lewis）主編的《疾病、醫學與帝國》（*Disease, Medicine, and Empire*，一九八八），以及大衛・阿諾（David Arnold）主編的《炎熱氣候與西方醫學》（*Warm Climates and Western Medicine*，一九九六），授課與研究參考都非常有用，且涵蓋廣闊的地理範圍，但就主題和時間範圍而言卻非如此。儘管這兩本書的主題很廣，但涵蓋的年代是十九世紀中到二十世紀初，並且把焦點放在「熱帶醫學」，而針對這段時期與此一主題已經有不少優秀的專書與研究論文了。

醫學與帝國主義這個主題在教學與概念上的理解缺漏，是本書所試圖處理的。本書有兩個主要的目標。首先是要透過歷史與分析，整理出醫學與歐洲帝國主義從十七世紀到二十世紀中期的種種關聯，並彰顯這個領域的各種研究問題與知識傳統。其次，在這個過程中也要強調醫學與帝國主義的歷史本身就是個專門領域。我在書中試著指出橫跨不同殖民脈絡的共同觀念、關切、辯論與知識框架。本書不是本質主義（essentialism）的著作，其所敘述的醫學與帝國的歷史也是現代醫學本身的歷史。簡而言之，《醫療與帝國》幫助我們以全球的尺度來認識醫學史，並理解危害全球健康的深層問題。我並未試圖涵蓋這三百五十年來各個帝國的脈絡，因為這不可能以一本書的篇幅來處理。大部分的討論都環繞著英國、西班牙與法國的殖民史，雖然對荷蘭與葡萄牙的殖民主義也有一些分析。這本書大致涵蓋了亞洲、美洲（包括西印度群島）以及非洲。

透過這部歷史，我也進行了一趟個人旅程，盡可能仔細而廣泛地閱讀（有些書與論文是我第一次讀到的）。這是個最為啟蒙的經驗。寫這本書時我引用了自己的研究，但也大量依賴他人的著作，特別是那些我不太專精的領域。這些年來，學者以其研究、嚴謹與洞見，豐富了此一領域，讓我獲益良多。從頭到尾我都試著引用並反映此一主題重要著作的觀點。如果這本書能夠激勵學生做進一步的閱讀，並且激勵學者進一步反思這些闡釋起來清晰明確而且主題多樣的敘事，那麼我自認已經達成寫這本書的任務。

一如往昔，娜蒂妮（Nandini）是我能夠寫出這本書的原因。大多數的章節都是向她深度請益之後所寫成。我廣泛擷取她教學與研究的經驗。她無私地為這本書提供時間、評論與心力。

莎拉．霍吉斯（Sarah Hodges）對導論的評論，有助我更貼切地探索並辨識出帝國主義與醫學的互動。我很感激我的同事喬科摩．馬可拉（Giacomo Macola）讓我成為他所謂「沒有出櫃的非洲研究者」。我也要感謝馬克．哈里森（Mark Harrison）對第五章的仔細評論。派格瑞夫．麥克米蘭（Palgrave Macmillan）出版社人文書系的負責人珍娜．史蒂文森（Jenna Steventon）仔細閱讀部分手稿，提出深具價值的建議。

惠我最多的是我在印度與英國教過的學生。他們所提出的問題、驚人的犀利評論以及時而對我露出的不解神情，造就了這本書。他們啟發了我的教學和本書。

導論

要敘述現代醫學的歷史，就不能不談帝國主義的歷史。當歐洲帝國向全球擴張，歐洲醫學也進行知識論與結構的根本改變。從十六世紀開始，西歐一些小國開始建立全球帝國。哥倫布這位熱內亞出身的航海家從西班牙出發，在一四九二年橫跨大西洋抵達美洲。數年後，葡萄牙旅行者達伽馬在一四九八年透過繞過非洲好望角的新航路，抵達印度。這些通往美洲和亞洲的新航路，為西歐帶來與大西洋和印度洋在商業與文化方面的新接觸。從十七世紀到二十世紀，這些區域有一大部分成為歐洲國家的殖民地。當歐洲人探索並利用這些殖民地的自然資源時，歐洲醫學也突破了古老的蓋倫式醫療（指的是中世紀歐洲自西元二世紀名醫蓋倫〔Galen〕傳承之希臘醫學傳統）並且從殖民地獲得金雞納、瀉根（jalap）、菸草與吐根（ipecacuanha）等新材料，以及關於其用途的醫學洞見。在越洋的漫長殖民航程以及在殖民前哨與戰場的艱苦勤務中，歐洲外科醫師取得重要的醫學技巧與經驗。歐洲在炎熱氣候中得到關於熱帶的熱病（fevers）、害蟲與病媒的醫學經驗，讓現代醫學得以整合環境、氣候與流行病學的因素，在隨後帶來所謂現代醫學的「整體論轉向」

（holistic turn）。歐洲與其他種族相遇，而在現代醫學思想中建立了種族與人類演化的觀念。在此同時，現代醫學透過降低歐洲軍隊與移民的死亡率，推進了美洲、亞洲與非洲的殖民。歐洲的醫師、旅行者和傳教士把他們的醫藥提供給遭到殖民的種族，歐洲人將這樣的行為當成救命良方或是慈善與優越的表徵。本書探討帝國主義史與醫學史的交會，辨識歐洲帝國的興起與現代醫學的構成在知識上與物質上的連結。

除了探討醫學與帝國的歷史，本書還有兩個進一步的目標：幫助我們以全球尺度來理解醫學的歷史，也提出今日危害全球健康的深層問題之歷史脈絡。

本書將此一漫長的歷史分為四大歷史時期：貿易時代（the Age of Commerce，1600-1800）、帝國時代（the Age of Empire，大約在1800-1880）、新帝國主義時代（the Age of New Imperialism，1880-1914）、以及新帝國主義與解殖的年代（the Era of New Imperialism and Decolonization，1920-1960）。每個年代在醫學史與帝國主義史都有其獨特的定位，但也有著延續和重疊。

歐洲帝國主義與現代醫學

從十六世紀起，歐洲人如何建立全球帝國？這些帝國透過漫長而複雜的歷史過程建立起來，以不同的階段來分別探討將會有所幫助。第一個階段是貿易的時代，在新的貿易路線發現後，這段時期歐洲人（特別是西班牙人和葡萄牙人）開始在大西洋與印度洋建立航海帝國。西班牙人殖民所謂的新世界，而葡萄牙人則在亞洲與非洲的部分區域取得領土；這兩國對統治下的人口施加程度不一的政治與經濟控制。荷蘭、法國與英國等歐洲國家從十七世紀起加入海上的擴張，導致十八世紀重大的殖民戰爭。商業與貿易是這段時期權力與繁榮的要素，歷史學者常形容這是現代史上第一個全球化的時代。[1]

接下來是十九世紀的帝國時代。這個時期的歐洲國家，尤其是法國和英國，在亞洲和非洲建立起龐大的領土帝國（territorial empires）。歐洲人這時治理著龐大的人口，設計了殖民行政部門，發展新農業政策，訂定法律，創辦大學，並且在殖民地建立醫學觀念與實作。這些是歐洲人統治的支柱。此時也是歐洲的工業化時期，而殖民地則逐漸成為歐洲產業原物料的提供者，導致殖民地與全球經濟有更大的整合。這些經濟變遷也導致帝國內部大量人民由於成為移民或契約勞工（indertured labourers）而遷徙。

十九世紀晚期出現一股更加競相擴大帝國領土的潮流，特別是在非洲；這段時期常被形容為新帝國主義的時代。工業國家之間進行全球經濟競爭以取得更多的資源和土地，追逐帝國的威望和領土以及傳播歐洲文明的渴望，導致在一八八〇年代展開「瓜分非洲」（scramble for Africa）。歐洲殖民強權在世界各大洲擴張，此一帝國主義的高峰持續到第一次世界大戰之前。歐洲醫學也就是在這段時間更為專科分化，來為殖民的目標與利益服務，這點特別可見諸熱帶醫學的誕生。

第一次世界大戰之後引人注目之處，是一些殖民地在這段時期展開追求獨立的國族主義鬥爭。在第二次世界大戰之後，這樣的反帝國主義運動更加蓬勃，在非洲尤其如此。這個時期也稱為「解殖」（decolonization），期間有一些亞洲和非洲國家從殖民統治下獲得獨立，從事令人熱血而困難的建國大業。就文化與國族主義而言，這段期間這些國家對自己的醫療有更大的肯定。

值得注意的是，帝國主義並不總是依循著清晰或是線性的模式，這點很重要。帝國史的不同時期有顯著的重疊與平行。例如，「文明開化使命」（civilizing mission）這個名詞和十九世紀晚期歐洲對非洲的殖民有關（這點我們將在第七章和第八章討論），此時歐洲人相信他們是透過殖民非洲而將現代文明與基督教引進該大陸。然而，這個名詞也可以適用於西班牙在十六與十七世紀的殖民美洲。西班牙人宣稱，要將基督教與文明帶給他們視為野蠻人的美洲原住民，藉由宗教使命正當化對美洲的殖民。[2]同樣地，歐洲的大發現時代（European Age of Discovery）通常指的是十七世紀和十八世紀，當時歐洲人旅行到世界各地，對亞洲、美洲與太平洋地區進行自然史的發現與調查（參見第一、二章）。就非洲大多數區域而言，十九世紀下半才是發現的時代，尤其是在李文斯頓（David Livingstone）的尚比西探險（Zembezi Expedition）之後，歐洲的地理學家和自然學者開始蒐集中非的動、植物，然後送到歐洲的博物館研究與展示。就本書所探討的醫學史而言，這些年代的重疊很重要，可以幫助我們注意並比較不同大陸、不同時期的歷史事件，了解期間的相關性與相似之處。

帝國主義的每個階段幾乎都明顯地和醫學史變遷的階段相互對應。從十六世紀開始，歐洲醫學不只是歐洲帝國主義的重要成分，而且醫學本身也和帝國主義的歷史一起演變。本書第一章會描述十七世紀的貿易年代，歐洲的本草學（*materia medica*）大為擴張與多樣化（本草學指的是醫療所使用的各種物質及其製作方法）。異國藥物進口到歐洲市場，改變了歐洲的藥典與醫學理論。當歐洲人在十八世紀旅行到世界不同地方並遭遇不同氣候，歐洲的疾病理論也隨之改變。醫生重整傳統醫學理論來解釋疾病，特別是他們在炎熱氣候所經歷的各種「熱病」；十八世紀的英國醫師廣泛討論所謂的「腐熱」（putrid fever）或「疫熱」（pestilential fever），這些熱病在漫長的殖民航程中侵害歐洲水手與海軍人員健康。為了因應船隻和殖民地營區過度壅擠的問題，詹姆士．林德（James Lind）以及約翰．普林高（John Pringle）等歐洲醫師發展出衛生理論。他們鼓吹採取衛生做法的必要性，包括海軍與陸軍之營區和船隻的垃圾處理、保持清潔以及確保通風。清潔與衛生的觀念在十九世紀逐漸成為歐洲預防醫學與國家政策的一部分（參見第三章與第五章）。十九世紀，霍亂從亞洲傳到歐洲，造成數次嚴重疫情，這為歐洲與美國重要的公共衛生措施鋪路。

另一方面，以實驗室為基礎的醫學在十九世紀的帝國年代改變了歐洲的醫學。歐洲的工業化與實驗室的成長，對現代藥品的生產很重要，也有助於現代製藥產業的出現，在法國和德國尤其如此。第二章會說明殖民主義如何使得以植物為主的藥物，轉型為使用現代製藥產品。從一八八〇年代起，主要在法國和德國的實驗室進行的研究發展出病菌理論（germ theory）。法國化學家與微生物學家路易・巴斯德（Louis Pasteur）透過對病毒的部分減毒（partial attenuation）發展疫苗。他在一八八五年發展出狂犬病疫苗，帶來著名的突破。法國的巴斯德研究所很快就散布到非洲與東南亞的法國殖民地，病菌理論與疫苗成為全球醫療與帝國醫學的一部分。尤其是在一八九〇年代的新帝國主義時期，殖民地的巴斯德研究所成為法蘭西帝國「文明開化使命」的一部分。這些新發展讓歐洲醫學在殖民地變得更加專斷自信。歐洲現代藥物與疫苗的進口與推廣，成為十九世紀殖民醫療政策的重要部分。相較於過去，這段期間醫療的關鍵差異是殖民醫學如今不只是專門照顧歐洲的水手、士兵與移民，還涵蓋當地居民。現代藥品與疫苗不只對於保護熱帶地區歐洲人的健康極為重要，也在殖民地呈現為歐洲現代性與優越的象徵。

在新帝國主義時代，病菌理論在熱帶地區嶄露頭角；這段時間歐洲人認為熱帶的氣候環境是不健康的，這些區域充滿了疾病。對熱帶氣候的關切結合了病菌理論，而在十九世紀末帶來熱帶醫學這個新的醫學傳統。歷史學者指出，熱帶醫學鼓吹了十九世紀晚期的「建設性帝國主義」（constructive imperialism）觀念，尤其是在帝國迅速擴張時期的非洲；這種觀念認為帝國主義終究會為受到殖民的人民與民族帶來好處。

另一方面我們在第十章會看到，非西方國家和社會不是只以被動的方式接收現代醫學所帶來的各種變遷。亞洲與非洲的本土醫師和醫療人員以創造性的方式因應現代醫學，常用獨特的方式加以界定和運用、同時也現代化其本土醫學。這在二十世紀國族主義意識與解殖運動興起時尤其明顯。亞洲與非洲的當地醫療人員回應西方醫學的支配，而將自己的醫學典籍化與標準化，挑選符合現代醫學觀念與要求的藥物與做法，引進新的醫療物質與現代實驗室技術，並且製作本土的藥典（pharmacopeias）。因此，所謂「傳統」或「另類」醫療的出現是和殖民主義的歷史有關的。

二十世紀也是進行國際健康照護合作的時期。第一次世界大戰期間與之後的流行病，像是西班牙流感，導致一九二一年設置國聯衛生組織（League of Nations Health Organization，LNHO）。第二次世界大戰則促使世界衛生組織（World Health Organization，WHO）於一九四八年在瑞士日內瓦設立。世界衛生組織標誌著全球衛生與流行疾病控制的新時代。在這個時期，原本孤立的殖民地公共衛生措施和國際的政策與工作接軌，而以「全球衛生」（global health）之名為人所知。世界衛生組織在一九五〇與一九六〇年代的主要活動是針對麻疹、小兒麻痺與天花的全球疫苗接種運動、防瘧調查、處理貧窮與衛生的問題，以及保障世界不同區域的基礎醫療建設。二十世紀的全球衛生計畫與政策，是與殖民醫療措施合作下而發展，並保留強大的殖民遺緒。我們將會說明，為何了解殖民醫學史對於認識全球衛生的當代挑戰是很重要的。

何謂殖民醫學？

讓我們透過分析「殖民醫學」——這個醫學史學者常用來描述這段歷史的關鍵詞，來探索這些複雜的議題並概念化醫學與帝國主義的關係。這個詞彙有什麼意義？有助於理解這段歷史嗎？

「殖民醫學」一詞來自於另外一個名詞「殖民科學」，這是科學史與科技史學者喬治·巴薩拉（George Basalla）在一九六〇年代所使用的名詞；他提出西方科學傳播到所謂邊陲的三階段模型，並以「殖民科學」來描述其中的第二階段。[3]在此一階段，殖民地的科學活動和母國中心的利益有密切的關連，使得殖民地的科學活動依賴這些母國中心的機構。歷史學者批評巴薩拉的模型太過線性、簡化與僵硬。[4]在此不需要討論巴薩拉的殖民科學模型，因為我是以不同的方式來使用這個名詞，我要分析的是使用「殖民醫學」這個名詞是否有其他重要而有用的理由。

讓我們先問兩個基本的問題。何謂醫學？為什麼我們需要將醫學區分為不同的類型、形式或「框架」（frames）？在最根本的層次上，醫學是治療疾病與預防疾病的技藝。這門技藝在不同的社會、文化與歷史脈絡中有不同的形式。歷史學家、哲學家與社會學家使用過不同的範疇來指出這些不同的狀況。[5] 如果沒有使用這些範疇而只使用「醫學」一詞，就無法理解醫學的發展以及醫師與科學家運作的不同脈絡。而這也可能導致接受並回到十九世紀的實證論定義，將現代醫學與科學視為單一、普遍與進步的。

我們必須分析醫學／科學的傳統如何與為何有差別和使用不同的命名。醫學傳統大致是用兩種方式來命名。第一種是民族誌或文明的譜系，像是阿拉伯、希臘、中國、蓋倫式的、阿育吠陀與尤那尼（Unani，譯者按：尤那尼醫學是中東與南亞承繼了阿拉伯醫學的伊斯蘭醫學傳統；而先前的阿拉伯醫學則吸收並重新詮釋古希臘醫學，尤其是其體液學說，並有其獨到的創見。）。這種命名做法相對而言比較直接，雖然第十章會指出，這種命名有可能是文化本質主義（cultural essentialism）的產物或是有可能會導致文化本質主義。[6]

另外一種較容易引發爭議且較複雜的做法，是根據醫學的專門化來命名，我稱此為「歷史的」做法。我的意思是將這些傳統視為在特定的歷史過程與脈絡中發展出來的。這包括「西方」、「現代」與「殖民」等範疇。

歷史學者對這些範疇有一些重大的辯論，辯論中反映出對這些歷史過程與脈絡的討論。歷史學者也曾同樣質問到底「殖民醫學」是不是個獨特或有用的範疇。它在什麼意義上和西方醫學乃至和任何醫學有什麼不同？[7]儘管對於這些範疇及其歷史歷程有所辯論，歷史學者還是辨識出醫學與科學演變成「西方的」、「歐洲的」乃至「現代的」的明確歷史過程與情節。[8]這段歷史有兩個關鍵階段。第一個階段始於十三世紀末，逐漸將古希臘的醫學和科學傳統與其阿拉伯或伊斯蘭的傳承切割，並將之安置於歐洲與基督教的傳統與思想。[9]例如從十四世紀開始將希臘文本翻譯為拉丁文，以及將希波克拉底醫學（Hippocratic medicine，來自生於西元前四六〇年左右的著名醫師希波克拉底之教誨的希臘醫學傳統）與蓋倫醫學引進歐洲。

第二個關鍵插曲始於十七世紀晚期，歐洲的自然史學者努力試圖發展出對自然的客觀看法。[10]連同他們對古典希臘文本的研讀，歐洲的醫師將自然史整合為醫學知識的關鍵部分。[11]在此同時，對於人的體質及其與環境的關係也出現了不同的觀點（我們在第五章會研究這一點）。雖然豐富的殖民經驗形塑了這些探索，但這些發展顯然仍是出自歐洲知識與社會的問題意識，那就是對歐洲古代的探索以及尋求對自然的客觀理解。這是在皇家學會（Royal Society）與（倫敦）皇家內科醫師院（Royal College of Physicians）、（巴黎）科學院（Academie de sciences）以及（阿姆斯特丹）醫學院（Collegium Medicum）等歐洲機構中進行，這個過程也導致這些機構取得卓著聲望。現代醫學誕生於探索古代與研究自然的過程。

帝國主義在此標示出一個歷史分歧。我們在本書中將會看到，從十七世紀開始，當醫學變成現代醫學或歐洲醫學，它也同時成為殖民醫學。歐洲醫學的每個重大發展都有其殖民的對應：自然史對現代早期醫學日益增加的影響；從十七世紀起歐洲藥物市場的成長與擴張；外科醫師在歐洲醫療行業地位與影響力的上升；衛生與公共衛生觀念的發展（特別在十九世紀霍亂流行之後）；現代檢疫系統的成長；尋找金雞納、鴉片與菸草的「有效成分」帶來現代藥品的誕生；最後則是病菌學說的出現、預防疫苗接種以及全球衛生的觀念。這些插曲皆同時有其歐洲與殖民的歷史，既連結又不同，兩者缺一便無法理解。本書試圖敘述這段現代醫學與歐洲帝國主義相互構成的歷史。

在我們回頭分析「殖民醫學」是否是個有用的範疇時，必須要先澄清一點：醫學的不同名稱或對醫學的不同描述，並不必然意味著獨特的研究方法論或知識論。本書稍後會說明更多醫學與科學的社會史，進而理解不需要只以「內史」（internalist）的標準或研究方法來分析或界定醫學或科學（內史將焦點放在認知模式）。換句話說，我們要瞭解醫學與科學，不需要將自己侷限在實驗室、科學公式與理論，或是深奧的文本與數學計算；知識傳統的社會與歷史脈絡同樣能帶來啟發，甚至更有指引的效果。

例如十九世紀晚期就依照這種脈絡的邏輯，而將在熱帶殖民地實作的醫學命名為熱帶醫學。熱帶醫學就其研究方法與傳承而言是個曖昧的範疇，這點在第八章將會說明。熱帶醫學指涉十八世紀以來在熱帶所發展出來的各種醫療實作，而這些實作又在帝國的時代為殖民利益服務。在此同時，熱帶醫學和歐洲的實驗室研究或生物醫學的深層關聯也很明顯。因此熱帶醫學一詞的主要基礎是特定的社會、歷史與政治的脈絡，而非知識論之獨特。就這點而言，熱帶醫學是個有用的醫學史範疇。

同樣的道理，「殖民醫學」也是個有用的範疇，因為它指涉獨特的醫學實作脈絡，不同於歐洲或母國中心的脈絡，儘管這兩種脈絡有著密切的關聯。這些脈絡為何？本書凸顯出讓醫學成為「殖民醫學」的幾種情境。

醫學與疾病以幾種方式鑲嵌於殖民主義歷史中，包括透過散播疾病而對當地人造成影響，以及充當帝國的工具以降低殖民部隊的死亡率，乃至將殖民武力現代化，或是在歐洲建立對殖民地的宰制時發揮的霸權作用。因此我們必須探討殖民地醫學以及差異的觀念（idea of difference）。秀拉・馬可斯（Shula Marks）和朗達・施賓格（Londa Schiebinger）等歷史學者已經指出，殖民醫學深深涉入宣揚種族、性別與階級差異的觀念。[12]我們要探討差異的觀念如何在現代醫學與殖民政策取得關鍵重要性。另一個受到關注的領域是醫學如何整合進入殖民經濟與治理。我們將試著理解醫學如何成為殖民經濟與行政不可或缺的一部分；不論西印度的蔗糖莊園、非洲或馬來西亞的橡膠農場、南非的鑽石礦場，或是非洲屬地系統的界定與經營，乃至孟買（Bombay，現稱為Mumbai）或加爾各答（Calcutta，現稱為Kolkata）的都市行政皆然。本書強調，認為醫學和殖民有著簡單直接的因果關係（醫學助長殖民）

的想法是問題重重的，並且指出有必要理解殖民主義與醫學之間更深層的連結。

本書環繞著這些主題，並指出殖民醫學有其獨特的歷史軌跡與特色，但在此同時又和歐洲或現代醫學的歷史有密切關聯。要描述與理解這段獨特的歷史，「殖民醫學」可以是個有用的名詞。

然而，脈絡並非給定不變而是由歷史學者所辨識出來，而歷史學者對脈絡也有激烈辯論，因為帝國主義史與醫學史之根本性質與特徵就產自這些脈絡。透過博覽帝國主義與醫學的文獻來分析這些辯論，提供我們理解醫學與帝國之間關聯的方法。

殖民醫學的史學史

歷史學者辯論帝國主義史最關鍵的問題：歐洲帝國的性質與對現代世界的衝擊。他們探討帝國主義如何導致剝削殖民地資源、強行加諸外來的觀念與文化，以及瓦解既有的社會、生態結構和價值。歷史學者也探問帝國主義是否扮演了更為複雜而正面的角色，透過引進人道主義與啟蒙等觀念、建立起大學與醫院等機構，以及連結殖民地與廣闊的外界世界，而使得殖民地的經濟與文化恢復活力。

對於殖民醫學也提出過類似的問題。是否西方醫學伴隨政治的殖民主義而建立自身的霸權，西方醫學、醫院與醫師則藉此在殖民地成為福利與現代性的倡議者？醫學是否扮演更為破壞性的角色，損壞當地的社會系統與醫療基層結構，導致更多的疾病與更高的死亡率，並且創造出對西方醫學的依賴？或者，西方醫學在世界不同地方也促進了福利，減少了病痛、疫病與死亡率？此外，如果醫療是透過一系列複雜的交換與互動的過程所產生，那還能將之定義為西方的或是東方的嗎？

帝國主義與醫學的歷史書寫可以分成三大階段。早期關於帝國主義的書寫始於十九世紀，大多把帝國主義描繪為造福殖民地、帶來文明、現代性與福祉。二十世紀初第二階段的書寫則持完全相反的觀點，認為帝國主義對殖民地根本是負面的影響。第三階段的書寫肇始於一九六〇年代，獨立建國的後殖民經驗以及對文化認同的追尋，促成對帝國主義的新歷史說法。這階段的書寫對於帝國主義所造成的認同、文化、聲音與生態的失落，有著深刻感受，這時期的歷史書寫也試圖重新理解與追尋前殖民時代的往昔。這樣的書寫在二十世紀晚期帶來對帝國主義與醫學一種揉雜的理解，不只衡量歐洲帝國主義者的角色，也注意到當地的人民、社會、機構與觀念。歷史學者指出，帝國主義經歷複雜的過程，很難追溯一個單方面失落與受苦的故事。

早期的歐洲帝國主義史

十九世紀的書寫一般將帝國主義呈現為：歐洲的文化優越與軍事力量勝過美洲、亞洲與非洲等其他區域與種族。這些敘述大多是由歐洲人所寫，將其殖民宰制描繪成整體而言是有益的，將進步、理性、人道主義與基督教理念傳播給那些大致被視為落後或較不文明的人。這些作者大多是歐洲探險家、傳教士、軍事人員與帝國官員等。由於這些人自認有責任將文明與現代性引進世界其他地方，其書寫的特色是浪漫主義（強調歐洲之外的世界是如何地不同、獨特與未遭現代性汙染）與家父長主義（強調自己肩負著帶來現代性與進步的責任）。必須謹記的重點是十九世紀在書寫這些歷史的同時，也是歐洲帝國主義到達巔峰而最具侵略性的時候。歐洲人因而認為帝國主義史是一場對抗野蠻、偏見與「黑暗」力量的光榮奮鬥。

後來的歷史學者經由分析這些早期的帝國史，進而書寫新的帝國主義史。阿爾弗雷德・克羅斯比（Alfred Crosby）這位研究美洲早期殖民主義的歷史學者，將十九世紀書寫歐洲征服美洲的主要風格界定為「吟遊詩人的詮釋」，這類書寫浪漫化歐洲對新世界的著迷與接下來的征服。[13]喬治・邦克羅福特（George Bancroft）、威廉・普利斯高（William Prescott）以及法蘭西斯・派克曼（Francis Parkman）等十九世紀美國歷史學者描述「充滿勇氣的」西班牙征服者與移民，自十六世紀以來如何從「野蠻的」美洲原住民手中占領土地。歐洲征服美洲的主旋律是這樣的一則故事：歐洲先是「發現」，接下來是光榮的冒險與奮鬥，最後則將歐洲文明與現代性引進美洲。至於因為殖民而深受傷害的美洲原住民，則大多未曾述說他們的故事。這樣的歷史也幾乎不會提到歐洲人帶來充當奴隸的非洲人。

在亞洲，歐洲的旅行者與政治人物也書寫類似的帝國主義光榮史。喬治・奧圖・崔佛林（George Otto Trevelyan，一八三八—一九二八）是一位在印度服務的英國公務員，他在《高考狀元》（*The Competition Wallah*，一八六三）這本書描述殖民公務體系的歷史以及印度的英國人社會。他寫這本書是要提醒英國人，他們負有道德責任，必須教育印度人、使之現代化，並且要讓印度人成為基督徒。[14] 對崔佛林而言，帝國主義是有益且必要的。奇洛（Valentine Ignatius Chirol，一八五二—一九二九）這位英國作家與記者，對印度的歷史與文化有很深的興趣，他在一八八〇年代前往印度旅行。他的印度史的標題是《印度舊與新》（*India Old and New*，一九二一），他在書中寫到印度偉大的古老文明，在中世紀時期因受到「回教徒宰制」（Mohomedan domination）而沒落，而英國統治帶來的現代教育、科學與議會民主如何讓印度得以復興。[15]

非洲的歷史起初大多是在十九世紀晚期由李文斯頓（David Livingstone）與史丹利（Henry Morton Stanley）等傳教士與探險家所寫下。[16] 這類作品敘述的是歐洲探險家光榮英勇的冒險與發現，而非當地住民。史丹利在《穿越黑暗大陸》（*Through the Dark Continent*，一八七八）中描寫他在非洲的旅行，向歐洲人許諾非洲的物質豐饒，並告知歐洲人必須負起道德義務將文明引進非洲大陸以作為回報。康拉德（Joseph Conard）的《黑暗之心》（*Heart of Darkness*，一九〇三）雖然是一本小說，但也助長了非洲是黑暗大陸的觀念，並將歐洲帝國主義描述為一部宰制、啟蒙與解放非洲人的歷史。[17] 這種試圖促使非洲轉型為現代經濟的社會思潮，對歐洲殖民非洲是極為重要的；第七章會探討這點。

當蘇格蘭傳教士與探險家李文斯頓旅行穿越尚比西平原時，他夢想這個地區的非洲荒野會轉變為棉花田。[18] 在十九、二十世紀之交，東非屬地的攝政官查爾斯．艾略特（Charles Eliot）相信，非洲的問題在於桀敖不馴的自然與荒野：

> 國家與種族的特徵大多來自於環境；但另一方面，人們會收復自然，加以規訓教養。歐洲、亞洲與北美洲的地表已受到這樣的影響與規訓，然而南美洲與非洲的大部分區域則仍有待如此。必須抽乾沼澤、砍伐森林、將河川疏濬成規律的水道，使乾旱與洪水不再恣意為禍……[19]

這些作者將西方科學、技術與醫學描述為贈與殖民地的恩賜，將會清除掉偏見、無知與疾病。他們相信歐洲醫學減少了霍亂、瘧疾、鼠疫、痲瘋與昏睡病等肆虐熱帶地區的流行病威脅。他們也描述歐洲人如何扮演恩慈的帝國角色，引進現代醫院、診所以及實驗室。我們在第七章會看到李文斯頓與史丹利如何長篇大論地描述歐洲醫學對非洲的正面影響。這段期間視醫學和帝國主義為（歐洲）人類的勝利，理性戰勝疾病、無知與人類苦難。

對殖民主義的批判

此一帝國史的書寫傳統在二十世紀初發生改變，當時新一代的歷史學者採取一種不同的、結構的探討方式，把焦點放在經濟、社會以及人口的資料，而非個別的勝利故事。這種探討方式揭露了帝國主義的負面效應。此一類型的書寫最初來自馬克思主義對於經濟帝國主義的解釋。這原本是在馬克思的著作中提出，將十九世紀晚期的帝國主義與歐洲資本主義連結起來，而在列寧的《帝國主義是資本主義的最高階段》（*Imperialism, the Highest Stage of Capitalism*，一九一六）發展成一個重要的命題。幾乎同一時間，英國自由主義思想家與經濟史學者霍布森（J. A.Hobson）也寫了《帝國主義研究》（*Imperialism:A Study*），書中反映了歐洲帝國主義類似的經濟趨勢。霍布斯邦（Eric Hobsbawm）隨後在《工業與帝國》（*Industry and Empire*）把帝國主義這些問題連結到英國的工業資本主義。他宣稱西方資本主義要將資本出口到殖民屬地，因而產生的壓力造成了十九世紀晚期的帝國主義。這些文本是第一批以負面方式描繪帝國主義的歷史書寫，闡明帝國主義如何榨取殖民地的資源而有利於從事殖民的國家。這些著作的焦點特別放在一八八〇年代以降，此時歐洲開始在亞洲與非洲大量進行領土擴張；如今稱此一時期為新帝國主義的時代。[20]

經濟帝國主義的觀念仍是歷史學者對歐洲殖民主義興起的重要解釋工具。華勒斯坦（Immanuel Wallerstein）等學者稍後將此一命題在歷史與地理上加以延伸，將十六世紀以來的整個帝國主義史視為一種「世界體系」（World System）。根據華勒斯坦的說法，隨著十六世紀以來歐洲殖民主義的散播，創造出一個經濟交換關係的全球網絡。歐洲是這個體系的中心，殖民地則處於邊陲，資本與財富從邊陲單向地流向中心。[21]

這個潮流影響了醫學史的書寫，將帝國主義呈現為負面的角色，尤其是在當地社區散播疫病、摧毀地方醫療體制，以及將殖民地轉變為昂貴的歐洲藥物與疫苗的市場。歷史學者開始追問，與其說醫學是贈與殖民地的禮物，或許不如說是一種帝國的「工具」。是否歐洲醫學在殖民征服的階段只保護歐洲士兵與平民的健康，而實際上促進了殖民？此外，殖民移民所帶來的新疾病是否透過毀滅當地人口而實際上幫助了殖民？

頂尖醫學史學者若依・波特（Roy Porter）在總結這種探討方式時寫道：「歐洲人所到之

處，便為當地從未接觸過這些疾病而完全沒有抵抗力的人口帶來可怕的流行病——天花、傷寒與結核病。」[22]這種探討方式所呈現出來的美洲殖民，是一則非常不同的故事。如第五章所詳述，歷史學家指出西班牙殖民導致新的流行病在美洲傳播，嚴重傷害當地的人口而有助於歐洲擴張其殖民領土。[23]歷史學者也研究殖民主義如何在非洲散播瘧疾、昏睡病與天花等疾病，而挑戰了早期史學潮流對西方醫學在非洲是何等英勇良善的描繪。[24]

歷史書寫的另一發展也導致將殖民地醫學視為負面的影響。最早的改變出現在對醫學與科學的歷史理解。在十九世紀，醫學史的寫作幾乎都是由醫師執筆，而非歷史學者；這類書寫傾向於以進步的敘事以及偉人成就的故事來描繪醫學史。這個時期的科學史與醫學史是以實證論與輝格觀念（Whiggish ideas）為基礎，視科學與醫學為客觀思想連續而進步的開展或是偉人的故事：「由上而下地由醫師所寫、為醫師而寫的有關醫師的說法。」[25]同樣地，這段時期所寫的殖民醫學史是英勇的白人醫師對殖民疾病、流行病與偏見展開奮戰的故事。

醫學史與科學史新的寫作趨勢出現於一九六〇年代。這時醫學史比較是由歷史學者和社會學者所寫，他們把醫學描述為一種「社會知識論」（social epistemology），[26]如同其他形式的人類作為一般，同受社會與文化的制約。歷史學者針對醫學發現與醫療實作的社會脈絡逐漸發展出更多的理解。[27]像波特這類的歷史學者把醫學史的焦點從偉大的醫師與科學家，轉移到日常生活與人民的故事。為了研究醫學的角色，社會變成重要的領域；這使得病人、護士、藥販（drug-peddlers）以及中間人等一批全新的角色有了聲音與能見度，也帶來新的方式看待臨床、實驗室、醫院與藥物等醫學器材與機構；不再認為醫學是普世知識的開展，而以新的方式將之理解為社會過程。此一新焦點有助於評價醫學在殖民地所扮演的負面角色。此時，歷史學者對歐洲殖民醫院、藥物與研究所帶來的影響進行更批判的研究。

殖民醫學與後殖民歷史書寫

自一九七〇年代起，帝國史與帝國醫學史所特有的其他兩個史學發展，也助長了這種殖民醫學史書寫的改變。首先是解殖（decolonization）以及後殖民時期的帝國主義史書寫。其次則是試圖找回帝國史失落的聲音。在後殖民時期也出現殖民社會的逐漸民主化、政治與社會權利運動的興起，以及不同群體的整體政治動員。因此從一九七〇年代開始，婦女、低階種姓、部落、農人與勞工等過去遭到邊緣化的人群的聲音，現在得到傾聽與承認，而這些人也要求擁有自己的歷史。

隨著幾個非洲國家在一九六〇年代獨立，非洲史書寫更為理解、欣賞與納入非洲人的行動力、聲音以及更重要的是他們的抵抗故事。後殖民的非洲史學在一九六〇年代專注於兩個相關的領域：前殖民時期的非洲政體與殖民時期非洲人的抵抗。經典著作是泰倫斯・蘭傑（Terence Ranger）的文章〈「原初抵抗」的連結〉（Connexions between "Primary Resistance"）。[28]理解前殖民時代的非洲社會生活與政治結構，有助於分析殖民時期非洲人的抵抗與行動力。非洲人的行動力成為非洲殖民史書寫的主要焦點。因此，一種失落感和恢復過往失落聲音的需求，自一九七〇年代起成為帝國史書寫的重要關懷。

這種新的帝國史史學的興起，薩伊德（Edward Said）扮演重要的角色。他的開創性著作《東方主義》（*Orientalism*，一九七八）論稱，帝國主義帶來文化霸權（cultural hegemony）。[29]薩伊德辨識出這種文化帝國主義的根源，在於歐洲的想像將世界劃分為東方（the Orient，原本指羅馬帝國以東的國家）和西方（the Occident，原本指涉的是西方基督教國度或西羅馬帝國）。一般說法，歐洲是西方而亞洲則是東方。這種劃分在十字軍東征（一〇九五—一二九一年之間）時期更加突顯，歐洲人認為阿拉伯世界與伊斯蘭的追隨者是落後與不可信任的。根據薩伊德的看法，當歐洲殖民亞洲大部分地區時，這種劃分在殖民主義取得新的重要性。殖民主義讓歐洲人確認東方是落後的，而西方則是優越的文明。十九世紀歐洲人可以旅行到如今成為其殖民地的亞洲不同地區，蒐集書籍、文獻與器物，這有助於獲得有系統但帶有偏見的東方知識。[30]歐洲大學與博物館透過殖民關係在十九世紀逐漸發展出亞洲文獻與器物的龐大收藏，而歐洲則成為東方學問之所在。根據薩依德的看法，這種政治權力與文化支配的結合，創造出現代的東方主義與文化帝國主義。[31]它有兩個主要特徵：首先是歐洲對於亞洲世界與人民的刻板印象；其次是歐洲政治與文化力量的結合凌駕於殖民地。雖然薩伊德著作處理的主要是西亞，但在南亞鼓舞了不少類似路線的研究。[32]

薩伊德對於文化帝國主義的分析有一個重要的特徵，那是一種失落感——在殖民主義的歷程中失落了認同、文化與歷史。薩伊德以及那些書寫帝國文化霸權的歷史學者將帝國主義視為一種錯亂，破壞當地文化與知識傳統，帝國文化霸權使得當地人失去書寫自身歷史和界定自身命運的行動力。當一些殖民地國家獲得獨立，並且對自認為在殖民主義中失落的國族、文化與認同展開重建時，這種失落感對帝國史的書寫變得很重要。因此，後殖民國族主義是薩伊德的書寫為何會如此具有影響力的重要理由之一。

帝國史書寫第二個主要轉捩點，來自於一九八〇年代底層人民研究（subaltern studies）的出現。[33]底層人民研究是由一群來自不同學科的學者所組成，書寫一般人民的殖民與後殖民經驗。他們強調必須辨識出「自主的」（autonomous）的底層人民領域（這是相對於「菁英」領域而定的一個複雜人民群體）。底層人民由邊緣化的團體與下層階級所組成，在菁英與帝國的政策與歷史書寫之下，他們的行動力與聲音是不被注意的。他們用行動力的失落來辨識一群人是否是底層人民。[34]底層人民研究致力於找回這些邊緣化團體的歷史、聲音與行動力，因此其前提也是一種失落感。這對南亞與非洲的史學造成重大的衝擊。就書寫非西方國家的歷史而言，這似乎是個特別有用的概念；因為它使得過去隱藏在官方文件、文獻與菁英文本底下來自過去的聲音與敘事，得以獲得聆聽並編撰成為歷史。非洲史的底層人民研究豐富了對非洲人行動力的追尋。[35]即便不屬於底層人民研究的美洲早期殖民史，也反映這種對於殖民主義影響下各類人群的行動力、聲音與日常經驗的追尋。非洲奴隸在西印度與南美大農場或是惡名昭彰的橫跨大西洋「中途之旅」（middle passage）的經驗，吸引了歷史學者的注意並發展成主要的史學領域。[36]歷史學者也研究大西洋世界與大農場（plantations）奴隸的行動力。[37]殖民與前殖民非洲史和大西洋奴隸貿易史，經由這樣的過程建立起深層的連結。[38]

帝國史學這兩種改變使得帝國醫學史的史學為之轉型。隨著對醫學社會史更深的了解，歷史學者開始問新的問題。歐洲醫學是否有助於歐洲在殖民地建立文化霸權？殖民地的西方醫學是否透過摧毀原住民的制度、將原住民的醫學元素與方法納入現代醫學而扮演了破壞的角色？在接受與形塑醫學的過程中，殖民地的原住民團體與底層人民團體扮演怎樣的角色？

例如阿爾弗雷德·克羅斯比這位歷史學者，其《生態帝國主義》（*Ecological Imperialism*，一九八六）回溯至殖民主義初期，指出此一生態變遷與破壞的過程，導致疾病早在十六世紀就開始於美洲傳播。[39]歷史學者也把殖民地醫療連結到十九世紀晚期隨著資本主義在殖民主義下的引進，發生經濟帝國主義與生態變遷。傑克舒斯（Helge Kjekshus）在《東非歷史上的生態、控制與經濟發展》（*Ecology, Control and Economic Development in East African History*，一九七七）指出，殖民主義自一八九〇年代起在東非導致一系列的環境與醫療災難，包括引進牛瘟（rinderpest）這種影響牛隻與野生動物的新疾病。砍伐森林導致乾旱，現代的農業與農場則導致舊有的遊牧體系與生活方式遭到摧毀。[40]其他的歷史學者則論稱，資本主義式農業、工業化與殖民行政管理共同產生的影響，導致重大的疾病與飢荒。[41]

生態破壞導致的疾病傳播，尤其清楚見諸殖民時代瘧疾在亞洲與非洲的傳播。瓦茲（Sheldon Watts）與克萊恩（Ira Klein）將殖民時期印度瘧疾的增加與傳播，連結到快速的森林砍伐、鐵路的擴張以及這所帶來的生態變遷。[42]例如，英國在印度引進大規模的灌溉網絡：到了一八九〇年代，長達近四萬四千英里（七萬多公里）的運河與渠道灌溉印度四分之一的耕地，增加了農業產出。但這有其負面效果，包括洪澇與土壤鹽化，也產生更多蚊子繁殖區域而導致瘧疾更為盛行。帕卡德（Randall Packard）則指出，非洲土地政策與農業政策的整體改變所導致的鄉村貧窮與非洲社會動亂和瘧疾的傳播有關。[43]

除此之外，西方醫學在殖民地的文化主張變得更加重要。我們在第六、七、八章會看到，研究殖民醫學的歷史學者指出，西方醫學在亞洲與非洲帶有一種道德說教的語調，十九世紀晚期之後尤其如此。十九世紀末將熱帶與熱帶地區的人體視為是致命病原的天然住所，歐洲的病菌理論與實驗室醫學不只被呈現為對抗疾病、病菌與社會／文化偏見的十字軍，其征伐對象也包括熱帶本身。[44]其他歷史學者則研究歐洲醫師、醫療傳教士與護士在非洲的文明開化使命中所扮演的角色（參見第六章與第七章）。研究殖民時期非洲的歷史學者探討傳教士為帝國引進西方醫學所扮演的霸權角色。[45]

大衛．阿諾的十九世紀印度英國醫學史指出，殖民醫學與殖民主義是一種霸權、一種載具：「不只將西方觀念與做法傳播到印度，同時也生產與宣傳西方對印度的觀念，最終及於印度人自我理解的觀念。」[46]阿諾透過研究天花、霍亂與鼠疫這三種印度的主要流行疾病，指出殖民的療法與醫學如何同時發揮恩慈與霸權的作用。這些著作扮演重要的角色，使得帝國醫學史不再以偉人或是進步的觀念為焦點，並且將殖民疾病在社會史、生態史、文化史與經濟史中定位。這為醫學史提供一種長時程的解釋；追溯長時程變遷的疾病史與醫學史，使得歷史學者能夠將十六世紀美洲原住民人口減少的歷史，與二十世紀非洲昏睡病的疫情連結起來。[47]

殖民醫學與由下而上的歷史

在此同時，歷史學者在這些大轉型的敘事中也試圖找出被殖民者的行動力。和行動力的問題相隨而來的是抵抗的議題。歷史學者探究原住民的醫療體系是否抵抗西方的政治宰制與西方醫學的闖入，這些體系在回應時是如何改變與為何改變。我們在第十章會看到歷史學者，尤其是傳統醫學的歷史，強調當地人的行動力。他們指出，非西方國家與社會不是現代醫學所帶來各種改變的被動接受者。亞洲與非洲的醫療專業人員、治療者與病人創造性地應對現代醫學，經常以自己獨特的方式來界定其應用，同時也現代化自身原有的醫學。《西方醫學作為受到抗爭的知識》（*Western Medicine as Contested knowledge*）這本論文集指出，雖然以實驗室為基礎的醫學在殖民地具霸權之姿，但當地人重大的抵抗實則斡旋了這些干預。[48]

歷史學者試圖找回十六世紀遭到西班牙殖民的美洲原住民失落的聲音與行動力。查理．吉普遜（Charles Gibson）從美洲原住民早期歷史入手，在一九六四年發表第一部西班牙征服期間阿茲特克生活廣泛的社會史。[49]波堤拉（Miguel Portilla）在《斷矛》（*The Broken Spears*）一書中，蒐集阿茲特克人對西班牙征服墨西哥的說法。[50]其他人則研究西班牙人和美洲原住民對這場入侵的不同觀點。[51]麥唐納（Dedra S. McDonald）研究非洲人和美洲原住民社會與文化互動的歷史。[52]佛克（Robert Voeks）則描寫非洲人與美洲原住民在南美洲的接觸，如何結合這兩個團體的藥用植物、儀式與信仰而產生混種的治療傳統。[53]

隨著底層人民研究的出現，醫學史在印度取得新的動力，並且辨識出新的抵抗案例以及新的集體認同的形成。這種醫學史卓著的範例之一是哈蒂曼（David Hardiman）對古吉拉特（Gujarat）部落地區天花與提毗（Devi）崇拜的研究。[54]哈蒂曼指出，印度西部的原住民族群（adivasis）在二十世紀初期喚起對提毗女神的崇拜及女神關於清潔與飲食的誡命，來對抗天花疫情的威脅；同時這也是一種集體自我肯定的模式，以對抗商人與地主等主導當地的菁英。

非洲醫學史也反映了對於非洲人行動力與抵抗更多的正面理解。在蘭傑的著作之後，公開與顛覆形式的「抵抗」成為非洲史的關鍵主題。梅根・馮恩（Megan Vaughan）在《治其病：殖民權力與非洲病痛》（*Curing their Ills:Colonial Power and African Illness*）指出，西方醫學在非洲殖民地造成複雜的身體與心理影響，而有助於建立殖民霸權；她認為在此同時，非洲人也不斷透過其社會與文化語彙，發明出斡旋與接納西方醫學的模式。[55]

這種斡旋的歷史對於殖民地醫院歷史的研究書寫特別重要。殖民地醫院包含來自不同背景的人，他們經常一起工作並分享知識與經驗。底層人民研究的影響力，尤其明顯見諸卡魯沙（Walima T. Kalusa）著作中對非洲人行動力的分析。卡魯沙研究諸邦宣教團（Christian Missions to Many Lands）在尚比亞的威尼倫加（Mwinilunga）經營之醫院的病房看護、清潔人員與護士等低階（底層）醫療工作者扮演的角色，對只把他們視為帝國主義「代理人」的描述提出挑戰。他指出底層醫療人員在日常的實作和翻譯，如何使用非洲的語言與「異邦人」的概念來解釋西方醫學術語與科技，因而「將基督教醫療的科學意涵加以排除，同時賦予其『異教徒的』意義」。[56]其他人則質疑帝國醫學是否真有完整統一的結構，並指出殖民醫學機構斷裂與多層次的性質。[57]歷史學者同樣指出，非洲的殖民主義不是只有帶來生態與文化的破壞，也導致歐洲生物醫學納入整合非洲的生態觀與環境觀，而變得混種複雜。[58]

印度史研究的歷史學者同樣指出，不同背景的印度人如何重新界定西方醫學與科學。透過底層人民研究的取徑，學者探討西方科學如何既是殖民霸權的工具，也是印度人抵抗與挑戰此一霸權的媒介。在這樣的過程中，西方科學脫離其歐洲問題意識而成為印度的文化與知識經驗。[59]其他人則指出，印度知識分子與科學家的介入，在十九世紀的印度帶來西方科學與醫學的文化轉變。[60]在殖民公共衛生被引進印度的歷史中，並不將西方醫學視為是殖民國家由上而下強加的大一統結構。殖民官員與醫師對於醫療政策缺乏共識而存在著緊張關係，而印度菁英、政治人物與納稅人則對印度公共衛生政策路徑的界定發揮重要的作用。[61]阿諾在國家介入醫療的歷史當中也辨識出顛覆與協商。

這些著作共同造就一幅更複雜的殖民醫學圖像。透過這些作品，就殖民主義與殖民醫學衝擊肉體與心理的多面相性質來說，我們不只對歐洲的科學家和醫師有更多的了解，對於日常生活中使用和採納西方醫學的各式人群團體所扮演的角色，也有了更深的認識。殖民時期醫療交換與合作的詳細複雜圖像很重要，但也帶來新的問題。關於殖民醫學，這些相對晚近的書寫出現了兩個問題：第一個問題是將過去浪漫化，第二個問題則是相對於殖民權力與權威的行動力究竟是什麼。

殖民醫學中的浪漫主義、行動力與權力

如前文所述，失落感是書寫文化帝國主義的關鍵元素之一。同樣地，在生態史中，這種關於殖民地原有生態遭到摧毀的感受也極為顯著，約翰・麥坎季（John M. Mackenzie）形容為「帝國與生態啟示錄」。[62]然而，這種失落感也會導致對前殖民時代的懷舊感與浪漫主義。殖民主義批判認為殖民主義是對殖民地社會、文化與生態的破壞，而這帶來的疑問是：殖民主義到來之前究竟是什麼狀態？是否非洲與亞洲的文化與生態都非常美好，或者這些地方早已受到破壞、文化宰制與霸權呢？

殖民主義無疑在現代史製造了重大的斷裂和混亂。然而，歷史學者必須對前殖民時期的歷史有批判性的理解，才能理解此一斷裂的性質。這是件重要的工作，因為後殖民國家的未來亦有賴於此。什麼是解殖的理想過程？這些國家應該期待怎樣的未來？

有兩個例子可以說明為何這是關鍵的問題。我們在第十章會看到，相信殖民主義瓦

解了印度原本完整而鮮明的醫學傳統，導致現代阿育吠陀醫學的興起。二十世紀的傳統醫療工作者為了追尋一個光榮而完整的前殖民醫學傳統，認為這個傳統既和現代醫學平起平坐，也是種另類的選擇，所以透過古代的梵文文獻來振興新的阿育吠陀醫學傳統。這意味著印度不同社群與多樣的宗教社會團體，在過去數世紀以來所發展出複雜且在某些面向相當模糊而超越這些古典文獻的醫療遭到了忽略；一個新的醫學傳統被創造出來。因此，追尋失落的過去能夠造作出一種傳統感。

另一個例子是後殖民的坦尚尼亞，第一任總統朱利葉斯．尼雷爾（Julius K. Nyerere，一九二二─一九九九）強迫推行村莊計畫。尼雷爾是個具有魅力而進步的領袖，希望結合現代社會主義與非洲的社群生活，也企圖將非洲經濟從國際貿易與市場的控制下解放出來，因此要非洲人回到他所認為的前殖民時代，那種自給自足的村落生活。尼雷爾和其他領袖相信一種浪漫的觀念，認為家戶自足（ujamaa）的狀態在帝國主義者來臨前已經存在數個世紀之久──ujamaa這個字來自於史瓦希利語（Swahili），意思是「家庭」，其含義是殖民之前非洲村落自給自足的狀態。因此他在一九七〇年代將大量的人民遷回村落中。這個過程剛開始是自願參與的，但卻遭遇到越來越多的抵抗，尼雷爾因而在一九七五年引進強迫村落化。但對尼雷爾與坦尚尼亞而言，不幸的是這反而使得人們放棄現代農業做法，以致農業產出急遽下降。來自於世界銀行與國際貨幣基金會的貸款與補助，在一九七五年讓坦尚尼亞免於因穀物嚴重短缺而破產。因此，追尋前殖民時代的自給自足，悲劇性地導致了後殖民的依賴。[63]這有助於我們了解到，在認清殖民主義角色的同時，對前殖民時期歷史的批判書寫也同樣重要。

這種浪漫化所產生的問題在帝國史的其他面向也很明顯，那就是「當地人行動力」（native agencies），雖然問題性質有所不同。對當地相異的各面向以及底層人民的角色與聲音進行研究是很重要，將之置於社會與經濟脈絡中來理解也同樣關鍵。在這種試圖復原底層人民行動力的嘗試中，此種行動力的範圍與性質，乃至這些人為何會處於底層或如何變成底層，同樣需要加以分析。當我們試圖找回失落的聲音時，我們也必須理解為何這些聲音會失落。要能做到這點，在研究行動力時必須觀照我們所研究的行動者的權力與地位。否則重新發現行動力，有可能只是美化了那些邊緣人。

行動力是歷史書寫的關鍵概念，尤其是帝國主義史，因為它勾勒了權力的歷史，因此有必要用批判的角度理解其意義與重要性。歷史學者已經指出，理解殖民脈絡下的行動力是特別複雜的議題。華特．強森（Walter Johnson）曾探討奴隸制度下的行動力這個困難的問題，特別是在奴隸反叛的時候。[64]大農場的奴隸反叛，在多大程度上可以視為是行動力的表現？強森指出在這類的事例中，行動力的問題經常出現混淆。在最基本的層次上，行動力關乎生而為人最基本的面向，亦即有能力感受到飢餓、寒冷、疲倦、憤怒、怨恨、喜悅與悲傷，也能夠造反。奴隸以及其他遭到邊緣化的社群，在這個層次上擁有行動力。然而在另一種層次上，特別是在抵抗的脈絡中，行動力意味著奴隸自我動員的能力，可以形成集體並在某個層次上轉變其存在條件——強森稱此為「重新制定其日常生活」的能力。強森認為在這個層次上，很難確立或斷定奴隸所擁有的行動力之性質與程度。我們需要理解的是，即便在最壓迫最高壓的政權與系統下，個人與團體仍可以被視為擁有某種程度的行動力（agency）——亦即行動的能力（the ability of act）。在此同時，這些行動力是透過權力結構來運作的，而帝國主義是權力結構之一。因此問題不在於人民或某些團體是否擁有行動力，而是其行動力的性質為何；這只有參照權力才能理解。

由於這些理由，殖民醫學史學者呼籲，應該重訪一九七〇年代所發展出來關於殖民主義經濟與社會脈絡的一些結構性主題。他們也強調除了人的行動力之外，也有必要理解造成疾病與死亡的物質條件。在過去的殖民地與今天的貧窮國家，對於行動力和行動者的探問由於「近用」（access）的問題而變得更為複雜。人們也許有行動力來重塑與重新定義他們所使用的醫學，但他們往往無法取得藥物、醫院與一般的公共衛生設施。[65]貧困國家的基層醫療與教育等關鍵部門，問題不在於窮人的行動力。窮人了解健康與教育的重要性並進而追求，這點疑問不大；問題在於壓迫他們並使之邊緣化的結構，抑制了其追求教育與健康的行動力。馬可斯在〈殖民醫學的殖民為何〉（What is Colonial about Colonial Medicine）這篇文章提出，近年對於醫學的論述性質與霸權性質的強調，可能導致注意力脫離七〇年代與八〇年代歷史學者所關切的疾病與流行病的政治經濟面向。[66]她強調必須知道南非最大的殺手是營養不良與貧窮，而這是社會與經濟不平等的產物，是由殖民資本主義、都市化、農業與礦業的商業化所引起的。歷史學家近來主張有必要正視健康與疾病的物質脈絡：「逃避物質利益的問題⋯⋯就無法檢視『結構性的權力』。」[67]

因此大體而言，要對殖民醫學有全面的理解，重要的是要了解在殖民主義內部運作之權力的多重性與多樣性。[68]重點是要理解帝國實際上是如何打造與經營，不同人民群體的行動與生活如何構成了帝國主義多樣而複雜的歷史。[69]因此歷史學者強調，要理解人的行動力在殖民主義下的複雜互動，不可脫離更大的結構（二十世紀早期對殖民主義最初的批判就是以此為依據）。歷史學者派翠克・喬伊斯（Patrick Joyce）近來指出：「重要的是母國與殖民地、中心與邊緣——帝國的多重行動者與網絡如何帶來某種程度的穩定性。」[70]

研究醫學與帝國的歷史，我們從而能夠了解人的行動力和更廣大的社會與經濟結構的互動。這樣的歷史提供獨特的機會，將人的歷史、日常經驗以及行動力連結到更廣闊的歷史與結構變遷過程。這是帝國權力、經濟體系、宰制與霸權的歷史；也是人的生活、同情心、行動力、發現與互動的歷史。

註釋

1 C.A. Bayly, '"Archaic" and "Modern" Globalization in the Eurasian and African Arena, 1750-1850', in A.G. Hopkins (ed) *Globalization in World History* (London, 2002), pp.47-73.

2 Margaret Kohn, 'Colonialism', Edward N. Zalta(ed.), *The Stanford Encyclopedia of Philosophy* (Summer 2012 Edition), http://plato.stanford.edu/archives/sum2011/entries/colonialism/.

3 George Basalla, 'The Spread of Western Science', *Science*, 156(1967), 611-22.

4 Zaheer Babar, *The Science of Empire:Scientific Knowledge, Civilization, and Colonial Rule in India* (Albany, NY, 1996) p. 10; Ian Inkster, 'Scientific Enterprise and the Colonial "Model": Observations on Australian Experience in Historical Context', *Social Studies of Science*, 15 (1985), 677-704; Mark Harrison,'Science and the British Empire', *Isis*, 96 (2005), 56-63.

5 關於疾病在不同的範疇中如何與為何受到「框架」(framed)，相關研究參見Charles E. Rosenberg, 'Framing Disease:Illness, Society and History', *Explaning Epidemics and Other Studies in the History of Medicine* (Cambridge, 1992) pp.305-18.

6 關於阿拉伯世界如何指稱科學傳統的問題，相關研究參見Sonja Brentjes, 'Between Doubts and Certainties: On the Place of Science in Islamic Societies within the Field of History of Science' *NTM*, 11 (2003), 65-79, particularly pp.67-70。這樣的研究也適用於其他的科學傳統。

7 Harrison, 'Science and the British Empire;' Margaret Jones, *Health Policy in Britain's Model Colony: Ceylon (1900-1948)*(Hyderabad, 2004), pp. 1-22.

8 關於科學在何時變成「西方的」，相關分析參見 Chakrabarti, *Western Science in Modern India*, pp.4-9. 馬克．哈里森認為醫學是在十六世紀透過與國家、人道主義觀念以及全球商業的連結而逐漸取得現代形式。參見其 *Disease and the Modern World: 1500 to the Present Day* (Cambridge, 2004), pp.2-5。哈洛德．庫克（Harold J. Cook）則認為十七世紀歐洲經驗主義的興起是一個形塑現代醫學的因素。參見其'Victories for Empiricism,

Failures for Theory: Medicine and Science in the Seventeenth Century', in Charles T. Wolfe and Ofer Gal (eds), *The Body as Object and Instrument of Knowledge. Embodied Empircism in Early Modern Science* (Dordrecht, 2010), pp.9-32.

9 Umberto Eco, 'In Praise of St. Thomas', *Travels in Hyperreality: Essays* (San Diego, 1987) pp. 257-68. Scott L. Montgomery, 'Naming the Heavens: A Brief History of Earthly Projection', Part II: Nativising Arab Science', *Science as Culture*, 6 (1996),73-129.

10 Michel Foucault, *Order of Things; An Archaeology of the Human Sciences* (New York, 1994/1970) pp. 128-32.

11 Harold J. Cook, 'Physicians and Natural History', in N. Jardine, J.A. Secord and E.C. Spary (eds) *Cultures of Natural History* (Cambridge, 1996) pp.91-105.

12 Shula Marks, 'What is Colonial about Colonoal Medicine? ; And What has Happened to Imperialism and Health? ', *Social History of Medicine*, 10 (1997), 205-19, pp.210-11; Londa Schiebinger, 'Tha Anatomy of Difference: Race and Sex in Eighteenth-Century Science', *Eighteenth-Century Studies*, 23 (1990), 387-405; Schiebinger, *Plants and Empire: Colonial Bioprospecting in the Atlantic World* (Cambridge, Mass & London, 2004) pp.105-93.

13 Alfred W. Crosby, *The Columbian Voyages, the Columbian Exchange, and their Historians* (Washington DC, 1987)

14 G.O. Trevelyan, *The Competition Wallah* (London & New York, 1863).

15 V.I. Chirol, *India Old and New* (London, 1921).

16 David Livingstone and Frederick Stanley Arnot, *Missionary Travels and Researches in South Africa*. (London, 1880); Henry Morton Stanley, *Through the Dark Continent* (London, 1880); Stanley, *How I found Livingstone; Adventures, and Discoveries in Central Africa; Including Four Months' Residence with Dr. Livingstone* (London, 1874).

17 F. Driver, 'Geography's Empire: Histories of Geographical Knowledge', *Society and Space*, 10 (1992), 23-40.

18 P.T. Terry, 'African Agriculture in Nyasaland 1858 to 1894', *The Nyasaland Journal*, 14 (1961), 27-35.

19 Charles Eliot, *The East Africa Protectorate* (London, 1966/1905) p. 4.

20 Anthony Brewer, *Marxist Theories of Imperialism: A Critical Survey*, 2nd edition (New York, 1990), pp. 48-56.

21 Immanuel Wallerstein, *The Modern World-System: Capitalist Agriculture and the Origins of the European World-Economy in the Sixteenth Century* (New York, 1976).

22 Roy Porter, 'The Imperial Slaughterhouse', review of Romanticism and Colonial Disease by Alan Bewell, *Nature*, 404 (2000), 331-2, p. 331.

23 John Duffy, 'Smallpox and the Indians in the American Colonies', *Bulletin of the History of Medicine*, 25 (1951), 324-41. W. George Lovell, '"Heavy Shadows and Black Night": Disease and Depopulation in Colonial Spanish America', *Annals of the Association of American Geographers*, 82 (1992), 426-43. Noble David Cook, 'Sickness, Starvation and Death in Early Hispaniola', *Journal of Interdisciplinary History*, 32 (2002), 349-86.

24 Raymond E. Dumett, 'The Campaign Against Malaria and the Expansion of Scientific Medical and Sanitary Services in British West Africa, 1898-1910', *Afican Historical Studies*, 2 (1968), 153-97; John Ford, *The Role of Trypanosomiases in African Ecology: A Study of the Tsetse Fly Problem* (Oxford, 1971); Helge Kjekshus, *Ecology Control and Economic Development in East African History: The Case of Tanganyika 1850-1950* (Berkeley, 1977); Marc Dawson, 'Disease and Population Decline of the Kikuyu of Kenya, 1890-1925', in Christopher Fyfe and David McMaster (eds) *African Historical Demography; Proceedings of a Seminar Held in the Centre of African Studies, University of Edinburgh*, vol. 2 (Edinburgh, 1981) pp121-38.

25 Roy Porter, 'The Historiography of Medicine in the United Kingdom' in F. Huisman and J.H. Warner (eds), *Locating Medical History: The Stories and their Meanings* (Baltimore & London, 2004) pp. 194-208, p.196.

26 對於「社會知識論」(social epistemology)的解釋，可參見 Alvin Goldman, 'Social Epistemology', *The Stanford Encyclopedia of Philosophy* (Summer 2010 edition), Edward N. Zalta (ed.), http://plato.stanford.edu/archives/

sum2010/entries/epistemology-social/.

27 進一步的閱讀：'Introduction' in Roy Porter and Adrew Wear (eds), *Problems and Methods in the History of Medicine* (New York, 1987) pp. 1-12; Edwin Clarke (ed), *Modern Methods in the History of Medicine* (London, 1971). Dorothy Porter, 'The Mission of Social History of Medicine: An Historical View', *Social History of Medicine*, 8 (1995), 345-59.

28 Terence Ranger, 'Connexions between "Primary Resistance" Movements and Modern Mass Nationalism in East and Central Africa', *The Journal of African History*, 9 (1968), 631-41.也可參閱 John Iliffe, 'The Organization of the Maji Maji Rebellion', *The Journal of African History*, 8 (1967), 495-512.

29 Edward Said, *Orientalism* (New York, 1978).

30 同前註 pp.39-40.

31 同前註 p. 38.

32 Javed Majeed, *Ungoverned Imaginings, James Mill's 'The History of British India' and Orientalism* (Oxford, 1992); Raymond Schawb, *The Oriental Renaissance: Europe's Rediscovery of India and the East, 1680-1880* (New York, 1984); Gauri Viswanathan, *Masks of Conquest; Literary Study and British Rule in India* (London, 1989).

33 Ranajit Guha, 'On Some Aspects of the Historiography of Colonial India', pp. 1-8.

34 Robert Young, *Postcolonialism: A Very Short Introduction* (New York, 2003).

35 關於底層人民研究與非洲史的匯聚，參見 Christopher J. Lee, 'Subaltern Studies and African Studies', *History Compass* 3 (2005) doi: 10.1111/j.1478-0542.2005.00162.x; Ranger, 'Power, Religion, and Community: The Matobo Case', in Partha Chatterjee and Gyanadra Pandey (eds) *Subaltern Studies*, vol.7 (Delhi, 1993), pp. 221-46.

36 Richard S. Dunu, *Sugar and Slaves; The Rise of the Planter Class in the English West Indies*, 1624-1713 (Chappell Hill, 1972); Jane Webster, 'Looking for the Material Culture of the Middle passage' *Journal for Maritime Research*, 7(2005), 245-58; Eric S. Mackie, 'Welcome the Outlaw: Pirates, Maroons, and Caribbean Countercultures', *Cul-*

tural Critiques, 59 (2005), 24-62.

37 John Thornton, *Africa and Africans in the Making of the Atlantic World 1400-1800* (Cambridge, 1998).

38 David Eltis, *The Rise of African Slavery in the Americas* (Cambridge, 2000); Stephanie Smallwood, *Saltwater Slavery: A middle Passage from Africa to American Diaspora* (Cambridge, Mass, 2007).

39 Crosby, *Ecological Imperialism: The Biological Expansion of Europe (900-1900)* (Cambridge, 1986); and Crosby, *The Columbian Exchange: Biological and Cultural Consequences of 1942* (Westport, 1972).

40 Kjekshus *Ecology Control and Economic Development.*

41 Jill R. Dias, 'Famine and Disease in the History of Angola, 1830-1930', *Journal of Afican History*, 22(1981), 349-78.

42 Sheldon Watts, 'British Development Policies and Malaria in India 1897-c.1929', *Past & Present* 165 (1999), 141-81; Ira Klein, 'Death in India: 1871-1921', *Journal of Asian Studies*, 32(1973), 639-59.

43 Randall M. Packard, 'Maize, Cattle and Mosquitoes: the Political Economy of Malaria Epidemics in Colonial Swaziland', *The Journal of African History*, 25(1984), 189-212.

44 Nancy Stepan, *Picturing Tropical Nature* (Ithaca, 2001) 149-79; Warwick P. Anderson, 'Immunities of Empire: Race, Disease and the New Tropical Medicine, 1900-1920', *Bulletin of the History of Medicine*, 70 (1996), 94-118; Rod Edmomd, 'Returning Tears: Tropical Disease and the Metropolis', in Driver and Luciana Martins (eds), *Tropical Visions in an Age of Empire* (Chicago, 2005), pp.175-94.

45 Ranger, 'Godly Medicine: The Ambiguities of Medical Mission in Southeast Tanzania', *Social Science and Medicine*, 15b (1981), 261-77。亦可參見Megan Vaughan, Chapter 3, 'The Great Dispensary in the Sky: Mission Medicine', Curing their Ills; Colonial Power and African Illness (Stanford, 1991), pp.55-76.

46 David Arnold, *Colonizing the Body: State Medicine and Epidemic Disease in Nineteenth-Century India* (Berkeley & Los Angeles, 1993), p. 291.

47 進一步的閱讀：John M. MacKenzie (ed), *Imperialism and the Natural World* (Manchester, 1990); J.R. MaNeill, 'Observations on the Nature and Culture of Environmental History', *History and Theory*, 42 (2003), 5-43.

48 參見Cunningham and Bridie Andrews (eds), 'Introduction', *Western Medicine as Contested Knowledge* (Manchester, 1997), pp. 1-23.

49 Charles Gibson, *The Aztexs Under Spanish Rule: A History of the Indians of the Valley of Mexico, 1519-1810* (Stanford, 1964).

50 Miguel León Portilla, *The Broken Spears: The Aztec Account of the Conquest of Mexico* (Boston, 1992/1962).

51 Stuart Schwartz (ed) *Victors and Vanquished: Spanish and Nahua Views of the Conquest of Mexico* (Bedford, 2000).

52 Dedra S. McDonald, 'Intimacy and Empire; Indian-African Interaction in Spanish Colonial New Mexico, 1500-1800', *American Indian Quarterly*, 22 (1998), 134-56.

53 Robert Voeks, 'African Medicine and Magic in the Americas', *Geographical Review*, 83 (1993), 66-78.

54 David Hardiman, *The coming of the Devi: Adivasi Assertion in Western India* (Delhi, 1995).

55 Vaughan, *Curing their Ills*.

56 Walima T. Kalusa, 'Language, Medical Auxiliaries and the Re-interpretation of Missionary Medicine in Colonial Mwinilunga, Zambia, 1922-51', *Journal of Eastern African Studies*, 1(2007), 57-78.

57 Sanjoy Bhattacharya, Mark Harrison and Michael Worboys', *Fractured State: Smallpox, Public Health and Vaccination Policy in British India, 1800-1947* (Hyderabad, 2005); Anna Crozier, 'What was Tropical about Tropical Neurasthenia? The Utility of the Diagnosis in the Management of British East Africa', *Journal of the History of Medicine and Allied Sciences*, 64 (2009), 518-48.

58 Helen Tilley, 'Ecologies of Complexity: Tropical Environments, African Trypanosomiasis, and the Science of Disease Control Strategies in British Colonial Africa, 1900-1940', *Osiris*, 19 (2004), 21-38.

59 Gyan Prakash, 'Science between the Lines', in Shahid Amin and Dipesh Chakrabarty (eds), *Subaltern Studies*, vol. 9 (Delhi, 1996), pp.59-82.

60 Dhruv Raina and Irfan S. Habib, 'Bhadralok Perceptions of Science, Technology and Cultural Nationalism', *Indian Economic and Social History Review*, 32(1995), 95-117.

61 Mark Harrison, *Public Health in British India: Anglo-Indian Preventive Medicine 1859-1914* (Cambridge, 1994).

62 John M. MacKenzie, 'Empire and the Ecological Apocalypse: The Historiography of the Imperial Environment', in Tom Griffiths and Libby Robin (ed) *Ecology and Empire: Environmental History of Settler Societies* (Melbourne, 1997), pp.215-28.

63 James C. Scoot, *Seeing Like a State: How Certain Schemes to Improve the Human Condition Have Failed* (New Haven and London, 1998) pp. 223-61.

64 Walter Johnson, 'On Agency', *Journal of Social History*, 37 (2003), 113-24.

65 保羅．法默指出世界不同地區最貧窮的社區為疾病所苦，正是因為他們長期缺乏醫療設施，*Infections and Inequalities*: The Modern Plagues (Berkeley, 2001).

66 Marks, 'What is Colonial about Colonial Medicine?', pp.215-19.

67 Harold J. Cook, 'Markets and Cultures: Medical Specifics and the Reconfiguration of the Body in Early Modern Europe', *Transactions of the Royal Historical Society*, 21 (2011), 123-45.

68 Patrick Joyce, 'What is the Social in Social History', *Past & Present*, 206 (2010), 213-48, p.240.

69 參見Pratik Chakrabarti, *Materials and Medicine; Trade, Conquest and Therapeutics in the Eighteenth Century* (Manchester, 2010), pp.4-15.

70 Joyce, 'What is the Social in Social History', p.240.

CHAPTER 1 貿易時代的醫學，一六〇〇到一八〇〇

發現通往亞洲和美洲的兩條新貿易航線，標示著貿易時代的開始。十五世紀末，哥倫布與達伽馬冒險搜尋前往亞洲香料盛產區的新路線。為何西歐人要尋找通往東方的新路線呢？答案在於地中海貿易世界所主導的歐亞貿易在中世紀晚期的歷史。在十六世紀之前，歐洲與亞洲的貿易是由裏海和地中海所連結，而地中海世界則是歐洲與亞洲的接觸點。義大利與阿拉伯的商人控制著此一貿易。亞洲的貨物是由阿拉伯商人經由紅海或波斯灣帶到東地中海的港埠，像是泰爾（Tyre）、君士坦丁堡與亞力山卓。貨品再由義大利商人從這些港口轉往阿瑪菲（Amalfi）、那不勒斯、熱內亞與威尼斯等港市，然後供應給歐洲其他地區。香料在歐洲是重要而利潤豐厚的商品，有各種用途：保存肉品、調味品、芳香劑以及藥物。西歐的商人與貿易商，尤其是當時國勢正在上升的西班牙與葡萄牙，急切試圖建立與亞洲直接的貿易關係，以避開吞掉大多數利潤的阿拉伯與義大利貿易商。

西歐的商業在一五〇〇年到一八〇〇年之間出現全球擴張，因此歷史學者將這段時期稱為「貿易時代」。必須注意的是，這個名詞主要帶有一種西歐意涵，因為西歐由此一新

的航海擴張獲利最多。對阿拉伯與地中海的貿易商而言，這是商業與經濟一段沒落期的開始，透過新的航海路線，亞洲大多數的貿易轉而落入葡萄牙人之手，接著是荷蘭人與英國人。對亞洲貿易商而言，整體的交易是增加了，但他們現在主要是和葡萄牙人、荷蘭人、法國人與英國人貿易，而不是阿拉伯人。對美洲原住民而言，貿易時代以及西班牙征服帶來了新的疾病和死亡，他們受制於西班牙人，在新的大農場遭受奴役。

西班牙於十六世紀在美洲擴張其殖民地，占領了加勒比海的島嶼；人稱「征服者」（conquistadors）、最先展開征服美洲的西班牙士兵與探險家，則推翻了北美洲與南美洲大陸的本土帝國，像是阿茲特克帝國與印加帝國。加勒比海小島居於歐美之間大西洋貿易的重要位置。他們是商品交易與補給供應的重要貿易中心，歐洲強權互相爭鬥以取得這些島嶼的控制權。加勒比海起初是由西班牙人主宰而稱為「西班牙湖」。[1]西班牙人達成了重要的環球航行：麥哲倫（Ferdinand Magellan）與埃爾卡諾（Juan Sebastian Elcano）在一五一九年到一五二二年間繞行南美洲，透過西向航線抵達亞洲並且在菲律賓建立殖民地。西班牙在十七世紀控制了一個橫跨美洲與亞洲的帝國。

同一時間，葡萄牙人在印度洋開創了歐洲的貿易網絡。隨著達伽馬的遠征，他們為歐洲人打開富饒的海洋貿易區域。以一五一〇年殖民印度的果阿（Goa）為始，阿方索・德・阿爾布克爾克（Alphonse de Albuquerque）這位海軍軍官在印度洋建立葡萄牙的帝國。葡萄牙人很快控制了紅海的摩卡（Mocha）、波斯灣的荷莫茲（Hormuz），印度西部的果阿、迪烏（Diu）及達曼（Daman），以及現在稱為斯里蘭卡的錫蘭島（Ceylon）與東南亞的麻六甲。他們也成功截斷大部分的阿拉伯貿易，讓葡萄牙船隻運送幾近所有輸往歐洲的香料。

哥倫布與達伽馬的航行所開創的新貿易路線，標示著歐洲與世界商業史的重大改變。這有三個主要的後果：首先是義大利與阿拉伯商人在地中海與紅海所形成之舊貿易網絡的沒落，以及接下來西歐商業的興起；其次，則是讓西歐人和遠方的人群、文化、植物與動物開始有了直接的接觸；第三，這些事件標示著西歐在亞洲與美洲的航海帝國之濫觴（參見圖一．一）。

本章將會探討貿易時代是經由什麼方式改變了現代醫學的基本前提。從十七世紀開始，商業與殖民的擴張產生一個由歐洲人、亞洲人、非洲人與美洲人互動的新世界，在這新局面裡出現了混種的醫學文化，在亞洲與歐洲的市場則有新藥物可供取得，外科醫師（surgeons）與藥師（apothecaries）開始嶄露頭角成為新的醫學行動者。第二章會特別將焦點放在這段新興醫學史與殖民史當中的根本要素：植物。

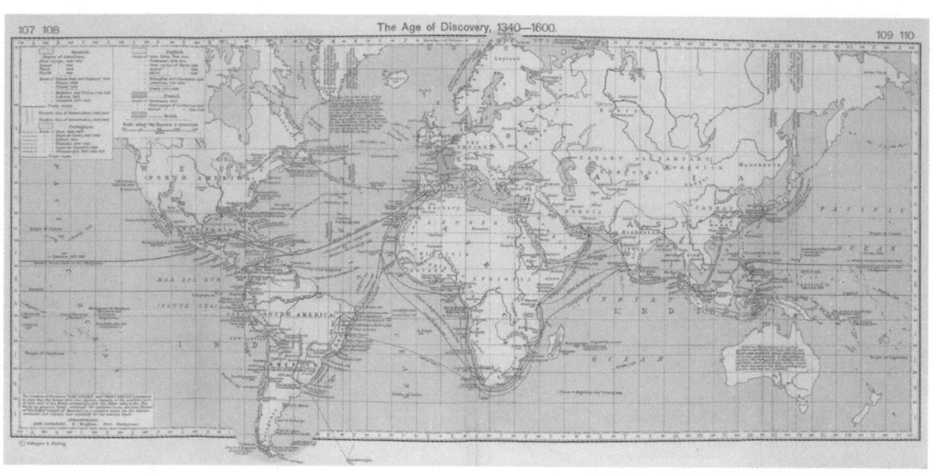

圖一・一｜〈發現的年代，一三四〇——一六〇〇年〉，出自 William R. Shepherd，*Historical Atlas*，一九一一，University of Texas Libraries。University of Texas at Austin提供。

貿易與帝國

尋找通往東方香料島嶼新貿易路線之旅，把歐洲人帶到「新」世界。哥倫布在加勒比海群島登陸並自認為抵達印度。隨著時間的過去，這些大西洋的島嶼以及更遠處的大陸提供歐洲好幾種新資源。西班牙人在南美洲找到比香料更為珍貴的東西——黃金與白銀，這項發現助長歐洲的金銀通貨主義（European bullionism）與重商主義（mercantilism）在十七世紀崛起。[2]美洲的黃金和白銀提供通貨促進歐洲內部的貿易，但更重要的是，在亞洲對歐洲的商品沒有對應需求的情況下，美洲提供的金銀讓歐洲能交易亞洲的產物。美洲金銀流入亞洲貿易導致威尼斯和漢撒聯盟城市（Hanseatic cities）的沒落，以及歐洲西部沿岸新貿易中心的崛起，包括西班牙的卡迪斯（Cadiz）與塞維爾（Seville）；稍後隨著貿易中心的轉變，法國的波爾多、聖馬洛（Saint-Malo）、南特以及加萊（Calais），接下來是荷蘭的安特衛普與阿姆斯特丹；最後則是英格蘭的倫敦與布里斯托（Bristol）。這些中心也皆與美洲有貿易的連結。

上述這一切在歐洲導致了十六世紀的商業革命（Commercial Revolution）。金錢、金銀以及新的貿易品項流入歐洲，導致舊封建經濟的瓦解、市場的擴張、新的港口與城鎮、價格的提高以及新商人階級的形成。金銀通貨主義助長了貨幣主義（monetarism），這種想法認為貨幣供應是經濟行為的主要決定因素，也開啟了重商主義之路（此經濟理論認為國家的繁榮有賴於維持有利的貿易平衡來累積金銀）。因為經營了美洲，歐洲從十六世紀晚期開始可以從世界其他地方得到數量可觀的商品，像是香料、織品、植物與草藥以及製造業貨品。這場商業革命如何導致殖民地的取得呢？

答案是不同歐洲國家開始進行商業競爭。這種對抗使得鞏固貿易壟斷成為必需手段，包括確保異國貨物與產品的來源以及減少金銀外流到對手國。商業壟斷也是商業經濟的關鍵，因此歐洲商人開始尋求在政治上與經濟上直接控制攸關其商業利益的產區。歐洲在亞洲與美洲建立殖民地始於追求貿易壟斷。起先是葡萄牙與西班牙，然後是法國、荷蘭、丹麥與英國，歐洲商業國家都在建立殖民地，試圖確保商業壟斷。

到了十七世紀，荷蘭人快速瓦解葡萄牙人在印度洋的權力，然後接替阿拉伯人與義大利人，取得東印度香料貿易的全面壟斷。整個十七世紀在航運、商業與金融等方面，荷蘭人在東印度以及歐洲市場取得決定性的主導地位。由於荷蘭控制了東亞的香料群島，英國人只得選擇印度這個相對較不重要的香料來源。

荷蘭人與英國人在亞洲與大西洋的貿易引進了歐洲私營股份公司。英國東印度公司（English East India Company, EEIC）在一六〇〇年成立，接著荷蘭東印度公司（Oost Verenigde Indische Kompagnie）在一六〇二年成立，荷蘭西印度公司（Geoctroyeerde Westindische Compagnie）則在一六二一年取得壟斷西印度群島以及巴西、北美洲貿易的特許狀。一七一一年成立的南海公司（The South Sea Company）是一家在十八世紀於西印度群島與南美從事貿易的英國股份公司（joint stock company）。在十七世紀、十八世紀甚至是大半的十九世紀，這些公司在亞洲與美洲貿易，累積財富並建立起殖民地，也雇用龐大的軍隊，而部隊則需要外科醫師的服務。這些公司在歐洲醫學院招募外科醫師，然後將他們送到亞洲與美洲的殖民地。[3]外科醫師在十八世紀成為歐洲醫學與殖民醫學的變革推手，此事本章稍後會說明。

十七世紀英國人在美洲有了重要的殖民斬獲，他們在東岸的麻塞諸塞與新英格蘭建立起殖民地，然後是賓夕法尼亞。西班牙人在南方保有殖民地的時間比在北方久。英國人在一六五五年從西班牙人手中取得牙買加這個殖民地，贏得決定性的戰略勝利。牙買加於十八世紀成為英國在加勒比海的貿易中樞，稍後更是盛產蔗糖的殖民地。由於大西洋貿易的殖民屯墾與擴張，英國在這段時期的海外貿易「美洲化」（Americanized）了。到了十八世紀末，英國有百分之五十七的出口是到北美洲與西印度群島，其進口則只有百分之三十二來自這些地區。在一六六〇年與一七七五年之間，由美洲取得或者是在大農場種植的蔗糖、菸草與咖啡等商品，成為英國重要的進口品與大眾消費品。[4]

從十七世紀中開始，法國人和荷蘭人在北美洲東岸取得殖民地。法國於十七世紀中在北美洲的魁北克建立起殖民地。荷蘭人則在如今的紐約市附近建立起屯墾區。法國人在西印度群島的蓋亞那（Guyana）、馬提尼克島（Martinique）和瓜德羅普（Guadeloupe）建立起殖民地。法國人為了爭奪伊斯帕紐拉島（Hispaniola）的主要島嶼，和西班牙人發生了漫長的衝突。該島在一六九七年被劃分成兩個部分。法國人取得了西邊，他們稱之為聖多米尼克（Saint-Dominique），這部分很快就成為法國種植甘蔗與咖啡的殖民地。英國與法國於十七世紀與十八世紀在大西洋貿易擴張的主要動機，是要透過控制商業進口來源和避免貿易中間商團體來確保利潤。[5]而在印度洋，整個十八世紀，法國人與英國人彼此為了殖民擴張而競爭。印度是英國貿易公司的主要基地，英國人在加爾各答（Calcutta，現在稱為Kolkata）、孟買（Bombay，現在稱為Mumbai）以及現在稱為清奈（Chennai）的馬德拉斯（Madras）等地建立起重要的貿易港口。法國人則在科羅曼德海岸（Coromandel Coast）馬德拉斯南方的朋迪治里（Pondicherry）建立了一個殖民地。

商業與殖民的競爭導致英國、西班牙與法國之間的重商主義戰爭。他們動員大量軍隊到北美洲、西印度群島與亞洲作戰。這導致歐洲人大量死亡而帶來新的醫學挑戰，這點會在第四章加以探討。

十八世紀末突顯出歐洲帝國主義最初的兩個階段。西班牙人與葡萄牙人主導第一個階段，從十六世紀開始在亞洲與美洲建立起航海帝國，而在十七世紀成為龐大的陸地殖民地。英國與荷蘭等其他北歐國家從十七世紀中開始逐漸在印度、東南亞、西印度群島以及太平洋建立帝國，是商業與殖民擴張的新階段。

貿易時代的醫學交換

在十七世紀與十八世紀，貿易是歐洲與世界其他地方接觸的主要管道。亞洲與美洲的熱帶地區豐饒的植被與林相、陌生的動植物以及不同的文化，透過貿易與商業交換而和歐洲產生經驗連結。住在西印度群島、亞洲與美洲的貿易居留區而遠離歐洲的歐洲人，交易是他們生存與獲利的關鍵。由於這樣的商業動機，早期的殖民史常被視為「交換」的歷史。在美洲這稱之為「哥倫布大交換」（the Columbian Exchange）[6]，在亞洲則沒有特定的詞彙來加以形容，然而，交換與互動被視為早期歐洲殖民主義在此地的關鍵特徵。

當哥倫布抵達加勒比海群島時，目睹當地美麗多樣的植物，帶給他強烈的衝擊：

> 如此蒼翠而美麗，就像這些島嶼的其他事物與土地那般。我不知該先去何處，我的眼睛也從不厭倦如此美好的蒼翠，此地與我們那裡如此不同。我相信島上有許多植物和樹木可以做為染料和具有療效的香料，在西班牙會有很大的價值；但我不認識這些植物，為此深感遺憾。[7]

驚奇，和由於對這些植物所知不多而感到遺憾，以及對「價值」的希望，驅使歐洲人探索並蒐集植物、種子、樹皮與果實，將之出口到歐洲市場並納入自己的醫學。歐洲的藥材供應從十六世紀到十九世紀大量增加。有人稱歐洲對熱帶殖民地異國植物的探索為「殖民生物探勘」（colonial bioprospection）。[8]

十六世紀以來與外界廣闊世界的接觸，對歐洲自然史與醫學所造成的改變，歷史學者已有詳細研究。一方面，貿易時代將引人好奇的物品引進歐洲，激勵了對於異國自然物與藥用植物的知識討論，並且提供歐洲思想家對自然世界的全球視野。[9]

另一方面，蒐集植物、藥物與種子也有商業利益。十八世紀的政治經濟學家相信，自然知識是增進國家財富所不可或缺。他們了解咖啡、可可、吐根、瀉根以及祕魯樹皮（Peruvian bark，譯者按：即金雞納樹皮）等物品有利可圖的潛力。這些植物材料的蒐集與研究也和商業擴張、殖民地的取得以及殖民地植物園與大農場的建立有關。[10]我們可由這種知識上的好處與商業利益的結合來理解這段時期的醫學史。

雖然這似乎是故事的主軸，但除了豐富歐洲醫藥種類之外，貿易時代的殖民醫學史還有其他面向。除了歐洲和熱帶世界與自然相遇，美洲人與非洲人之間也針對自然、醫藥與治療方法有密切互動，這成為加勒比海群島文化史重要的一部分。歐洲人對美洲的殖民伴隨了新舊世界之間疾病、醫療體系和以植物為基礎之醫藥的多樣混合。[11]在十七世紀與十八世紀的加勒比海群島與南美洲，大農場使得非洲人和美洲原住民有了密切的接觸。他們一起工作時彼此交換關於植物與療法的知識，例如非洲奴隸在巴西採納了美洲圖皮南巴族原住民（Tupinamba Amerindians）對當地藥用植物的使用。[12]

在此同時，非洲人帶來的許多西非植物進入了美洲原住民的醫療，而且非洲治療體系也常盛行於美洲。西印度群島大農場奴隸人數遠多於白人，相較於北美洲，西印度群島的奴隸因而能夠保存更多的非洲根源、語言與儀式。[13]非洲的民族醫療（African-based ethno-medicine）在此過程中旅行到加勒比海島嶼的不同地方，並且在當地存續下來。

這些交換並不僅限於植物與療法，還包括非洲人與美洲原住民彼此用更廣泛的角度分享靈性與宗教的信仰以及世界觀。[14]在這個體系中，治療過程同時依靠藥物與魔法的力量。[15]因此，南美洲與西印度群島在貿易時代發展出來的混種醫療傳統（hybrid healing tradition），靈性（spirituality）是其中的重要成分。奴隸與美洲原住民即使改信基督教，也還保留他們對魔法治療力量的信仰。例如在牙買加，非洲人治療者使用起源於非洲的草藥浴與沖泡劑，結合基督教禱告來治療病人。

跨大西洋多樣的植物、文化與靈性交流，帶來的兩個產物是伏都教（voodoo，舊譯巫毒教）與奧比（obeah）。伏都是一種宗教實作，源自於加勒比海的海地。當非洲奴隸在十六世紀被帶到加勒比海並改信基督教時，他們仍遵循傳統非洲信仰。源自於非洲的信仰與實作融合了羅馬天主教而成為伏都教。伏都教也是奴隸反叛的一部分，一七九〇年的海地革命正是如此；伏都教牧師用儀式唱頌來激勵奴隸奮起反抗白人奴隸主。在整個十七世紀與十八世紀，伏都教在西印度群島與美國南部一直是一種奴隸與農民的醫療宗教實作。

奧比則是另一個起源於非洲，存活於西印度群島的複雜醫療傳統。此一靈性與知識制度團結了來自非洲不同地區不同文化的奴隸。從事奧比的奧比巫醫（obeahmen），使用源自於非洲與美洲的草藥來治療奴隸。他們在整個十八世紀幫助奴隸肯定其文化認同。[16]從十七世紀晚期開始，奧比也是奴隸反叛的重要成分。[17]一七三六年在安地瓜（Antigua）遭到處死的反叛奴隸當中，有一位就是奧比巫醫。[18]在牙買加的蒙特哥灣（Montego Bay），一名造反的奧比醫者遭英國當局逮捕並以火刑處死。[19]由於奧比和伏都教與奴隸有此種關聯，白人大農場主視兩者為對其權威的威脅。[20]當局透過立法試圖加以鎮壓，到了十八世紀末，非洲的巫術和醫療在西印度群島大部分地區都是非法的，違者處死或流放。

加勒比海非裔這些實作及其靈性與政治上的動機雖然遭到鎮壓，但歐洲自然學者和醫師常發現他們的在地藥用植物知識是有用的。英國醫師漢斯・斯隆（Hans Sloane）在十七世紀末造訪牙買加，透過奧比來找尋具有療效的草藥和植物。[21]歐洲醫師從這些治療者取得療法知識，排除掉靈性與儀式的內涵而採納其知識。他們相信基督教的影響最終將「解放」這些做法與治療者。有一名英國外科醫師寫道，他希望基督教信仰會讓「這些（奴隸）從無知的精神枷鎖解放出來，這種無知使得他們易於染上此一疾病（奧比）。」[22]在奴隸當中流傳的福音派運動，試圖廢除奴隸的非洲巫術和魔法（並且取得某種程度的成功）。[23]然而，這些做法還是保存下來，有時還結合了非洲的草藥醫療與基督教儀式。這種醫療在奴隸間代代相傳，乃至到了十九世紀還存在於南北美洲的大農場。甚至某些白人醫師與奴隸主也部分採用這些草藥傳統。[24]

貿易時代的醫學交換另一突出而重要的面向，是復興礦物在醫療中的使用。這意味著原本對草藥的依賴有所轉變。礦物是早期大西洋貿易對歐洲最重要的物資。西班牙人、法國人與英國人在南美洲與西印度群島搜尋礦產。正如威廉・羅伯森（William Robertson）在他的《美洲史》（*History of America*）中所說：「〔歐洲人〕認為新世界唯一有價值的特殊產物是貴重金屬，每座山嶺都藏有寶藏，也在每條河流裡搜尋金砂。」[25]

祕魯白銀的發現促使十七世紀在歐洲搜尋礦藏。[26]這不只為了尋找稀有金屬所帶來的重大財富。重商主義讓歐洲對金屬有新的體認，而不僅限於黃金與白銀。從西班牙到挪威，歐洲人從金屬找到新的滿足；金屬代表財富與幸福的來源。連帶使得十七世紀的歐洲醫師對礦物學的興趣日益增長，以及帕拉賽瑟斯醫學（Paracelsian medicine）的復興。[27]帕拉賽瑟斯（Paracelsus）這位十六世紀初期的德國醫師兼煉金師認為，用化學物與金屬充當藥物有其好處。十七世紀的醫師鼓吹喝礦泉水的必要，並且研究某些泉水的化學性質，也強調要在醫藥中使用礦石與礦物。歐洲對洗澡水的好處進行越來越多的化學分析，這刺激了對礦物、金屬與化學藥物的興趣。[28]從十七世紀初期開始，倫敦的醫師對於礦物療法更感興趣。[29]

商業革命以及重新對礦物療效感到興趣，促使礦泉在十七世紀歐洲成長為重要的保健機構。法國人在維琪（Vichy）以及聖加勒米耶（Saint Galmier）設立溫泉。[30]英國人在巴斯（Bath）、巴克斯頓（Buxton）、坦布里治威爾斯（Tunbridge Wells）以及艾普孫（Epsom）建立或重建舊有的礦泉浴場。[31]礦泉和浴場甚至在南美洲與西印度群島都受到歡迎。在殖民西印度群島的最初幾年，英國人相信這些島嶼富含金礦和銀礦。在奴隸的協助下，英國的外科醫師與淘金者在牙買加和聖基次島（St Kitts）的山嶺與森林中尋找礦產。他們沒有找到任何白銀，卻發現了富含礦物的泉水。這些屯墾者（settlers）相信這種泉水在治療上有好處，而在這些島嶼上建立浴場；這些浴場在十八世紀成為受到喜愛的養病場所。[32]

要了解這些文化、社會與地理上的經驗，在十七、十八世紀如何形塑歐洲醫學，一個有用的方式是研究歐洲外科醫師的實作與著作。為貿易公司、大農場或殖民軍隊服務的外科醫師，在不同文化與不同社會之間中介了文化、醫療與生態知識。他們經常淬鍊、整合與傳播混種的藥材與傳統，其殖民經驗與知識對歐洲醫學極為重要。這個過程也有助於外科的整體醫學地位的提高，至此其地位已經大不相同於歐洲早期的理髮師外科醫師（barber surgeons）。

歐洲外科醫師變遷的世界

歷史學者已經指出，殖民外科醫師透過找到新的療法與預防醫學模式，逐漸離開過去的放血以及催瀉、催吐的藥物，改變了歐洲醫學。[33]歐洲外科醫師扮演雙重的角色。身為外科醫師，他們肩負殖民地的歐洲醫學，但也研究當地遭遇的各類人群所帶來的新材料與醫療洞見。同時，外科醫師在歐洲醫學界的地位在十八世紀發生了改變。外科醫師從歐洲醫學原本地位低下的理髮師外科醫師，提升至受人注目的地位。他們被視為是疾病與治療方法的理論家而受到重視，在海外地區尤其如此；國家將照顧海軍與陸軍的重任託付他們。皇家醫師院（the Royal College of Physicians）的醫師或是皇家學會（the Royal Society）的自然學者，在這段期間仰賴海外的外科醫師從遠處大陸以通訊的方式來增益其醫療知識。

西印度群島的外科醫師是在一個獨特的地理與社會地點工作，這使得他們能夠研究這些島嶼的植物資源，也能記錄奴隸與美洲原住民的治療傳統，然後將之整合到自己的治療方法。外科醫師在亞洲造訪當地市集，搜尋香料與草藥並與當地治療者互動，甚至學習當地語言以便閱讀與翻譯醫學文獻。

外科醫師在各式各樣的環境中工作，豐富了他們的醫學與文化知識。在加勒比海，他們甚至為海盜服務，有時候還參與海盜活動。理查・謝里登（Richard Sheridan）提供了十七、十八世紀加勒比海地區英國與法國外科醫師醫療的有趣敘述，這些外科醫師有時還參與海盜與走私的活動。苦於熱病、壞血病（scurvy）與創傷的海盜喜歡和外科醫師保持密切關係，而這些外科醫師「也能從劫掠來的財貨分到特別好的一杯羹」。[34] 海盜外科醫師在開藥方時不只借助歐洲的藥學藥方，也使用他們從美洲原住民與非洲奴隸那裡學來的熱帶植物與民俗藥方。[35] 有些大西洋的外科醫師如湯瑪斯・多佛（Thomas Dover）與李奧奈・瓦佛（Lionel Wafer）參與海盜的走私活動。[36] 法國外科醫師艾奎梅林（Alexander Olivier Esquemeling）為海盜船長摩根（Captain Morgan）服務，他也研究海地附近的海龜群島（Tortugas）的藥用植物，並著有《美洲的海盜》（*The Buccaneers of America*）一書。艾奎梅林在一六六六年為法國西印度公司服務並前往海龜群島。他在那裡或許是以理髮師外科醫師的身分加入海盜，和他們同夥直到一六七四年。他在歐洲短暫停留一段時間之後又回到加勒比海地區，並且在一六九七年攻擊卡塔赫納（Cartagena）的戰役中擔任外科醫師。

透過參與這些利潤很高的活動，許多海盜外科醫師聚積了可觀的財富。曾經師事英國醫師湯瑪斯・席登漢（Thomas Sydenham）的外科醫師多佛，在一七〇八年搭乘一艘布里斯托的奴隸船前往西印度群島，並從當地奴隸那裡學到天花的新療法。[37]多佛參與海盜活動，甚至組織遠征西屬加勒比海沿岸（Spanish Main，編註：指現今墨西哥灣和加勒比海沿岸），並將這項生意以及成功的醫療開業取得的財富投資布里斯托商業組合（Bristol syndicate），支持伍茲・羅傑斯（Woodes Rogers）於一七〇八年前往南海（South Seas）的走私冒險。

外科醫師在殖民地所積累的私人財富，也有助於提升他們在家鄉的社會地位。斯隆以外科醫師的身分從英格蘭前往牙買加，在當地娶了富裕的大農場主福克・羅斯（Fulk Rose）的遺孀伊麗莎白・蘭格麗（Elizabeth Langley），繼承她前夫農場的部分收入。這筆財富使得他能夠在倫敦的布隆伯利（Bloomsbury）開業。他在一七一二年買下了切爾西莊園（Manor of Chelsea），然後成為草藥園（the physic garden）的地主，後來還擔任皇家學會會長。

印度洋地區的歐洲外科醫師將亞洲香料與藥用植物融入其醫療。山謬爾・布朗（Samuel

Browne）這位在十七世紀晚期駐紮於馬德拉斯醫院的英國外科醫師，花了很多時間在附近森林蒐集藥用植物以及與當地人互動，找出這些植物的療效，並追尋其東南亞、荷蘭與葡萄牙的源頭。他蒐集大量的香料以及芳香植物與藥用植物。布朗在《皇家學會會刊》（*Philosophical Transactions of the Royal Society*）出版關於亞洲藥用植物的紀載，詳細敘述和這些植物有關的文化實作。[38]這些文章描述了早期歐洲人，尤其是葡萄牙人，如何從巴達維亞等地方將這些芳香植物與藥用植物帶到印度；然後這些植物又被整合到英國的醫學乃至當地的醫學裡。他把標本與筆記寄給在倫敦開業的著名藥師詹姆斯·佩蒂佛（James Petiver），後者正在進行一個龐大的計畫，將這些植物與來自西印度群島、幾內亞、東亞與印度其他地區的類似記載進行比對。佩蒂佛的目標是要彙整一部世界各地區藥用植物學的完整著作。[39]

與布朗同時代的馬德拉斯總外科醫師（chief surgeon）愛德華·巴克利（Edward Buckley）則將一個裡面裝滿中國外科醫師所使用之外科工具與藥材的「中國百寶櫃」（China Cabinet），寄給皇家學會的斯隆。[40]歐洲外科醫師除了蒐集植物和藥方之外，也在亞洲從事香料的私人交易。他們甚至自行經商，像是備置或販賣燒酒（arrack）、香料與藥品。

有段插曲凸顯了十八世紀歐洲外科醫師的文化與醫學經驗。在默蘇利珀德姆（Masulipatnam）這個位於印度科羅曼德（Coromandel）海岸的古老香料交易港，英國東印度公司的外科醫師布朗遇見了一位富裕的亞美尼亞商人摩洛德先生（Mr. Morad）。摩洛德的太太當時正要生產，當布朗前往探望時，在這位商人家中發現有趣的醫學收藏，其中包括幾種法國和英國的興奮劑以及一些他並不熟悉的當地藥品。其中他發現了一瓶摩洛德從附近村莊搜集來的「神秘」液體。布朗得知該種液體實際上是採集至瓶中的露水，被視為是治療膽汁疾病的有效藥方。該地區九月與十月霧和露水很多，可透過在傍晚攤開細緻的棉布來加以採集，第二天早上再將棉布中的水擰出倒入瓶中。布朗將這個經驗告知一位在默蘇利珀德姆英國醫院任職的葡萄牙外科醫師，後者表示也聽說過這種藥，而且還有一位葡萄牙商人曾經試圖搜集。布朗也提到英國人和默蘇利珀德姆的亞美尼亞人很少交往，而葡萄牙人由於來到亞洲已久且通當地語言，因而更為熟識亞美尼亞人及其醫藥。[41]

外科醫師寫下關於新療法的各種豐富經驗，寄給歐洲的醫師與外科醫師。十八世紀像是《皇家學會會刊》或是在愛丁堡出版的《醫學評論》（*Medical Commentaries*）等刊物，成為這段期間外科醫師寫下各式經驗的重要匯集之地。外科醫師也蒐集藥物，並且透過私人生意關係將它們送回歐洲市場販售。各種醫藥因而進入歐洲的醫療與藥方，改變了歐洲的醫藥生意與藥房。

貿易時代的市場與醫藥

十七世紀與十八世紀的歐洲經濟史、政治史與文化史都環繞著市場而開展。在現代初期的歐洲，市場從早期以銷售農產品的鄉下地方機構，轉變得更為國際化和都會化，販賣由世界不同地方搜集而來的商品，為更大量而多樣的顧客服務。亞洲原本在印度洋地區進行地方貿易的市場，從十七世紀開始整合到全球市場系統中。美洲以及非洲海岸的市場則從事金銀、糖、珍奇物品、動物與植物產品以及奴隸的交易。

年鑑學派（*Annales*）歷史學家布勞岱（Fernand Braudel）指出，歐洲在十八世紀出現「國家市場」（national market），此種結合城市與外省的市場網絡，是不列顛、法蘭西與荷蘭開創出民族國家的關鍵，從以農業為主的地區經濟轉變為更為統一的財政結構與政體。布勞岱也主張在這種財政與商業的統一之前，這些國家已出現海外貿易的擴張。[42]

除了財政的統一之外，由於殖民地商品與異國風味物品的到來，市場也意味著歐洲發展出新的消費文化。歐洲菁英以金銀貿易賺取的財富為本錢，加上受到東方與美洲生產的異國產品刺激而湧入市場。倫敦與阿姆斯特丹等主要歐洲城市在十七世紀成為新的消費文化中心。[43]殖民主義轉變了倫敦消費者與製造業的文化，帶來銷售異國商品的新型態市場。[44]阿姆斯特丹的市場也成為荷蘭殖民貿易與國內貿易的中心。[45]東印度公司成功為歐洲中產階級與仕紳發展出亞洲絲織品、瓷器、茶具、晚宴用具與盔甲製品等奢侈品與半奢侈品的市場，將這些商品連結到品味與時尚。[46]本節會說明市場在歐洲與殖民地的出現，如何在這個時期和現代醫學交織，產生新的醫療實作與文化。

商業革命在歐洲導致了「醫療市場」（medical marketplace）的出現。哈洛德・庫克（Harold J. Cook）在《舊醫療體制的沒落》（*The Decline of the old Medical Regime*）一書提出這個名詞，用來指出英格蘭皇家內科醫師院在十七世紀對醫療實作與醫療市場的控制衰退，以及購買與取得醫藥的多樣來源。[47] 新醫療市場在英國的成長，反映了該國新的「商業資本、熱愛看秀、消費者導向的社會」。[48] 到了十七世紀末，從東方與美洲來的新藥物出現在歐洲的市場，而英國醫學也逐漸知悉外科醫師在殖民地所累積的新醫療經驗。歐洲藥物市場成為時代變遷的標誌。歷史學者使用「醫療市場」這個概念來分析現代初期歐洲醫學史的這些改變，強調這段期間歐洲醫學之社會與經濟組織的不同面向，包括醫療商業化、專業競爭以及專業位階的改變。在市場上販賣藥物的藥師，成為新醫藥資訊的來源。倫敦的佩蒂佛以及阿姆斯特丹的楊・亞克布茲（Jan Jacobsz）等知名藥師，經營其全球醫藥網絡，從遙遠的地方蒐集植物與醫藥的樣本。佩蒂佛也定期投稿皇家學會介紹他發現的新藥物。

斯隆與倫敦的佩蒂佛密切合作。他邀請佩蒂佛參加皇家學會的會議。另一方面，佩蒂佛則使用其全球網絡為皇家學會取得藥物與植物。他從世界各地蒐集藥用植物與藥物，拓展對全球各地替代藥物的需求。佩蒂佛於一六九九年在《皇家學會會刊》出版一篇文章，鼓勵植物學家在英國殖民控制的區域蒐集藥用植物的替代品種。[49]

從一六一五年到一六四〇年，英國市場有百分之四十的藥物來自於東印度地區。到了十七世紀下半，這個比例上升到百分之六十。[50]倫敦與其他地方開設新的藥鋪，銷售這些「異國的」藥物。由於新藥物的數量龐大，藥鋪也變得高度專門化，如今改以有系統的方式擺放容器和藥罐，按照秩序放在個別的架子上。販售者以創新的方法來廣告和展示這些異國產品。這些藥鋪創新的行銷方式和船來商品使得歐洲醫學流行使用異國藥物。[51]

歐洲市場的歷史和殖民地市場與港口的歷史有所關連。對東方藥物的興趣引領歐洲外科醫生前往亞洲的地方市集，這些市集在十七世紀與十八世紀是香料交易的場所。[52]亞洲的市集成為商品交易的節點。[53]十八世紀亞洲有著不同種類的市集（markets又稱為bazaars）——條條相鄰的商店街、位於大型建築物內部的市集，和鄉村或城鎮中心比鄰的大型廣場，或是散佈在港口各處的廣場。[54]亞洲的市集在十七世紀與十八世紀成為不同世界的交會之處：法國、英國、葡萄牙、亞美尼亞與印度的商人、當地統治者、小商人與小買主都造訪這些市場；商品橫跨海洋與內地而來，歐洲人和阿拉伯馬皆在此銷售。[55]歐洲的外科醫師與商人探索這些市集，追尋異國藥物，出口到歐洲市場或是在自己的殖民聚落使用。

十八世紀在亞洲的殖民體制中，為貿易公司工作的歐洲外科醫師除了歐洲藥物之外，也經常使用他們所謂的「市集藥」（bazaar medicine），後者是從當地市場買來的藥物；有時結合兩種藥物一起使用。在十八世紀中葉，市集藥成為印度的英國軍醫院常規補給的藥物。這些藥物本身有不同的來源，從遙遠且相對默默無聞的地方運送到亞洲大型的市集。例如，馬德拉斯的英國外科醫師安斯利（Whitelaw Ainslie）發現，印度市集常見的蘆薈來自於中國和婆羅洲；英國外科醫師常用的白荳蔻（cardamom）生長於馬拉巴海岸（Malabar），卻是從高棉引進的；[56]竹黃（tabasheer）這種印度罕見但在亞洲很受歡迎的藥物，則是來自西亞的貿易品；[57]水銀這種在科羅曼德海岸的重要藥物，用來促進唾液分泌，取自遙遠的西藏，使用單桅帆船從中國運到印度港口[58]（主要由荷蘭人供應）。[59]在印度市場可以找到的其他物品，包括來自於蘇門答臘及爪哇的安息香（benzoin）、在馬拉巴地區發現植物萃取出來的香納油（Calamus aromaticus）、從蘇門答臘與爪哇輸出到印度的樟腦、來自南中國與東印度地區的土茯苓（China root）、在爪哇發現的龍血（Dragons Blood，其實是來自甘蔗）、來自東南亞的莎草（Galingale）、來自泰國與高棉的藤黃（gamboge），以及來自阿拉伯海岸與非洲海岸的沒藥（myrrh）。[60]

這些藥物接著運送到歐洲的藥房販賣。歐洲的醫學文獻與目錄也整合來自世界各地的植物與藥草的名稱和用途，這點會在第二章詳細討論。就如同歐洲的商業經濟一般，歐洲醫學在貿易時代以各種方式透過殖民的連結而變得豐富。

歐洲醫學變得日益豐富、外科醫師擁有激勵人心的經驗，藥師的影響力與日俱增，這是貿易時代的繁華歷史；在我結束這段故事之前，也有必要指出此一新興市場經濟的黑暗面。奴隸市場的成長是貿易時代無法切割的一部分。商業化與貨幣主義的滋長、殖民力量的興起，以及資本主義與大農場的成長，創造出一套典範，可以更輕易地將奴隸的身體視為市場上的物品或產品。[61]這點也適用於在歐洲街上遭到拉伕的水手，他們被拋入未知而艱苦的殖民航程。在擁擠的船上，水手的待遇比奴隸好不了多少。他們常遭鞭打懲罰，因為缺乏食物與醫藥而死。[62]

奴隸買賣成為主要的商業事業，西非、西印度群島以及南美洲與北美洲從十七世紀起發展出奴隸市場。歐洲商人從這種貿易賺取巨大的財富。伯納德（Trevor Burnard）與摩根（Kenneth Morgan）估計，一七七四年牙買加島奴隸貿易的總金額是兩千五百萬英鎊，幾乎相當於全島的財富。[63]

醫學在奴隸市場發揮作用。奴隸被視為有價值的商品，商人和他們雇用的外科醫師使用巧妙的辦法來保持奴隸的健康，或是讓他們表面上看起來很健康。奴隸買主和奴隸商人之間的商業契約，要求船長證明船隻入港前沒有傳染病。[64]從事奴隸貿易的船隻雇用外科醫師來照顧船員與奴隸。為了要欺騙買主，外科醫師有時候會用麻絮（oakum）塞住罹患痢疾的奴隸的肛門，讓他們受到極大的痛苦。[65]船隻靠岸時會將奴隸塗上棕梠油，好讓他們「光滑好看」；有意的買家則檢視奴隸的嘴巴和測試他們的關節以決定是否購買。[66]貿易時代的市場經濟、繁榮與全球規模的交易經常以粗暴方式追求利潤，奴隸與奴隸制度是其中不可分割的一部分。

結論

貿易時代的歷史色澤混雜。商業革命在歐洲幾個地區以及部分亞洲與美洲地區，帶來一段經濟大成長時期。與不同文化、植物與市場的遭遇，豐富了歐洲醫學，引進新的藥物，刺激了歐洲的醫學與醫療市場。商業活動增進歐洲關於醫學、環境與健康的知識。歐洲人發現新的藥草，並且和不同的文化與醫療互動。非洲人帶著他們的醫藥和藥用植物來到美洲，並且和美洲印第安人分享，新的藥物隨之進入亞洲與美洲的醫學。在印度洋，歐洲的需求以及香料貿易的成長將新的藥物與植物帶進市場；歐洲外科醫師與傳教士將之整合進自己的醫學。

然而，這段商業史也有負面的後果。商業擴張將新的疾病帶到美洲，導致美洲原住民大半人口滅絕（參見第五章）。商業化也增加了人口買賣與奴役。現代醫學的歷史見證了貿易時代的上述兩個面向。此外還必須指出，如果以交易為主的角度來看待這段歷史，就有可能會掩飾了貿易時代同時發生的軍事擴張與征服。

註釋

1 Phyllis Allen, 'The Royal Society and Latin America as Reflected in the *Philosophical Transactions* 1665-1730', Isis 37 (1947), 132-8, p. 132.

2 Peter Bakewell (ed.), *Mines of Silver and Gold in the Americas* (Aldershot, 1997).

3 Iris Bruijin, *Ship's Surgeons of the Dutch East India Company; Commerce and the Progress of Medicine in the Eighteenth Century* (Leiden, 2009).

4 Jacob M Price, 'What did Merchants do? Reflections on British Oversea Trade, 1660-1790', *Journal of Economic History*, 49 (1989), pp.271-2.

5 Robert Brenner, *Merchants and Revolution: Commercial Change, Political Conflict, and London's Overseas Traders, 1550-1650* (Cambridge, 1993).

6 Crosby, *The Columbian Exchange.*

7 Christopher Columbus (edited and translated with an Introduction and notes by B.W. Ife), *Journal of the First Voyage (diario Del Premier Viaje)* 1492 (Warminster, 1990), pp. 47-9.

8 Schiebinger, *Plants and Empire.*

9 Pamela H. Smith and Paula Findlen (eds), *Merchants & Marvels; Commerce, Science, and Art in Early Modern Europe* (New York & London, 2002). 也可參閱 Kay Dian Kriz, 'Curiosities, Commodities and Transplanted Bodies in Hans Sloane's "Natural History of Jamaica"', *The William and Mary Quarterly*, 57(2000), 35-78.

10 Lucille Brockway, *Science and the Colonial Expansion: The Role of British Royal Botanic Gardens* (New York, 1979); Emma C. Spary, 'Peaches Which the Patriarchs Lacked': Natural History, Natural Resources, and the Natural Economy in France', *History of Political Economy*, 35 (2003), 14-41.

11 Robert Voeks, 'African Medicine and Magic in the Americas', *Geographical Review*, 83 (1993), 66-78, p.

67.

12 同前註，p. 72.

13 Richard S Dunn, *Sugar and Slaves; The Rise of the Planter Class in the English West Indies, 1624-1713* (Chappell Hill, 2000/1972), p. 250.

14 同前註，pp. 66-78.

15 George Brandon, 'The Uses of Plants in Healing in Afro-Cuban Religion, Santería', *Journal of Black Studies*, 22 (1991), 55-76.

16 See Jerome S. Handler, 'Slave Medicine and Obeah in Barbados, Circa 1650 to 1834', *New West Indian Guide*, 74 (2000), 57-90, pp. 82-3.

17 Sharla M. Fett, *Working Cures: Health, Healing and Power on the Southern Slave Plantations* (Chapel Hill, NC, 2002), p. 134.

18 Frank Wesley Pitman, 'Fetishim, Witchcraft, Christianity Among the Slaves', *The Journal of Negro History*, 11 (1926), 650-68, pp. 652-3.

19 同前註，p. 653. 也可參見Fett, *Working Cures*, p. 134.

20 Christiane Bougerol, 'Medical Practices in the French West Indies: Master and Slave in the 17th and 18th Centuries', *History and Anthropology*, 2 (1985), 125-43, p. 136.

21 Hans Sloane, *A Voyage to the Islands of Madera, Barbados, Nieves, S. Christophers and Jamaica, with the Natural History*, vol. 1 (London, 1707), Preface.

22 引用於 J. S. Haller, Jr., 'The Negro and the Southern Physician: A Study of Medical and Racial Attitudes 1800-1860', Medical History, 16 (1972), 238-53, p. 240.

23 Pitman, 'Fetishism, Witchcraft and Christianity Among the Slaves', pp. 664-8. 奧比的實作隨著十八世紀末來自非洲的奴隸比例開始減少，而變得較不盛行，參閱 Handler, 'Slave Medicine and Obeah in Bar-

bados', p. 69.

24 Todd L. Savitt, *Medicine and Slavery: The Disease and Healthcare of Black in Antebellum Virginia* (Urbana, London, 1978) p. 173.

25 William Robertson, *The History of America*, vol. 3 (London, 1800-1), p. 238.

26 Alex Cooper, *Inventing the Indigenous: Local Knowledge and Natural History in Early Modern Europe* (Cambridge, 2007), pp. 87-115.

27 Ferdinando Abbri, 'Alchemy and Chemistry: Chemical Discourses in the Seventeenth Century' *Early Science and Medicine*, 5 (2000), 214-26.

28 Antonio Clericuzio, 'From van Helmont to Boyle; A Study of the Transmission of Helmontian Chemical and Medical Theories in Seventeenth-Century England', *The British Journal for the History of Science*, 26 (1993), 303-34.

29 Roy Porter and Dorothy Porter, 'The Rise of the English Drugs Industry: The Role of Thomas Corbyn', *Medical History*, 33 (1989), 277-95.

30 Alain Clément, 'The Influence of Medicine on Political Economy in the Seventeenth Century', *History of Economic Review*, 38 (2003), 1-22, P. 14.

31 Nigel G. Coley, '"Cures Without Care" "Chymical Physicians" and Mineral Waters in Seventeenth-Century English Medicine', *Medical History*, 23 (1979), 191-213.

32 Chakrabarti, *Materials and Medicine*, pp. 175-82

33 Paul E. Kopperman, 'The British Army in North America and the West Indies, 1755-83: A Medical Perspective', in Geoffrey L. Hudson (ed.) *British Military and Naval Medicine 1600-1830* (Amsterdam, 2007), pp. 51-86.

34 Richard B. Sheridan, 'The Doctor and Buccaneer: Sir Hans Sloane's Case History of Sir Henry Morgan,

Jamaica, 1688', *JHMAS*, 41 (1986), 76-87, p. 79.

35 同前註。

36 James William Kelly, 'Wafer, Lionel (*d.* 1705)', Oxford Dictionary of National Biography〔以後引用為 Oxford DNB〕, www.oxforddnb.com/view/article/28392, accessed 9 September 2011.

37 Kenneth Dewhurst, The Quicksiliver Doctor, the Life and Times of Thomas Dover, *Physician and Adventurer* (Bristol, 1957), p. 54.

38 James Petiver and Samuel Brown, 'Mr Sam. Brown His Seventh Book of East India Plants, with an Account of Their Names, Vertues, Description, etc', Philosophical Transactions of the Royal Society [hereafter, *Philosophical Transactions*], 23 (1702-3), 1252-3.

39 James Petiver, 'An Account of Mr Sam. Brown, his Third Book of East India Plants, with an Account of Their Names, Vertues, Description', *Philosophical Transactions*, 22 (1700-1), 834-64.

40 Sloane, 'An Account of a China Cabinet, Filled with Several Instruments, Fruits, &c. Used in China: Sent to the Royal Society by Mr. Buckly, Chief Surgeon at Fort St. George', *Philosophical Transactions*. 20 (1698), 390-2.

41 'Medical News', *Medical Commentaries*, 1 (1786), 385-9.

42 Fernand Braudel, *Civilization and Capitalism, 15th-18th Century: The Perspective of the World* (Berkeley, 1992), pp. 277-89.

43 Linda L. Peck, *Consuming Splendor: Society and Culture in Seventeenth- Century England* (Cambridge, 2005).

44 Nuala Zahedieh, 'London and the Colonial Consumer in the Late Seventeenth Century', *The Economic History Review*, 47, (1994), 239-61.

45 Woodruff D. Smith, 'The Function of Commercial Centers in the Exchange in the Seventeenth Century', *The Journal of Economic History*, 44 (1984), 985-1005.

46 Maxine Berg, 'In Pursuit of Luxury: Global History and British Consumer Goods in the Eighteenth Century',

Part & Present, 182(2004), 85-142.

47 Harold J. Cook, The Decline of the Old Medical Regime in Stuart London (Ithaca, 1986).

48 參見Introduction, in Patrick Walls and Mark Jenner (eds), Medicine and the Market in Early Modern England and its Colonies, c. 1450-c. 1850 (Basingstock, 2007), pp. 1-23, p. 5.

49 Petiver, 'Some Attempts Made to Prove That Herbs of the Same Make or Class for the Generallity, have the Like Vertue and Tendency to Work the Same Effects', *Philosophical Transactions* , 21(1699), 239-94.

50 Wallis, 'Exotic Drugs and English Medicine: England's Drug Trade, c. 1550-c. 1800', Social History of Medicine, 25(2012):20-46.

51 Wallis, 'Consumption , Retailing, and Medicine in Early-Modern London', The Economic History Review, 61(2008), 26-53.

52 關於十八世紀的醫學與印度市場之關聯，較為詳細的說明可參見Chakrabarti, 'Medical Marketpalces Beyond the West: Bazaar Medicine, Trade and the English Estalishment in Eighteenth Century India' in Wallis and Jenner (eds) *Medicine and the Market*, pp. 196-215.

53 關於東印度公司與科羅曼德海岸市場之敘述，參見Arasaratnam, *Merchants, Companies and Commerce on the Coromandel Coast 1650-1740* (Delha, 1986), pp. 213-73.

54 S. Hajeebu, 'Emporia and Bazaars', in J. Mokyr (ed.) *Oxford Encyclopaedia of Economic History*, vol. 2 (Oxford, 2003), p. 258.

55 H. Furber, 'Asia and the West as Partners before "Empire" and after', *Journal of Asian Studies*, 28 (1969), 711-21, p. 712.

56 Whitelaw Ainslie, *Materia Medica of Hindoostan, and Artisan's and Agriculturalist's Nomenclature* (Madras, 1813), pp. 8-9.

57 同前註，P. 46.

58 同前註，P. 57.

59 Niklas Thode Jensen, 'The Medical Skills of the Malabar Doctors in Tranquebar, India, as Recorded by Surgeon T.L.F Folly, 1789', *Medical History*, 49 (2005), 489-515, p. 506.

60 Chakrabarti, *Materials and Midicine*, pp. 42-4.

61 關於此一主題的史學綜覽，參見Lesley A. Sharp, 'The Commodification of the Body and its Parts', *Annual Review of Athropology*, 29 (2000), 287-328.

62 Isaac Land, 'Customs of the Sea: Floating, Empire, and the"True British Seaman' 1770 to 1870', *Interventions: International Journal of Postcolonial Studies*, 3 (2001), 169-85.

63 Trevor Burnard and Kenneth Morgan, 'The Dynamics of the Slave Market and Slave Purchasing Patterns in Jamaica, 1655-1788', *The William and Mary Quarterly* (2001), 205-28, p. 209.

64 'The trade granted to the South-Sea-Company: considered with relation to Jamaica. In the letter to one of the directors of the South-Sea-Company by a Gentleman who has resided several Years in Jamaica' (London, 1714), p. 10.

65 Alexander Falconbridge, *An Account of the Slave Trade on the Coast of Africa* (London, 1788), pp. 46-7.

66 Emma Christopher, *Slave Ship Sailors and Their Captive Cargoes, 1730-1807* (New York, 2006), pp. 198-9; *Dunn, Sugar and Slaves,* p. 248.

CHAPTER 2 植物、醫學與帝國

植物對於歐洲殖民主義至關緊要。現代殖民主義始於尋求異國香料與熱帶植物，殖民地的植物園與大農場種植這些植物而來的利潤，則為殖民主義隨後的興盛奠立基礎。然而，歐洲和熱帶植物的關係並不僅止於追求商業利益。十七世紀以來，歐洲的自然史、科學與醫學充斥著殖民地的異國植物。異國的藥用植物改變了歐洲醫學。由東方與新世界進口的藥物在十七世紀增加了二十五倍。[1]到了十八世紀晚期，英國每年進口藥物的價值估計約十萬英鎊，較諸兩個世紀前每年約一千到兩千英鎊的藥物進口值，增長了五十倍以上。[2]十八世紀歐洲的醫療文獻、目錄與藥品說明書經常使用相當篇幅，記載來自世界不同地區的植物與草藥。[3]許多這些藥品，像是吐根、金雞納、墨西哥拔葜（sarsaparilla）與鴉片，成為歐洲醫療中有效而很受歡迎的藥物。[4]歐洲醫學之所以發生這些改變，緣起於歐洲的自然學者、傳教士、旅行者與外科醫師對亞洲及美洲的植物和草藥的探索、觀察與利用。熱帶自然世界與歐洲醫學世界透過這些人而建立起新的關係。

殖民勘探與藥用植物學

歷史學者形容歐洲在殖民地尋找有價值之植物為「殖民生物探勘」。[5]自十七世紀開始，植物學家和自然史學者便展開尋找異國新植物之旅，並將這些植物帶到殖民地。這是重商主義事業的一環；歐洲國家試圖在殖民地的植物園與大農場種植異國植物，以減少這些植物的貿易所導致的金銀外流。重商主義的利益使得棉花、菸草、咖啡、胡椒與甘蔗等植物在麻六甲、維吉尼亞、印度與西印度群島之間運送與移植，也帶來殖民地植物園與大農場的擴張。到了十八世紀末，歐洲國家在世界各地擁有大約一千六百座植物園。

雖然有幾種殖民地的植物是種植在歐洲著名的植物園，如倫敦的邱園（Kew Gardens）、巴黎的皇家植物園（Jardin du Roi）以及萊頓的植物園（the Hortus Botanicus）等，但這大多是為了知識與美學的目的。咖啡、糖與金雞納等重要熱帶植物無法在溫帶歐洲氣候生長，實際上的商業種植也需要大面積的土地，因此是在殖民地的植物園與大農場進行。十七世紀展開尋找異國的藥用植物，並且為歐洲藥物市場、藥師與製藥公司進行種植，這個過程一直延續到二十世紀；例如康毗毒毛旋花（Stropanthus kombe）等數種非洲藥用植物，歐洲製藥公司在二十世紀仍因其藥物性質而在商業上使用。[6]

歐洲對於亞洲藥用植物的研究，最初始於對東方香料的興趣。香料具有商業利益，但也引起歐洲植物學與醫學的好奇心。到了十八世紀，香料在歐洲藥師的藥方書占重要一席。[7]當時認為香料與加了香料的食物具有寶貴的醫療功效，可充當消化劑、興奮劑，或是治療熱病、頭痛和腹絞痛。因此歐洲商人搜尋爪哇班譚（Bantam）和印度默蘇利珀德姆的香料市場，而加斯帕爾・博安（Caspar Bauhine，義大利醫師與植物學家）、普羅斯柏・阿皮尼納斯（Prosper Alpinus）以及雅克伯斯・布列尼爾斯（Jacobus Breynius）等歐洲自然學者與醫師，則在印度搜尋具有醫藥價值的植物與草藥。[8]歐洲醫師則投資商人與外科醫師組成的網絡，從事蒐集亞洲香料事業。來自倫敦的著名醫師亨利・綴伯・史迪爾（Henry Draper Steel，一七五六—一八一八），對於前往亞洲的旅行者該如何辨識與購買香料和藥物以及如何運回歐洲，提出了詳細的指示。[9]在倫敦營業的藥師佩蒂佛發展出亞洲香料貿易的網絡，以蒐集醫藥樣本。[10]歐洲自然學者開始在東方誘人的海岸、森林、港埠與市集探索植物。香料群島以及印度的馬拉巴海岸與柯羅曼德海岸的藥用植物，透過葡萄牙人與荷蘭人的探索而在歐洲廣為人知。

在歐洲人當中，葡萄牙人率先在亞洲展開植物學與醫學研究。賈西亞・多達（Garcia D'Orta，一四七九—一五七二）這位里斯本醫師與教授在一五三四年旅行到印度，並在那裡定居直到過世。葡萄牙當局將孟買島（the island of Bombay）永久租借給多達。他在那裡研究印度的植物與藥物，並於一五六三年寫出《藥材與藥品的對話》（*Colóquios dos simples e drogas he cousas medicinais da India*）。此書在全歐洲受到歡迎，並且翻譯成拉丁文與其他歐洲語文。這是現代歐洲第一本提供印度疾病與藥物一手知識的巨作。

十六世紀另一位前往亞洲的葡萄牙旅行家與醫師是阿科斯塔（Cristobal Acosta，一五一四—一五九四）。他的興趣是自然史、藥學與植物學，也是一位研究印度藥用植物藥學用途的歐洲先鋒。阿科斯塔是最早的探險家之一。他在一五五〇年左右以士兵的身分前往亞洲，造訪了波斯、印度與馬來亞，或許也去過中國。阿科斯塔在一五六九年獲聘為印度的葡萄牙殖民地柯欽（Cochin）的皇家醫院醫師，也在印度遇見多達。接下來的幾年，他在印度不同地方蒐集植物標本。阿科斯塔在一五七二年任期結束後回到里斯本，之後於一五七六年至一五八七年間於葡萄牙行醫，並獲聘為布爾加斯（Burgas）的市醫。在其醫療生涯中，阿科斯塔引進了由印度及亞洲其他地方蒐集的草藥與藥物。他在《論東印度的藥品與藥物》（*Tractado de las drogas y medicinas de las Indias Orientales*，一五七八）這本書中，記錄亞洲藥用植物的知識，這是歐洲第一本對亞洲藥物進行有系統觀察的著作，廣為翻譯成不同的歐洲語言。[11]

到了十七世紀，殖民領地擴張，歐洲自然史研究多樣化並且成為大學課程的一部分。除了來自西班牙與葡萄牙的學者，荷蘭、英國與法國的學者也都參與對東方香料與藥用植物的研究。[12]荷蘭東印度公司在一六〇二年成立，快速地瓦解葡萄牙在印度洋的力量，取得對東印度香料貿易的壟斷。荷蘭經濟在十七世紀因為東印度香料貿易而欣欣向榮，蒸蒸而上的繁榮反映在這段期間荷蘭人寫出許多關於亞洲自然史的作品。繼葡萄牙人之後，荷蘭人對亞洲的植物學與醫學出現積極的興趣。

從事香料貿易與一般商業活動，使得荷蘭的自然史學者和科學家能夠發展出觀察、積累、描繪與客觀的工具，這些都是十七世紀晚期自然史的特色。伴隨著商業的擴展，自然史成為荷蘭大學重要的課題，植物園在荷蘭欣欣向榮，藥房與私人蒐藏的異國物品數量大增。這使得荷蘭興起以客觀觀點看待自然的新哲學。[13]在自然史與商業匯聚的時代，荷蘭醫師、自然學者與藥師高度渴求亞洲的香料與藥用植物。因此在十八世紀的荷蘭共和國，香料與藥用植物成為藥師的藥方書之基礎。[14]荷蘭醫師相信香料以及加了香料的食物深具療效價值，可充當助消化劑、刺激劑、治療熱病與腹部絞痛以及治療胃脹氣的藥物（carminatives）。在十七世紀與十八世紀早期，亞洲植物交易一直是荷蘭醫學的基石。

印度馬拉巴海岸的荷蘭行政官亨利．凡瑞德（Henry van Rheede）在一六七八年系統地編纂十二卷印度植物學文獻，這套以凡瑞德的親身觀察以及當地專家的意見和協助為基礎的鉅著，標題是《印度馬拉巴植物誌》（*Hortus Indicus Malabaricus*）。[15]凡瑞德列出了這些植物的拉丁文、馬拉巴語、阿拉伯文與梵文的名稱，並且翻譯當地醫者的證詞。這部作品成為接下來數世紀在印度工作的植物學家最重要的參考。

另一部重要的荷蘭作品是保羅・赫爾曼（Paul Hermann，一六四六—一六九五）關於錫蘭的植物學著作。在荷蘭東印度公司的資助下，他花了七年（一六七〇—一六七七）探索這個島嶼。英國植物學者威廉・雪拉德（William Sherard，一六五九—一七二八）取得赫爾曼的筆記並加以編輯，出版了一本以《錫蘭博物誌》（*Musaeun Zeylanicum*，一七一七）為標題的目錄。赫爾曼蒐集的錫蘭植物流傳到歐洲各地，丹麥皇家藥師奧古斯特・根特（August Günther）收藏了其中一部分。根特把它們借給瑞典生物學家林奈（Carl Linnaeus，一七〇七—一七七八），林奈仔細研究這些植物並且納入他的新分類系統。赫爾曼的收藏當中有許多是林奈首次見到的植物，因此林奈覺得有必要另外為錫蘭的植物編纂一書，標題為《錫蘭植物相》（*Flora Zeylanica*，一七四七）。尼可萊・柏曼尼（Nicolai Laurentti Burmanni）在一七六八年出版的《印度植物相》（*Flora Indica*），是繼凡瑞德與赫爾曼的著作之後，關於南亞植物最重要的荷蘭著作。[16]尼可萊受到林奈啟發而根據新的分類法來分類印度的植物。他的父親約翰・柏曼尼（John Burmanni）是阿姆斯特丹的植物學教授，父親所蒐集的植物成為尼可萊研究的基礎。約翰也收藏了赫爾曼部分的採集。葡萄牙人與荷蘭人開啟了對亞洲植物相與藥用植物的探索與研究。到了十八世紀中葉，這些研究在歐洲自然史傳統中已根深蒂固，整合進新的分類架構，從此成為歐洲醫學訓練、醫療與藥方的一部分。

在十八世紀中期，隨著香料貿易的相對衰退，荷蘭的霸權開始衰弱。荷蘭東印度公司在一七九九年破產。英國人從十八世紀中葉開始於印度取得殖民獨霸地位；不論就貿易或植物學研究而言，英國人都是新來者。威廉・羅克斯堡（William Roxburgh）過世後，他的《印度植物相》（*Flora Indica*）在一八三二年出版，是英國人在這個領域第一本重要著作。羅克斯堡的工作地點是東方的柯羅曼德海岸，當地的藥物與香料也有其吸引力。

在世界的另一端，西班牙人揭露了美洲龐大的自然資源。從哥倫布抵達美洲開始，西班牙人和當地的泰諾人（Tainos）就有所互動而取得關於植物、藥物和醫療的知識——泰諾人是原本居住於大安地列斯群島（Great Antilles）與巴哈馬（Bahamas）、但現在已經滅絕的阿拉瓦克人（Arawakan）的一支。然而美洲的人口快速減少，也意謂到了十六世紀末西班牙人成了美洲植物與藥物的權威。在十七世紀初之前，西班牙人支配大西洋的藥物貿易。關於美洲植物的早期西班牙文著作之一，是西班牙醫師與植物學家尼古拉斯・蒙納德斯（Nicolas Monardes，一四九三—一五八八）在一五七七年出版的專書《來自新發現世界的好消息》（*Joyfull Newes out of the Newe Founde Worlde*）。此書成為十七世紀與十八世紀歐洲醫師與自然學者有關美洲疾病及其療法的標準文獻。雖然西班牙醫師透過和美洲原住民醫師互動來認識美洲的植物，但是拒絕美洲原住民將植物入藥的魔法宗教脈絡。西班牙醫師偏好自己的蓋倫體液學說傳統，以此定位新取得的美洲植物與醫藥。[17]

在麥哲倫的航行之後，西班牙人打通了印度洋和大西洋，也把阿勃勒（*Cassia fistula*）

等亞洲藥用植物引進西印度群島，[18]其它植物也透過西班牙人與葡萄牙人的網絡而往來於不同地區。源自於南美洲的吐根在東印度有一段有趣的歷史。吐根這個名字原本是圖皮—瓜拉尼族（Tupi-Guarani）用來指稱在巴西發現的一種茜草科（Rubiaceae family）植物，吐根在十七世紀專指幾種根部具有催吐作用的植物。在印度錫蘭發現了幾種不同的吐根，在當地充當催吐劑，例如孟加拉生產的白吐根（*Cynanchum loevigatum*），以及錫蘭所生產的白吐根（*Cynanchum tomentosum*）與黑吐根（*Polygala glandulose*）。[19]

我們之前談到的法國博物學者艾奎梅林，起先是由法國西印度公司雇用派遣到海龜群島。他後來離開法國公司獨立工作並加入海盜。艾奎梅林對加勒比海群島進行數次探險，得知了癒瘡木（guaiacum、*Lignum sanctum*）、厚桂皮（*Cassia lignea aloes*）以及沉香（*Lignum aloes*）等加勒比海與南美的原生植物。

植物與治療的知識透過這些網絡而在世界上轉移，常是從西印度群島到東印度，反之亦然。南非的好望角位於東方與西方貿易路線交接的戰略地點，由於這類交易而變得很重要。荷蘭人從一六九〇年代開始涉入開普敦，當地對植物學的興趣隨之發展。荷蘭人重視開普敦的經營，作為印度洋貿易的補給基地，並在當地投資發展一座植物園，種植來自錫蘭與東南亞的植物。[20]到了十八世紀末期，開普敦及其植物園以其豐富的植物收藏而在英國植物學家圈子裡聲名卓著。[21]

透過這些橫跨印度洋與大西洋的探險與網絡，西班牙商人與藥師發展出將新世界藥物出口到舊世界的蓬勃產業。蒙納德斯宣稱：「這項產物〔阿勃勒〕不只提供給西班牙，而是整個歐洲，甚至幾乎是整個世界。」[22]

就殖民植物學史以及藥用植物全球貿易的濫觴而言，歐洲發現金雞納樹是個關鍵，也反映了殖民植物探勘的特性。金雞納樹生長於南美洲某些地方，尤其是祕魯，其樹皮是十七、十八世紀最重要的藥物之一，是用來對付各種間歇熱與回歸熱（intermittent and remittent fevers）的主要藥物。金雞納究竟在多大程度上真的是西班牙人「發現」的，這點還有爭論。根據某些史料，「金雞納」這個名字源自於祕魯總督金瓊（Chinchon）伯爵的夫人，一位當地醫師在一六三八年用金雞納樹的樹皮治癒了她的熱病。據稱金瓊伯爵夫人接著在一六四〇年將金雞納樹皮引進歐洲醫學，此事甚至早於植物學家對此一植物的辨識與命名。另一個說法是，十七世紀有位奧斯定會（the Austinian Order）僧侶注意到金雞納樹皮的醫療性質。其療效似乎是當地人告訴這位僧侶的，他寫道：「在洛沙（Loxa）的鄉下長著一種當地人稱為『熱病樹』（the fever tree）的樹木，其樹皮…可治療熱病與間日瘧（tertiana），在利馬帶來奇蹟般的效果。」[23]由於這個樹皮是由耶穌會士從南美帶回並在西班牙加以推廣，因此被稱為「耶穌會樹皮」（Jesuit's bark）。英國在一六五八年首度出現銷售金雞納樹的廣告，並且在一六七七年納入倫敦藥典（London Pharmacopoeia）。

然而，在十九世紀將金雞納樹苗從祕魯帶到印度的英國植物學者克萊門茨・馬卡姆（Clements R. Markham）宣稱，美洲原住民並不清楚此種樹皮的醫療好處，「對此也不重視」。[24]此外，金雞納樹皮治療上特別有效的是瘧疾，但是這個疾病在西班牙人到來之前是否已經存在於新大陸，這點也一直有爭議。[25]不論金雞納是否真的是歐洲人所發現，它很快就成為重要而受歡迎的藥物，用來對抗各種熱病。西班牙人壟斷了金雞納樹及其樹皮，在十七世紀發展出供應金雞納給歐洲藥師的高利潤貿易。

歐洲人不以蒐集與交易熱帶植物自滿，他們還想大規模種植以取得更大的商業利益。雖然西班牙人與葡萄牙人在十七世紀率先於美洲進行煙草、咖啡與蔗糖的大規模種植，但從十七世紀下半開始，英國、荷蘭與法國對美洲與西印度群島的殖民，使得巨大的農場開始種植熱帶植物。大農場體系（the plantation system）是一種新而獨特的農業系統，需要關於熱帶環境、土壤、各種不同植物品種的詳細知識，以及秩序良好的勞動力。大農場的經驗在歐洲牽引了自然史與商業農業之間的新連結。從十八世紀早期開始，法國的自然學者與藥用植物學者連結上全球貿易網路與大農場殖民地，對視為有用的植物物種、品種和產量進行探索。[26]

十八世紀法國人在西印度群島建立起蔗糖與咖啡的大農場，農業部的秘書尼可拉斯—路易・布爾喬瓦（Nicolas-Louis Bourgeois）奉派到新取得的聖多米尼克，他在當地研究加勒比海的醫療傳統，並且相信這些傳統反映了美洲原住民與西非傳統的融合。其他的法國植物學家也研究並蒐集西印度群島的藥用植物。法國植物學者迪柯提茲（Michel Etinne Descourtilz）前往聖多米尼克編纂當地藥用植物手冊，他認為其中有些植物，像是紅樹屬植物（Rhizophore）的樹皮，可以代替金雞納。迪柯提茲也記錄了加勒比海的奴隸治療者使用草藥茶來減少疼痛與發燒，特別是「臭豆」（stinking peas，*Cassia occidentalis*）熬出來的汁。迪柯提茲記錄下好幾種退燒的草藥茶，像是由鳳凰木（*Poincillade*）或苦木（*Quassia amara*）的花所做的茶。[27]

在牙買加的英國蔗糖農場，對藥用植物的探討也具有同樣的實用精神。早期的英國自然學者在當地研究可以在農場生長的植物，以作為奴隸的食物或引進歐洲的藥物。英國人在一六五五年占領該島之後，湯瑪斯·托希爾（Thomas Tothill）這位收藏家與該島的出納官（receiver-general）進行普查，搜尋這座島嶼出產的有用商品；並由印度引進中國菝葜（China roots）、阿勃勒以及在野地生長的羅望子（tamarind），相信這些植物可以是農場很好的藥物來源。漢斯·斯隆（Hans Sloane，一六六〇—一七五三）是十八世紀英國最卓著的自然史標本收藏者，他在一六八七年抵達牙買加。這個新占領的島嶼此時正由人煙稀少的西班牙航海據點，轉變為組織嚴密的蔗糖大農場。斯隆因此經驗了融合西班牙、美洲原住民與非洲的植物知識與治療傳統。他發現牙買加包含了「伊斯帕尼奧拉島」（Espanolia）、巴貝多以及其他美洲島嶼大多數的自然產品，也有許多是來自於幾內亞與東印度。」[28]斯隆在描述甜椒（pimento）或者所謂的牙買加辣椒樹（Jamaican Pepper-tree）時，引用好幾種西班牙資料來源，像是巴里歐斯（John de Barrios）以及優利亞（Franciscus Uria）的著作。[29]他注意到西班牙的歷史學者赫南德茲（Francisco Hernández）在為這些植物命名時，採用了美洲原住民的名稱。[30]斯隆也從西班牙人離開後在島上自由生活的非洲奴隸那裡蒐集藥方，這些都發表在他兩卷本的《旅程》（*Voyages*）。[31]他觀察原本生活在這個島嶼或是後來移居到此的不同種族，如加勒比人（Caribs）、西班牙人與非洲人等，如何將不同的藥用植物帶到島上。斯隆也在農場上辨識出各種藥用植物。另外一位英國外科醫師湯森（James Thomson）列出牙買加可以取得的藥用植物，建議每個莊園都應種植並應用於當地醫療。這些植物包括蘆薈、巨朱蕉（the cabbage tree）、苦木（bitterwood）、辣椒（capsicum peppers）、葛根（arrowroot）。[32]

傳教士與藥用植物學

除了植物學家以及外科醫師，傳教士是另一群在殖民地探索並蒐集藥用植物的人。植物在早期的殖民地傳教生活中相當重要，這不只是因為其醫療潛力，也包括靈性的目的。基督教傳教士將自然視為上帝的作品，因此，隨著殖民探險而鮮明呈現眼前的自然世界繽紛多樣，傳教士開始研究自然世界和自然法則，讓探索神聖創造的眼界為之一開。這股想要發現亞洲與美洲「罕見而奇妙的」自然產物的衝動，驅動了西班牙與葡萄牙的耶穌會傳教士。為因應殖民探索而在一五三四年成立的耶穌會，自十六世紀以來在歐洲、亞洲、非洲與美洲將知識與宗教進行重要的連結。耶穌會士前往舊世界與新世界，探索植物、人群與地方。對大自然進行蒐集、改良、種植與分類的自然史，具有強烈的福音意涵。[33]耶穌會士對植物學和本草學，以及天文學、製圖學、地理學和自然史有重要貢獻。

西班牙與葡萄牙的傳教士緊追著探險家與殖民者的腳步，在美洲與亞洲定居下來。除了觀察自然之外，他們也研究當地醫療以及原住民如何使用當地植物，他們和原住民經常產生密切的聯繫。[34]打從十六世紀開始，耶穌會士就是最早研究熱帶的傳教士。[35]

美洲與西印度群島的傳教士將傳福音與研究當地植物相結合。那裡的傳教士涉入一些醫療活動：從美國南方的森林蒐集藥用植物，利用醫藥來吸引奴隸與美洲原住民信仰基督教，乃至於販售歐洲藥品。傳教士建立起跨大西洋的植物標本長程交換網絡。在十八世紀與十九世紀，他們將小心備製的植物學標本越洋寄給倫敦的班克斯（Joseph Banks）和英格蘭其他的蒐集者，以及北歐尤其是德國哈雷（Halle）的贊助者。[36]摩拉維亞弟兄會（Moravian）傳教士奧登多普（Christian Oldendorp）從加勒比海島嶼聖湯瑪斯（St. Thomas）與聖克羅伊（St. Croix）將數種植物帶到歐洲。另一方面，虔信派（Pietist）的傳教士在北美洲，將歐洲藥物製品賣給當地的白人屯墾社群。[37]

與此同時，在接觸了美洲原住民和非洲人的宗教與治療傳統之後，基督教與傳教醫療也出現了轉變。[38]基督教傳教士將美洲原住民「巫醫」（medicine men）視為傳教最大的阻礙。傳教士在秘魯的利馬跟當地納瓦族（Nahua）醫者發生衝突，因為傳教士試圖將古老的宗教信仰連根拔除，而原住民醫者則是這類信仰的來源。[39]在此同時，傳教士積極吸收當地醫療；在美洲原住民的宗教與治療傳統中，醫療帶有強烈的靈性意涵。改信基督教的社群仍保有其古老的儀式。為了要使用當地藥物與醫學來治療當地社群，傳教士融合醫療與當地的儀式及治療傳統。在這樣的過程中，南美的基督教與殖民醫學融入了美洲原住民的習俗與儀式。透過融匯安地斯山脈的玄秘作法與基督教的價值觀，西班牙人在十六世紀與十七世紀採用了秘魯的牛黃結石（bezoar stones）。[40]「牛黃」這個字是透過阿拉伯人的關係而進入西班牙語彙，出自於阿拉伯字（bezoar），意謂著解藥或解毒劑。

在西印度群島的大農場，新教傳教士向奴隸宣教，將治療病人視為其醫療與傳教職責的一部分。在宗教改革之後，新教教會逐漸開始派遣醫師到殖民地擔任醫療傳教士。[41]從一七六〇年到一八三五年間，傳教士在牙買加西部的美索不達米亞蔗糖莊園（Mesopotamia sugar estate）經營傳教站。莊園主巴蘭（Joseph Foster Barham）勸傳教士在他的農場定居。[42]新教傳教士也定居於西印度群島的聖湯瑪斯、安地瓜島和巴貝多等丹麥殖民地。摩拉維亞教會的施潘根貝爾格（Augustus Gottlieb Spangenberg，一七〇四—一七九二）仔細寫下讓農場奴隸改信基督教的方法與理想。[43]在位階結構森嚴的大農場體系向奴隸宣揚基督教與救贖，常會遭遇到困難。其中一大困難，是屯墾者與商人害怕奴隸最終會要求更多的自由，而干擾其商業利益。因此施潘根貝爾格極力主張在向奴隸傳教時，必須依循一套獨特的原則。他訓令傳教士不可以干擾商業或農場事務；他們要教導奴隸「有人為主，有人為奴，此非偶然，乃上帝旨意」，因此必須依循上帝的道路追求內在的救贖。[44]

摩拉維亞傳教士在格陵蘭（Greenland）與西印度群島建立的植物園，其植物與藥物可以滿足不同的傳教目的，包括餵養與治療奴隸以及向他們宣講聖經的訊息。[45]餵養與治療在農場從事艱苦勞動的奴隸，是基督教傳教的核心工作。在談論上帝及其創造時，傳教士也經常會提到他們的花園或是屯墾地周遭的植物。

對奴隸而言，在農場這個由利益所驅動而充滿人類苦難的世界，宗教，尤其是基督教的慈善與醫療，經常是救贖、照護與治療的唯一來源。另一方面，醫療成為讓基督教得以在西印度群島與美洲的美洲原住民與非洲人當中站穩腳跟的重要模式。

隨著葡萄牙人在印度建立起殖民聚落，葡萄牙耶穌會士成為最早到來的歐洲傳教士。[46]聖約瑟的加爾默羅會（St Joseph's Carmelite）的馬太神父（Father Mathew）透過自己的觀察以及當地醫師的建議與協助，幫助凡瑞德編纂《印度馬拉巴植物誌》。[47]印度的法國耶穌會傳教士巴彭神父（Father Papin），撰寫關於當地社群之藥物、植物與醫療的稿件並寄到巴黎。[48]

虔信派與摩拉維亞弟兄會等新教傳教士，繼耶穌會士之後於十八世紀來到印度。丹麥人將第一個新教傳教團體哈雷宣教團（Danish-Halle Mission）帶到印度柯羅曼德海岸的特蘭奎巴（Tranquebar）。來自哈雷大學虔信派傳統的德國路德派傳教士齊根巴格（Bartholomäus Ziegenbalg，1683-1719）與普魯特蕭（Heinrich Plütschau，一六七八－一七四七），在一七〇六年由海上抵達丹麥在特蘭奎巴的聚落。他們正式的名稱是皇家丹麥哈雷宣教團（Royal Danish-Halle Mission）的路德派傳教士，也被稱為特蘭奎巴傳教士。

摩拉維亞弟兄會在一七五九年抵達印度而和虔信派會合。在特蘭奎巴以及尼科巴群島（the Nicobar islands），丹麥國王提供免租稅的土地供他們耕作和建立植物園。[49]摩拉維亞弟兄會傳教士購買土地耕作以維持生活。[50]這增進了他們對當地植物的知識，也使他們更接近地方社群。

齊根巴格和普魯特蕭等早期新教傳教士和當地人建立起關係，並將這當作是他們宗教職責的一部分，但同時也是出自對當地習俗的好奇心。他們研究印度的文化、實作、語言與文獻，也在傳教站的花園探索並種植當地的草藥。傳教士寫日誌並規律地將之寄回歐洲。這些日誌以及他們的書信和私人通訊，描述了印度人的節慶、廟宇、藝術與手工藝、音樂、傳奇、儀式、人們常罹患的疾病以及用來治療這些疾病的藥物，促成對當地醫療資訊的詳盡蒐集。特蘭奎巴宣教團的古郎德勒（Johan Ernst Gründler）一生研究坦米爾（Tamil）醫學文獻與文化。為了有更深入的了解，他在一七一〇年離開特蘭奎巴，定居於附近的村莊波瑞亞（Poreiar），並開始採用當地人的衣著與飲食。古郎德勒從當地人取得許多寫在捆起來的棕櫚樹葉上的醫學文獻，其中記載著各種疾病、醫藥與草藥的資訊，這些都收錄於古郎德勒的《馬拉巴醫藥》（*Malabar Medicus*）。

另一位新教傳教士普魯特蕭則記載印度的醫療工作者如何「搜尋自然的祕密」，以及他們的醫療技巧如何讓歐洲的醫師吃驚：「我們在歐洲的醫師會對馬拉巴當地醫師的表現感到驚奇」。[51]傳教士海恩（Benjamin Heyne）在翻譯坦米爾醫學文獻的過程中，開始欣賞印度的醫學傳統：「不該把印度人的醫學著作當成是智慧的奇蹟產物，但也不該視之為胡說八道的集結。」[52]傳教士廣泛接觸當地語言與文化特色，這與他們對印度藥用植物文獻學與植物學的興趣關係密切。在特蘭奎巴的丹麥傳教士學習坦米爾語，以便更加親近其工作對象。在這樣的過程中，他們也研究當地的醫療文獻並將之翻譯為德文。

他們和附近馬德拉斯屯墾區的英國外科醫師與植物學家分享對印度藥用植物的追尋。特蘭奎巴的植物園是由丹麥聚落的傳教士羅特勒（John Peter Rottler）負責照顧。在一七九九年到一八〇〇年間，他數度從特蘭奎巴與馬德拉斯出發，展開植物標本蒐集之旅。他把這些標本寄到倫敦以及馬德拉斯的東印度公司外科醫師那裡，[53]其收藏又被分送到邱園與利物浦。一套標題為《馬拉巴植物誌》（*Plantae Malabaricae*）、多達十二卷的植物標本集從印度寄出，後來發現保存在哥廷根大學（University of Göttingen）的植物分類學系。這套植物標本原本是馮雨果（August Johann Von Hugo，一六八六—一七六〇）規模更為龐大的植物標本收藏的一部分，而哥廷根大學則在一七六四年取得馮雨果的收藏。這套標本其實是馮雨果醫師在一七三二到一七三三年間請求特蘭奎巴的傳教士所蒐集，內容有植物的坦米爾名稱和德文的評論。[54]傳教士各類的藥用植物學收藏，就以這種方式整合進歐洲的醫學與自然史。

傳教士為這段殖民主義、植物與醫學的歷史增添一個新的面向。當時歐洲的自然史研究與醫療變得愈來愈是世俗的工作（亦即以觀察與經驗主義為基礎，而遠離了靈性、玄學與宗教並且和其他社會的醫療宗教做法發生衝突），歐洲傳教士在探討自然與治療技藝時卻保留甚至重新振興基督教靈性。這使得他們能與合作的社群有更密切的接觸和更深的洞見。這點突顯出除了殖民戰爭以及為了商業目的對自然資源進行剝削之外，殖民主義還有不同的面向。另一方面，這也有助於基督教與歐洲醫學在殖民地的傳播，在美洲尤其如此。這點持續到十八世紀之後。正如本書第七章所述，在十九世紀晚期無論是將西方醫學引進殖民非洲，或是蒐集關於非洲植物及其醫藥用途的資訊，都是由傳教士打先鋒。他們在從事這種工作時，經常從十七世紀與十八世紀早期殖民地傳教士的活動與經驗獲得啟發。就醫學史而言，傳教士鋪下了另一條道路，讓來自殖民地的藥用植物與醫療進入歐洲醫療與醫學文獻。

這段故事還有最後一段插曲有待探討：現代醫學如何吸收這些多樣的文化以及醫學與植物學的觀念。這些來自遠方的植物如何進入歐洲的藥典與醫學？

從殖民植物到現代藥物

透過在西方與東方的殖民地，對植物進行蒐集、記錄與使用等各項實作，現代醫學萌生了。從殖民藥用植物學轉變為現代醫學涉及兩個過程。首先是將這些植物放入新的分類秩序，這導致現代本草學（*materia medica*）的出現。本草學是有關醫療所使用之各種物質的知識。另一個過程則是現代藥物與製劑的出現。最後這一節將簡短地檢視殖民植物學的歷史是如何連接到現代藥物的歷史。

隨著歐洲的藥房在十七世紀與十八世紀成為異國藥物的交換中心與知識中心，皇家內科醫師院及歐洲其他類似組織的醫師面臨失去醫學知識專家權威的可能，特別是有關來自東方與新世界而出現在歐洲的各種藥物的知識權威。他們的因應方式是開始從事蒐集、研究與分類異國藥用植物與品項的龐大事業。如早前所解釋，對植物的蒐集與觀察成為十八世紀歐洲自然史的標誌。[55]從觀察與蒐集衍伸出對植物學標本建立秩序與登錄的需求。歐洲自然學者研究從世界各地寄來的植物，他們也感受到有必要為這些植物指定一套既有用又是自己所熟悉的新分類形式或秩序。

對自然世界加以分類與建立秩序是個複雜的歷史過程，這歷程在歐洲與殖民地同時發生。在殖民地將植物編入歐洲的體系，涉及到研究當地植物、醫療與文本的自然學者、傳教士與外科醫師。當他們將之編入文本時，同時也把現代歐洲植物學的觀念與原則帶到當地知識之中。對殖民地大自然的探討和蒐集，在歐洲標示著大發現的年代（the Age of Discovery）的肇始。過去認為這是自然界知識的大開拓，如今歷史學者挑戰了這種浪漫觀點。歷史學者現在主張，在殖民地對植物的登錄與分類不只是為了知識上的興趣，也有助於將這些植物納入殖民經濟。歷史學者也認為歐洲的分類與編纂是在為熱帶自然建立整體「秩序」，這不只有助於剝削其資源，同時也改變了殖民地的生態與地理。[56]

施賓格描述了十八世紀環繞著這些植物所發展出來的歐洲語言學傳統，此一「語言學帝國主義」(linguistic imperialism）屬於歐洲編纂殖民地植物的帝國大計。[57]布洛克威（Lucille Brockway）指出，殖民地的植物探勘關係到將咖啡、可可、瀉根、吐根與金雞納樹皮等植物當作商業作物加以剝削。[58]施賓格與克勞蒂亞・史旺（Claudia Swan）指出，殖民地植物科學的發展與歐洲的商業利益、領土擴張與國家政治有密切關聯。[59]這經常導致拒絕使用當地的名稱，而強行加諸歐洲式的命名法與分類。[60]

然而正如我們所看到的，殖民地植物學分類的背後還有其它的動機。傳教士與外科醫師抱著浪漫情懷，在靈性上著迷於東方與美洲的自然與文化，因此對植物及草藥進行研究與分類。有關熱帶植物的西班牙文、德文、法文與英文著作，最早是由傳教士與植物學家寫出。安斯利（Whitelaw Ainslie）這類的英國外科醫師開始以英文來記錄印度的藥用植物，他的《印度斯坦本草學》（*Materia Medica of Hindoostan*），編纂了從當地市場蒐集來的各種醫藥樣本，並且以古梵文文獻與坦米爾文獻來檢證其名稱與用途，最後再整合進歐洲的林奈分類秩序中。[61]

植物的分類與命名在歐洲產生了一個雙重的旅程：對植物的自然史研究呼應了它們在古代與古典文獻中的確證。[62]到了十七世紀，歐洲的自然學者和哲學家已經蒐集大量由古希臘文獻翻譯而來的拉丁文獻，視之為自然知識的基礎。歐洲植物學者在殖民地探索與發現新的植物的同時，也持續回到這些文獻來辨識異國或罕見植物的來源與用途。

從十七世紀開始，哲學推理以及歐洲自然史內部的改變，影響了殖民地植物在歐洲醫療的運用。自然史在這段時期從哲學推理轉變為對自然的客觀調查。[63]對自然的客觀觀察帶來了經驗主義，意謂著此後知識不只是由哲學論辯來取得，也透過對自然的研究與視覺觀察來取得。推動此一經驗主義的信念認為應該對全球大自然進行觀察，並以普世的範疇加以分類，這使得這種經驗主義具有全球性質。

新成立的倫敦皇家學會（Royal Society of London）為了達成經驗主義與觀察的目的，第一任秘書奧爾登伯格（Henry Oldenburg）發展出全球通訊網絡。奧爾登伯格創作一系列精密的問卷，並盡其所能地寄到歐洲船隻航行所及的世界各地。當歐洲醫學牢牢地以此種經驗主義為基礎，探索美洲、亞洲以及非洲部分地區的自然世界，這也就成為歐洲醫學擴張的重要關鍵。歐洲的植物學者與醫師對新世界與亞洲的植物變得愈來愈有興趣，他們的著作也反映了在全球尺度上對植物進行觀察與分類的趨勢。新植物學知識的全球規模傳播與文本化，其範例包括莫里森（Robert Morrison）的《牛津寰宇植物史》（*Plantarum Historiae Universalis Oxoniensis*，一六八〇）以及尼西米・格魯（Nehemiah Grew）的《植物解剖學》（*Anatomy of Plants*，一六八二）。英國自然學者約翰・雷（John Ray）在一六八六年以三大卷的《植物史》（*Historia Plantarum*）摘述全世界的植物相。斯隆以及佩蒂佛等醫師與藥師也為了藥用植物的新發現，而發展出全球網絡並且在公共博物館與植物園中加以分類與展示。[64]在十八世紀中葉，瑞典植物學家林奈（Carl Linnaeus）利用進入歐洲的大量植物學蒐藏為基礎，發展出一套新的分類學系統。他對植物的分類並非依據其俗名或是地理與文化的起源，甚至也不是根據它們的用途，而是根據花朵雄性與雌性部位的數目與排列。

由於植物學家與外科醫師仍舊依靠視覺觀察來區分不同物種，使得不同種類植物的起源與其真正性質之間仍舊有所混淆。有好幾種類型的植物、種子與樹皮，在抵達歐洲時已經處於損壞的狀態，這使得視覺辨識很困難，甚至不可能。到了十八世紀末，歐洲出現了一種新的分類學方式和實驗室傳統。這是十八世紀更為廣大的科學變化的一部分，由法國的拉瓦錫（Antoine Lavoisier）所開啟，以辨識物質的化學元素為基礎，而以「化學革命」之名為人所知。他的研究有兩個部分：語言的使用，以及在實驗室進行實驗來界定物質的根本構成。以此為基礎，拉瓦錫發展出一種新的化學分類法，以及一種對所有元素與化合物的全新了解。透過一套新的語言以及實驗室實驗，他試圖重新界定物質的有效構成。追隨拉瓦錫的方法，就是要以化學成分來了解植物的醫藥萃取物。為了命名物質組成當中的化學元素，拉瓦錫進行了分類學實驗，同時間針對植物與其他物質的實驗室實驗跟著發展，目的是追尋植物的「有效質素」（active principles）。這促成一八〇〇年代早期，主要的熱帶異國藥用植物的關鍵醫療成分的發現與命名，像是來自鴉片的嗎啡（一八〇四）、來自吐根的吐根鹼（emetine，一八一七／一八一八）、來自番木鱉（*Strychnos nux-vomica*）的番木鱉鹼（strychnine，一八一九）、來自金雞納樹的奎寧（一八二〇）、來自咖啡的咖啡因（一八二〇）以及來自菸草的尼古丁（一八二八）。

在實驗室搜尋物質要素的歷史中，奎寧發現的過程占有重要的一席之地，因為這使得以草藥為基礎的醫藥轉變為現代製劑。雖然到了十八世紀中期，金雞納樹皮已經成為歐洲關鍵的醫療物質，使用於各種熱病，但歐洲醫師與植物學者仍經常不太確定此種樹皮的真正性質。許多定居歐洲的醫師與植物學者從未見過金雞納樹。金雞納屬（genus）包含超過三十個種（species），以分散的團塊方式生長在哥倫比亞、厄瓜多、祕魯與玻利維亞的森林中，其顏色以及含有的鹼基有很大的差異。此外，對金雞納的強烈需求讓某些不檢點的商人試圖從中牟利，經常將尋常樹皮寄回歐洲市場冒充金雞納樹皮。[65]在十八世紀進入日益擴張的歐洲醫療市場的許多藥用植物，也常見如此的魚目混珠。

以拉瓦錫的物質化學元素原則為基礎的化學研究，試圖解決某些這類的混淆問題。隨著金雞納樹皮在全歐洲的使用增加，藥師與化學家開始探討金雞納樹皮所含有效對抗間歇熱的特定成分。他們相信找出這樣的成分將會終結假樹皮的生意。因此在十八世紀晚期進行了可觀的努力，來辨識出樹皮中的「有效質素」。

此一新傳統主要在法國與德國的實驗室傳統中發展出來。一七七九年，法國科學家布奎（J. B. M. Bucquet）以及康奈特（C. M. Cornette）宣布成功地萃取出金雞納的「晶鹽」（essential salt）。[66]另外一位法國化學家福克瓦（Antoine François Fourcroy）在一七九〇年發現一種「著色的」（colouring）物質（一種樹脂式狀的物質，有著樹皮的典型顏色），有段時間福克瓦堅稱已經分離出有效成分。[67]

佩爾蒂埃（Pierre-Joseph Pelletier）和卡芳杜（Joseph-Bienaimé Caventou）這兩位法國化學家和藥劑師，在巴黎一間藥房後方的小實驗室工作，終於在一八二〇年發現奎寧正是金雞納樹皮的有效成分。他們在一八一七年到一八二〇年間從事一系列的實驗，萃取數種藥用植物的有效成分或是生物鹼（alkaloids）。佩爾蒂埃和卡方杜發現了吐根鹼、番木鱉鹼以及奎寧等有效成分，並且搜尋黑胡椒這類熱帶香料的生物鹼（piperine，胡椒鹼）。

將從世界遠方來到歐洲的植物標本的有效成分找出，有助於減少依賴那些經常販賣假藥的商人與藥師。此外，即便是真正的樹皮，其藥效也常存在著差異，萃取有效成分有助於將劑量標準化，以及在實驗室中製造含有有效成分的藥丸。十七與十八世紀的植物學是現代醫學出現的關鍵，在十九世紀扮演這角色的則是化學。新的化學分析也減少了稍早對於經驗主義以及「視覺展示」的依賴，而這原本是十七世紀與十八世紀自然史與醫學的基石。

發現藥用植物的有效成分，標示著法國、德國與英國以現代實驗室為基礎的大規模現代製藥工業的開端。從十九世紀中期開始，歐洲的實驗室與製藥工廠開始將這些有效成分製作成為藥物，然後將之出口到熱帶殖民地。

雖然發現有效的生物鹼標示著醫學史的新階段，但這並不意謂著對殖民地與熱帶植物之探索的終結。事實上，西方製藥工業的成長開啟了「殖民生物探勘」的新紀元。從一八五〇年代開始，殖民地的植物學家經常在歐洲製藥公司的支持下，尋找新的與已知的熱帶藥用植物，並建立其商業壟斷。接著這些植物被當成工業原料送到歐洲與美國，透過辨識與萃取其有效成分，將之轉化為現代藥物，然後再供應全球市場。

在此同時，從十八世紀末開始，歐洲與北美的醫師與科學家開啟了擁抱分類學與實驗室實驗的新科學。當時新出版的醫療文獻反映了這一點。愛丁堡皇家內科醫師院的醫師安德魯・鄧肯（Andrew Duncan Jr，一七七三－一八三二），在將拉瓦錫的新科學整合到新醫療文獻的過程中扮演了重要角色。他在一八〇三年出版《愛丁堡新藥典》（*Edinburgh New Dispensatory*），書中根據拉瓦錫引進的新化學命名法，將由殖民地以及世界其他地方引進到英國的不同藥用植物加以分類與綜合。鄧肯深受拉瓦錫以化學元素為基礎的分類法所影響，此一方法發展出對所有元素與化合物的全新理解。鄧肯採取新的命名法，取代之前藥房所使用的動植物材料的藥學名稱。

自然史與化學史如此結合，形塑了鄧肯對於來自帝國各地、數量龐大的醫學植物學資訊的分析。雖然新的化學命名法也是衍伸自稍早的殖民生物探勘以及植物學和語言學研究的傳統，鄧肯卻將之應用於這些植物所衍生的醫藥品項，以辨識其真正的化學元素。鄧肯相信：

> 如果接受此一通則，很自然地，結論會是醫學所使用的所有物質，其名稱都應該根據自然史與化學最受贊同的體系所採用對同一物質的命名；化合物的名稱應該盡可能

精確表達出其成分的性質。[68]

《愛丁堡新藥典》成為最重要而廣為流傳的藥典，以不同語言刊印許多版。這些新的文本、藥物與名稱導致歐洲醫學教育的新學科的出現。從十八世紀晚期開始，本草學成為歐洲醫學院一門獨特的醫學學科，有其專門的課程和大學教授職。在大學之外，它發展成一個專門的藥學學科，為藥理學與製藥學以及化學家與藥劑學家等專業的興起鋪路。[69]十九世紀歐洲或殖民地的醫學生就讀現代醫學院時，必須學習這種新的本草學，這是其醫學訓練的一部分。

結論

經由揭開亞洲、美洲與非洲的新自然世界，殖民主義轉變了歐洲醫學。植物是歐洲殖民主義的關鍵商品。歐洲殖民主義始於追尋異國的香料和熱帶植物，殖民主義的興旺則是建立在將植物從一個地區移植到其所控制的另一地區，以及在殖民地與英國本土發展植物園和建立大農場。歐洲植物學家與醫師在殖民主義初期進行各種不同形式的蒐集、觀察與編目，而取得對大自然的全球視野。像皇家學會這樣的機構，在十八世紀其實很全球化。

36

十七世紀以來這種對植物的關注投入，轉變了歐洲醫療。從十八世紀開始，植物的研究、分類與實驗成為歐洲醫學訓練重要的一部分。新的藥用植物進入歐洲醫學、出現新的藥學實作、產生新的藥典與醫學文獻。十九世紀經由實驗室研究發現數種異國植物的「有效」成分，從而帶來現代藥品。從此以後，熱帶藥用植物用來生產現代藥品，對異國藥用植物的搜尋也仍持續在亞洲、非洲與南美洲的熱帶森林中進行。

註釋

1 Dunn, *Sugar and Slaves*, p.279.

2 Wallis, 'Exotic Drugs and English Medicine'.

3 Porter Roy, Dorothy Porter, 'The Rise of the English Drugs Industry'.

4 同前註, p. 279.

5 Schiebinger, *Plants and Empire*, pp. 73-104.

6 Markku Hokkanen, 'Imperial Networks, Colonial Bioprospecting and Burroughs Wellcome & Co.: The Case of *Strophanthus Kombe* from Malawi (1859-1915)', *Social History of Medicine* (2012) doi: 10.1093/shm/hkr167.

7 A.M.G. Rutten, *Dutch Transatlantic Medicine Trade in the Eighteenth Century Under the Cover of the West India Company* (Rotterdam, 2000), p. 124.

8 [An Account of Some Books] *Philosophical Transactions*, 13 (1683), 100.

9 Henry Draper Steel, *Portable Instructions for Purchasing the Drugs and Spices of Asia and the East-Indies: Pointing out the Distinguishing Characteristics of Those That are genuine, and the Arts Practised in Their Adulteration* (London, 1779).

10 Petiver, 'An Account of Mr Sam. Brown, his Third Book of East India Plants'. See also Petiver, 'The Eighth Book of East India Plants, Sent from Fort St George to Mr James Petiver Apothecary, and F.R.S. with His Remarls on Them', *Philosophical Transactions*, 23 (1702-3), 1450-1460.

11 Jacob Seidi, 'The Relationship of Garcia de Orta's and Cristobal Acosta's Botanical Works', *Actes du VIIe Congress International d'Histoire des Sciences* (Paris, 1955), 56407.

12 H.J. Cook, *Trials of an Ordinary Doctor: Joannes Groenevelt in Seventeenth-Century London* (Baltimore, 1994).

13 H.J. Cook, *Matters of Exchange, Commerce, Medicine, and Science in the Dutch Golden Age* (New Haven, 2007).

14 Rutten, *Dutch Transatlantic Medicine*, p.124.

15 Henry van Rheede, *Hortus Malabaricus* (Amsterdam, 1678)

16 Nicolai Laurentii Burmanni, *Flora Indica: Cui Series Zoophytorum Indicorum, Necnon. Prodromus Florae Capensis* (Amsterdam, 1768).

17 Teresa Huguet-Termes, 'New World Materia Medica in Spanish Renaissance Medicine: From Scholarly Reception to Practical Impact', *Medical History*, 45 (2001), 359-76.

18 Julia F. Morton, 'Medicinal Plants - Old and New', *Bulletin of the Medical Library Association*, 56 (1968), 161-7, p. 162.

19 Andrew Duncan, *Supplement to the Edinburgh New Dispensatory* (Edinburgh, 1829), p. 57.

20 Richard Grove, *Green Imperialism: Colonial Expansion, Tropical Island Edens and the Origins Environmentalism, 1660-1800* (Cambridge, 1995), pp. 128-30.

21 Francis Masson, 'An Account of Three Journeys from the Cape Town into the Southern Parts of Africa; Undertaken for the Discovery of New Plants, Towards the Improvement of the Royal Botanical Gardens at Kew', *Philosophical Transactions*, 66 (1776), 268-317.

22 G.M. Longfield-Jones, 'Buccaneering Doctors', *Medical History*, 36 (1992), 187-206 pp. 194-5.

23 Quotes in Marie Louise de Ayala Duran-Reynals, *The Fever Bark Tree: The Pageant of Quinine* (New York, 1946), p. 24.

24 Clements R. Markham, *Peruvian Bark: A Popular Account of the Introduction of Cinchona Cultivation Into British India, 1860-1880* (London, 1880), p. 6.

25 馬卡姆(Markham)主張在西班牙人到來之前，美洲並沒有瘧疾，印加人的本草學沒有使用樹皮，同前註，p. 5。相同的觀點參見Norman Taylor, *Cinchona in Java: The Story of Quinine* (New York, 1945), p. 29。不同的觀點請參見Marie Louise de Ayala Duran-Reynals, *The Fever Bark Tree: The Pageant of Quinine* (NY, 1946), pp. 25-6。

26 Spary, 'Peaches which the Patriarchs Lacked', p. 15.

27 Marie-Cecile Thoral, 'Colonial Medical Encounters in the Nineteenth Century: The French Campaigns in Egypt, Saint Domingue and Algeria', *Social History of Medicine* (2012), hks020v1-hks020.

28 Sloane, *A Voyage to the Islands*, vol. i, pp. xvi-ii.

29 Sloane, 'A Description of the Pimienta or Jamaica Pepper-Tree, and of the Tree That Bears the Cortex Winter-anus', *Philosophical Transactions*, 16 (1686-1692), 462-8.

30 同前註，p. 465.

31 Sloane, *A Voyage to the Islands*, vol. i.

32 James Thomson, *Treatise on the Diseases of the Nigroes, as They Occur in the Island of Jamaica with Observations on the Country Remedies, Aikman Junior Jamaica* (Kingston, 1820), p. 167.

33 Sujit Sivasundaram, 'Natural History Spiritualized: Civilizing Islanders, Cultivating Breadfruit, and Collecting Souls', *History of Science*, 39 (2001), 417-43.

34 Ines G. Županov, *Missionary Tropics: The Catholic Frontier in India, 16th-17th Centuries* (Ann Arbor, 2005); M.N. Pearson, 'The Thin End of the Wedge. Medical Relativities as a Paradigm of Early Modern Indian-European Relations', *Modern Asian Studies*, 29 (1995), 141-70.

35 Steven J. Harris, 'Jesuit Scientific Activity in the Overseas Missions, 1540-1773', *Isis*, 96 (2005), 71-9.

36 J.L. Reveal, and J.S. Pringle, 'Taxonomic Botany and Floristics', in *Flora of North America North of Mexica*, 1 (1993), 157-92.

37 Renate Wilson, *Pious Traders in Medicine: A German Pharmaceutical Network in Eighteenth-Century North America* (Philadelphia, 2000).

38 關於美國原住民信仰和基督教間的互動，詳細的研究可參見Nicholas Griffiths and Fernando Cervantes (eds.), *Spiritual Encounters: Interactions Between Christianity and Native Religions in Colonial America* (Birmingham,

1999)。

39 Osvaldo Pardo, 'Contesting the Power to Heal: Angels, Demons and Plants in Colonial Mexico', in Griffiths and Cervantes (eds.), *Spiritual Encounters*, pp. 163-8.

40 Marcia Stephenson, 'From Marvelous Antidote to the Poison of Idolatry: The Transatlantic Role of Andean Bezoar Stones, During the Late Sixteenth and Early Seventeeth Century', *Hispanic American Historical Review*, 90 (2010), 3-39.

41 H. Glenn Boyd, 'A Brief History of Medical Missions', *Gospel Advocate*, 132 (1990), 14-15.

42 Richard S. Dunn, *Moravian Missionaries at Work in a Jamaican Slaves Community, 1754-1835* (Minneapolis, 1994), pp. 8-10.

43 August Gottlieb Spangenberg, *An Account of the Manner in Which the Protestant Church of the Unitas Brethren, Preach the Gospel, and Carry on their Missions Among the Heathen*. Translation, H. Trapp (London, 1788).

44 同前註，p. 42。

45 Michael T. Bravo, 'Mission Gardens: Natural History and Global Expansion, 1720-1820', in Schiebenger and Swan (eds.), *Colonial Botany: Science, Commerce, and Politics in the Early Modern World* (Philadelphia, 2005), pp. 49-65.

46 Ines G. Županov, *Missionary Tropics: The Catholic Frontier in India, 16th-17th Centuries* (Ann Arbor, 2005); M.N. Pearson, 'The Thin End of the Wedge. Medical Relativities as a Paradigm of Early Modern Indian-European Relations', *Modern Asian Studies*, 29 (1995), 141-70.

47 J. Heniger, *Hendrik Adriaan van Reede tot Drakenstein (1636-1691) and Hortus Malabaricus: A Contribution to the History of Dutch Colonial Botany* (Rotterdam, 1986), pp. 41-6.

48 'A Letter from Father Papin, to Father Le Gobïen, Containing some Observations Upon the Mechanic Arts and Physick of the Indians', *Philosophical Transactions*, 28 (1713), 225-30.

49 Johan Ferdinand Fenger, *History of the Tranquebar Mission: Worked out From Original Papers, Published in Danish and Translated in English From the German of Emil Francke* (Tranquebar, 1863), p. 265.

50 同前註，pp. 83-4。

51 'Extract of another Letter, relating to some disease incident to the Malabarians: Likewise of some remedies they commonly use against them', *An Account of the Religion, and Government, Learning, and Oeconomy, &c of the Malabarians: Sent by the Danish Missionaries to their Correspondents in Europe, Translated from the High-Dutch* (London, 1717). pp. 61-2.

52 Benjamin Heyne, *Tracts, Historical and Statistical, on India with Journals of Several Tours. Also an Account of Sumatra in a Series Letters* (London. 1814), p. 124.

53 C.S. Mohanavelu, *German Tamilology: German Contribution to Tamil Language, Literature and Culture During the Period 1706-1945* (Madras, 1993), p. 151.

54 G. Wagenitz, 'The "Plantae Malabaricae" of the Herbarium at Göttingen Collected near Tranquebar', *Taxon*, 27 (1978), 493-4.

55 Jennifer Thomas, 'Composing "God's Great Book [of] Universal Nature", The Royal Society 's collecting strategies', *Journal of the History of Collections*, 23 (2011), 1-13/ See also Michael Hunter, *Establishing the New Science: The Experience of the Early Royal Society* (Woodbridge, 1989), pp. 123-55.

56 Peder Anker, *Imperial Ecology: Environmental Order in the British Empire, 1895-1945* (Cambridge, MA, 2001).

57 Schiebinger, *Plants and Empire*, pp. 194-225.

58 Brockway, *Science and the Colonial Expansion.*

59 Schiebinger and Swan (eds.), *Colonial Botany.*

60 John Gascoigne, *Science in the Service of Empire: Joseph Banks, the British State and the Use of Science in the Age of Revolution* (Cambridge, 1998); Richard Dreyton, *Nature's Government: Science, Imperial Britain, and the*

'improvement' of the World (New Haven, London, 2000); Zaheer Baber, 'Colonizing Nature: Scientific Knowledge, Colonial Power and the Incorporation of India into the Modern World-System', *British Journal of Sociology*, 52 (2001), 37-58; Schiebinger, *Plants and Empire.*

61 Ainslie, *Materia Medica of Hindoostan*, p. i.

62 H.J. Cook, 'Physicians and Natural History', pp. 92-3.

63 H.J. Cook, *Matters of Exchange*, pp. 21-3.

64 Lisa Jardine, *Ingenious Pursuits: Building the Scientific Revolution* (London, 1999).

65 關於金雞納樹皮所帶來的困難，詳細的敘述可參見P. Chakrabarti, 'Empire and Alternatives: *Swietenia Febrifuga* and the Cinchona Substitutes', *Medical History*, 54 (2010), 75-94。

66 Markham, *Peruvian Bark*, pp. 30-1.

67 同前註, pp. 31.

68 Duncan, *The Edinburgh New Dispensatory*, p. viii.

69 J.K. Crellin, 'Pharmaceutical History and Its Sources in the Wellcome Collections. I. The Growth of Professionalism in Nineteenth-Century British Pharmacy', *Medical History*, 11 (1967), 215-27.

CHAPTER 3 醫療與殖民部隊

十七世紀與十八世紀歐洲國家在商業與殖民方面的敵對競爭，導致它們在世界不同地區發生重大軍事衝突。十八世紀中期，大多數的軍事衝突發生在西班牙、法國與英國之間，主要的戰爭為一七三九年的英西戰爭（Anglo-Spanish War）、七年戰爭（一七五六—一七六三）、美國獨立戰爭（一七七六—一七八二）以及拿破崙戰爭（Napoleonic Wars，一七九九—一八一四）。其中有些是全球規模的戰爭，例如法國和英國之間的七年戰爭，現在也被稱為「第一場世界戰爭」（first world war），戰事發生在加勒比海、美洲與印度等世界各地，[1]也被視為是英國帝國史上最偉大的軍事勝利之一。英國於十八世紀透過擊敗美國以及在亞洲擊敗西班牙、荷蘭與法國，而成為十八世紀最大的海上帝國。英國武力也在南亞介入對抗當地統治者的重大軍事衝突，例如總共進行四次的英國邁索爾戰爭（Anglo-Mysore Wars），以對抗海達爾・阿里（Hyder Ali）與提普・蘇丹（Tipu Sultan）；一七五七年於孟加拉發生的普拉西（Plassey）之役與一七六四年的布克薩爾（Buxar）之役以對抗其統治者，以及在印度西部對抗馬拉塔（Marathas）帝國。

這些戰爭將大量的歐洲軍隊與船員帶到西印度群島、亞洲與北美。一七六〇年在七年戰爭的最高峰時，海軍人員增加至七萬人。[2]在大多數的戰爭中，歐洲士兵置身艱難且不熟悉的環境與氣候作戰，生活於骯髒且不健康的狀況，因而發生巨大的傷亡。這對歐洲國家的人力與財政資源帶來重大負擔，幾近抵銷他們從殖民地賺取的利益。

大多數人死於疾病而非戰傷，這是十八世紀歐洲部隊死亡率的驚人真相。一七四一年包圍卡塔赫納（Cartagena）的英國與美洲部隊，約有百分之七十死於疾病，占領哈瓦那的英國部隊也有百分之四十死於疾病。法國在一七九二年派往聖多米尼克的部隊約有一半死亡；在一七九三到一七九八年之間派往當地以及其他西印度島嶼的英國士兵與水手，有五萬人死於黃熱病，也有同樣多的病人因殘疾而退伍。[3]大多數的士兵死於壞血病、痢疾與黃熱病等疾病。

在十八世紀有越來越多的歐洲醫師與外科醫師覺得這些疾病是可以預防的，著名的蘇格蘭海軍醫師吉爾伯特・巴蘭（Gilbert Blane）宣稱，美國獨立戰爭期間在西印度群島因為疾病而導致的死亡，大多不是氣候因素造成，而是死於可預防的因素。[4]瞭解到疾病是殖民地歐洲人最大的殺手，而這些疾病其實可以預防，這兩點成了歐洲醫學和軍事組織的轉捩點。

殖民戰爭與歐洲軍事危機

殖民戰爭與疾病所引起的生命損失，成為重商主義的一大關切。自十七世紀起，不斷的戰爭導致大多數國家債台高築；十八世紀軍隊規模與經費的增加，對國家經濟造成沉重負擔。這是加稅的主要原因，也大大刺激英國軍隊在十八世紀展開行政管理的合理化與集中化。[5] 為了支付陸軍與海軍的開銷而加稅，對包括英國在內的所有國家都是日益沉重的負擔。[6] 在九年戰爭（Nine Years War，一六八八—一六九七）期間，英國的稅收增加一倍。在奧地利王位繼承戰（War of Austrian Succession，一七四〇—一七四八）時又加了一倍的稅，而到了一七七五年美國獨立戰爭爆發時，稅又再加一倍。這等於是從一六〇〇年到一七八三年間，課稅增加了六倍。[7]

歐洲海軍與陸軍的狀況是這段期間歐洲國家另一個主要關切重點。不停的戰爭使得武裝部隊規模增加，卻仍舊組織不良。直到十八世紀中，大多數的歐洲海軍仍缺乏清楚的徵兵策略與紀律，在困難的服役條件下受害嚴重。在十七世紀中之前，英國海軍沒有職業役（permanent naval service），之後的徵兵制度也仍舊缺乏常規，而且經常透過惡名昭彰的「拉伕」系統（impressments system）強徵而來。戰爭期間海盜和走私者在殖民地提供許多海軍兵源，英國政府和海軍允許走私者，以便透過他們控制大西洋的金銀貿易與擊退敵對船隻。

政府依賴這些走私者與海盜來提供保護與軍事支援，例如在一六六〇年代與一六七〇年代，英國就依靠亨利・摩根在加勒比海防禦西班牙人。

海軍無法補給其日益龐大的艦隊，因此同樣由私人包商提供海軍後勤補給。私人以及各船隻的船長由此獲得龐大的個人利益。例如一七二〇年到一七五〇年間，拉薩爾斯（Lascells）家族在加勒比海的巴貝多與背風群島掌握了海軍合約，亨利・拉薩爾斯因而積攢龐大的個人財富。[8]

補給不是由海軍來管理。酒類大量供應，尤其是蘭姆酒，導致酒醉與逃兵的問題，並使得部隊紀律更加敗壞。放蕩、酒醉與敗德成為歐洲海軍建軍的重大課題，十八世紀在西印度群島尤其如此。[9]士兵和奴隸經常長瘡，這是醃製的食物和過度飲用蘭姆酒所引起。[10]由於海軍補給無組織的狀態、徵兵政策以及勤務的強迫性質，海軍人員出現士氣低落、疾病和酒癮等問題，部隊的身體與道德狀態成為令歐洲海軍與陸軍頭疼的問題。

這段期間，海軍和陸軍的醫療勤務同樣缺乏組織，十八世紀的海軍醫療勤務主要是由外聘的個別外科醫師來提供。在十八世紀末之前，海軍很少負起為其船隻與醫院提供醫療服務的責任。[11]大多數的海軍艦艇和醫療單位都是由「理髮師—外科醫師」（Barber surgeons）來服務，在醫療專業中這些人大多地位低落。十七世紀的醫學，在內科醫師（physicians）與外科醫師之間有著鮮明的劃分，內科醫師享有高於外科醫師的地位，他們認為外科醫師缺乏訓練，進行的只是純手工之事，而內科醫師所從事的是知識型的醫學。他們在大學接受自然史與熱病醫學理論的訓練，熟悉各種醫學文獻以及最新的藥物與治療形式。

另一方面外科醫師是透過動手和外科方式來處理傷口、骨折、畸形與疾患，他們大多負責截肢、手術與放血等醫療。因此外科醫師所從事的主要醫療形式是危機處理，換句話說是治療而非預防。在亞洲與美洲的殖民地船隻與軍營服務的外科醫師，對於他們所面對的疾病以及藥物和療法所知甚少。

此外，這段期間海軍很少有醫院或其他照護病人的永久性機構，之前只有宗教修會或慈善團體從事醫院的建立與維持。絕大多數生病或受傷的水手都是安置於傷病營區，這些分散於殖民港埠城市不同地方的房子通常是租來的。儘管這樣做既便宜又有彈性，但由於病人散落在城市各處，外科醫師無法適當監護他們。經常提供品質有問題藥品的無照藥師與走方醫，他們提供了殖民地傷病營區的大多數醫藥補給。

然而到了十九世紀初，這些危機似乎已經解決大半。歐洲的海軍與陸軍到了此時變成有紀律有組織的戰鬥武力，疾病不再是重大死因。海軍與陸軍的醫療照護變得更有組織，外科醫師在軍事政策的訂定上扮演重要角色。此一轉變是如何發生的？醫學在歐洲武裝部隊的規訓與現代化中發揮怎樣的作用？

歷史學者認為此一轉變是兩個歷史過程的匯合：歐洲「炎熱氣候醫學」（medicine of hot

climates）的出現以及預防醫學的興起。詹姆士・林德（James Lind）等醫師的研究，找出了歐洲武裝部隊在熱帶殖民地的死因以及風土適應的理想模式，使得殖民地歐洲部隊的健康得到改善。另一方面預防醫學與軍事紀律的興起，為歐洲與殖民地的歐洲士兵和水手帶來有效率的醫療照護。[12]預防醫學是十九世紀歐洲公共衛生的基礎，但最早是由外科醫生引進到軍隊體制中。這些軍事機構有機會對疾病原因做更廣泛的觀察，以及實驗各種治療與預防的方法。陸軍與海軍可以對疾病患者進行更適切的控制與觀察，也能蒐集到更精確的健康與疾病的統計數字。[13]

歷史學家也注意到醫院這個機構在十八世紀的成長，人們在醫院中講求紀律，執行更有效率的照護，這些措施成為新的醫療照護體制的基礎。陸軍與海軍醫院在歐洲興起，衛生管理方式發展，這些都是更大的整體改變的一部份。在此脈絡下，醫學成為一種重要的管理程序，人的身體受到國家控制與規訓。[14]這個複雜的改變過程發生在軍事史、醫療史與殖民史的不同層面。

醫學與海軍在十八世紀的改變

雖然醫學理論以及歐洲部隊醫療照護結構在十八世紀初就開始變化，但戲劇性的轉變則從十八世紀中才出現。我會透過探討壞血病（scurvy）的案例，來指出其治療如何牽涉到海軍乃至醫學更大的改變。在十七世紀與十八世紀，壞血病是海軍殖民航程的重大健康問題。這個疾病的特徵是身體虛弱、牙齦變得非常軟、口臭、皮下出疹與肢體疼痛，這是由於大量使用醃製食物以及曝曬所引發。現在認為這個疾病是飲食缺乏抗壞血酸（ascorbic acid，又稱為維他命C）所引起，但十八世紀認為這和身體的腐敗有關。這個英國海軍之重大醫療問題獲得解決，一般歸功於出生於蘇格蘭的海軍醫師詹姆士．林德（James Lind）；一七四七年，他在皇家海軍撒里斯伯利號（HMS Salisbury）引進檸檬來預防壞血病（參見圖三．一）。

然而，這樣的描述可能提供了錯誤的印象，更大的歷史脈絡其實更為重要。在這個印象背後隱藏了更加宏大的故事，可以解釋林德為何以及如何選擇用檸檬來治療那些罹患壞血病的人。更重要的是，這有助於解釋十八世紀英國海軍與醫學更巨大的轉變，而不僅是將我們的目光侷限於壞血病與檸檬汁。

十八世紀的人透過傳統的瘴氣理論來理解疾病，認為身體與環境必須保持和諧才能維護健康良好。衛生與健康有賴空氣流通，疾病來自於沉滯、腐化以及身體的腐敗。歐洲醫師認為疾病與腐敗表現出身體與環境之間缺乏和諧，於是他們為疾病加上道德汙名。將腐敗視為是道德敗壞與墮落，而認為腐敗作用所引起的腐敗病（putrid disease）是道德退化的後果，至此，身體的清潔連結到社會秩序和道德秩序。就海軍對壞血病的治療而言，這些

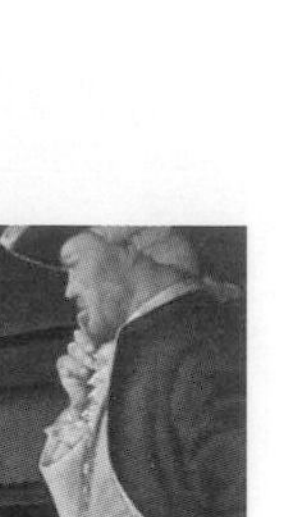

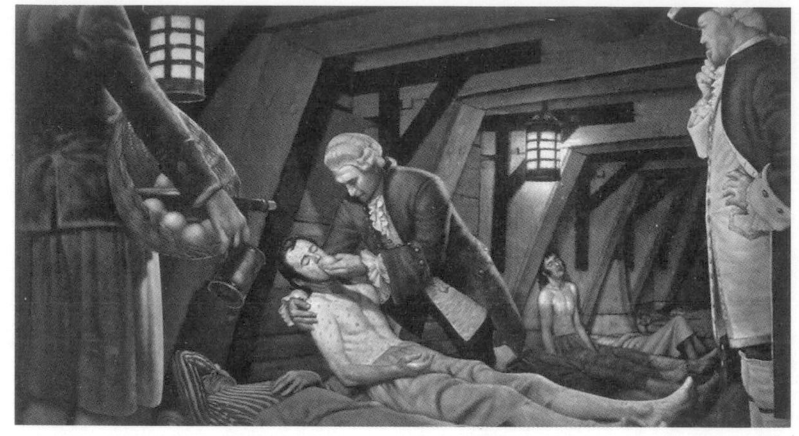

圖三・一｜詹姆士・林德（James Lind）在沙士伯利號（HMS Salisbury）使用檸檬治療一位病人，一七四七年。Robert A. Thom作，收錄於*A History of Medicine in Pictures*，一九六〇。輝瑞藥廠（Pfizer）捐贈，編號UMHS. 17，Collection of the University of Michigan Health System提供。

全都變得很重要，因為如我們剛剛所指出，當時認為壞血病是一種和腐敗與道德敗壞有關的疾病。痲瘋也貼上同樣的污名，也代表肉體與道德的敗壞。身體病痛和道德退化在今天通常是分開的，但須謹記，不可低估這種連結在十七世紀與十八世紀的重要性。即使時至今日，在醫療專業或民眾的想像中，身體病痛也會連結到道德偏見，一九八〇年代的愛滋病以及新千禧年的禽流感等新興疾病就是如此。

在十八世紀中葉，英國醫師廣泛探討肆虐於船上、監獄以及其他封閉空間的腐敗熱（putrid fevers）或疫熱（pestilential fevers）。醫師相信這些疾病是由於過度擁擠與缺乏新鮮空氣所引起的，又稱為「人群病」（crowd diseases）。[15] 擔任陸軍總醫官（physician general）的英國軍醫約翰・普林高（John Pringle），也是將新醫學引進英國軍隊的核心人物。根據他的說法，腐敗病構成一類特殊的疾病，由身體退化（bodily degeneration）所引起。

他在一七五〇年出版了《醫院與監獄之熱病性質與治療的觀察》（*Observations on the Nature and Cure of Hospital and Jayl Fevers*），將軍隊與監獄中疾病的爆發歸咎於遭到汙穢、汗水與排泄物所污染的空氣，在這樣的環境下血液出現腐敗變化。根據普林高的說法，腐敗是監獄、船隻以及任何封閉空間的主要病因。熱病是停滯的空氣所導致的血液腐敗變化。

壞血病和痲瘋是最明顯的例子，尤其將壞血病視為一種腐敗的疾病，這是因為在牙齦以及身體其他部位可看到明顯的敗壞。由於漫長的航行和缺乏新鮮食物，壞血病在船上更為普遍，[16] 而認為壞血病是由不健康的空氣以及道德放縱所引起。

由於普林高將疾病連結到敗壞或退化，對他而言身體與道德的潔淨具有至高的重要性：這不只有益於健康，同時也有助於道德秩序和德行。就治療而言，普林高推薦清潔紀律以及適當工作習慣的美德，「讓士兵早起與運動」。[17] 因此根據他的說法，對壞血病或任何其他腐敗病的治療同樣是身體與道德的潔淨。普林高提出好幾種「淨化空氣」的方法，其中包括使用他所謂的「抗腐敗劑」（antiseptics）。[18] 根據他的說法，抗腐敗劑是各種的酸、檸檬汁、醋、礬油（oil of vitriol）以及樟腦。這是之所以用檸檬汁當作「抗腐敗劑」來治療壞血病的原因，而不是因為它含有維他命C（當時還不知道這點）。在我繼續講檸檬與抗腐敗劑的故事之前，讓我們先探問一下抗腐敗劑在十八世紀的成分是什麼。

腐敗作用被界定為一種腐敗或腐化的狀態、過程或作用，換句話說腐敗作用是一種對自然形式的偏離。抗腐敗劑的名稱來自於敗（septic），意指腐敗的，因此抗腐敗劑被用來對抗腐敗作用。抗腐敗劑因此有了道德意涵，被視為是重生劑（regenerative agents），可以消除腐敗的來源。抗腐敗劑代表了新的衛生規則與預防醫學，並在十九世紀轉變了歐洲醫學與社會，其影響與應用幾乎馬上超越疾病的範圍之外。在十八世紀中葉，內科醫師與外科醫師主張社會的秩序與良好的健康有賴於採用新的醫療介入，醫學從而在現代世界變得重要，因為醫學許諾身體與道德的重生，尤其此時疾病與腐敗造成歐洲人如此重大的生命損失，也對重商主義理念與人道主義理想構成威脅。

一七四七年林德在皇家海軍撒里斯伯利號（HMS Salisbury）上的實驗，必須在這些有關腐敗、疾病與抗腐敗劑使用等觀念背景下檢視。林德是撒里斯伯利號上的海軍外科醫師，他用該船船員實驗各種抗腐敗劑治療壞血病。林德把十二名水手分成兩人一組，每組開給不同的抗腐敗劑做為可能的療法。對這些實驗組分別給予蘋果汁、酏劑（elixir of vitriol）、醋、海水、橘子和檸檬，以及由大蒜、芥子和其他的物質提煉出來的催吐劑。這些都是當時醫師眼中的抗腐敗劑。以橘子和檸檬治療的那兩個人很快就痊癒了，而其他人則未能痊癒。

這樣的結果今天看來似乎很合邏輯，因為我們知道壞血病是缺乏維他命C所引起，而柑橘類水果則含有維他命C。然而，這恰恰是個好例子，可以說明為何過去的歷史過程不見得能用當前的角度來理解。必須謹記，林德並不是因為知道缺乏維他命C會引起壞血病，才開出檸檬處方來治療，他沒有維他命的概念。他是基於當時將壞血病視為一種腐敗病，需要以抗腐敗劑加以治療的觀念，才用檸檬來做實驗。

對林德而言，發現檸檬的用途只是找到一種有效的抗腐敗劑，除此之外沒有其他的重大意義。在其著作中，他寫了一套如何維持船隻水手健康的建議，在撒里斯伯利號上的發現只是其中的一項。林德其他的建議包括需要改善空氣並保持其新鮮——船隻必須定期薰蒸和通風；船員應該規律洗澡，他仍舊相信壞血病常見於那些「懶惰、散漫以及較不清潔的傢伙」，或是那些穿著「不清潔的舊衣服」的人，[19]這種散漫與不清潔的習慣必須加以預防；林德建議水手應配發制服，而非穿自己的衣服。同時也要給予適當的飲食，包含檸檬以及「足量的青菜」，[20]船員的飲食應包括醃漬的蔬菜以及「榨物」(rob)——柑橘與檸檬的萃取物，船上應該準備這些食品，而蔥與蒜應該是「外科醫師必備品」的一部分，船停靠時也應該由小船定期提供新鮮的蔬菜。林德同時建議要徵募適當的兵源：船員當中不應該包含「從街頭或監獄裡挑出的懶散傢伙」，因為他們會把傳染病及低落的士氣帶到船上。[21]可以喝啤酒，但不應該鼓勵喝烈酒，可以透過蒸餾製造衛生的飲水。整體而言，林德主張船上要有更好的衛生、更人道而有效率地對待水手。同時他也採取了一種家父長式的語調，這反映了十八世紀中期海軍外科醫師的地位改變。因為此時在海軍不論船員照護或預防醫學的引進，外科醫師都扮演更重要的角色。

就這些更為廣泛的建議與改變而言，英國海軍常態使用檸檬汁是其中的一部分。必須謹記，海軍不是馬上就接受以檸檬汁治療壞血病，而這個過程也不是沒有爭議。由於使用檸檬汁做為壞血病有效療法的醫學理念闡述，僅是林德與普林高所建議之更廣泛的預防醫學理念之一，海軍並沒有很重視檸檬汁本身。在林德發表其建議的一年後，提供水手果汁補給的建議遭到海軍傷病局（the Sick and Hurt Board）拒絕。海軍外科醫師持續提出其他各式各樣的方法和抗腐敗劑來治療壞血病。[22]醫師主張酏劑是另外一種同樣有效的抗腐敗劑，也認為林德在長期航程中為了保持健康而不提供鹽漬肉，以及使用檸檬，都是不切實際的方法。也有其他人認為要防止血液腐敗，金雞納樹皮是更好的抗腐敗藥物。[23]要等到一七九〇年代的拿破崙戰爭期間，傷病局在吉爾伯特・巴蘭（Gilbert Blane）主席的領導之下，才採用林德的處方配發新鮮檸檬。因此並非海軍突然間開始提供檸檬與橘子，接著壞血病的問題就結束了；而是在醫學思想以及海軍紀律等更大的變遷下，才導致其使用。

傷病局於十八世紀在英國海軍的崛起和海軍醫療的這些改變有關。傷病局建立於一七〇二年，負責組織與監督英國及其殖民地的海軍部隊健康事務。它對殖民地相當關注，尤其關心送往殖民地的藥物品質。剛開始傷病局只在戰時運作，主要並不是個醫學組織，還處理戰俘事務。[24]到了十八世紀中期，傷病局的性格與組織已經改變，主動管理海軍補給以及海軍醫院的設置。一七五五年當七年戰爭即將開打時，傷病局增加醫療成員並且完全專注於海軍的醫療事務。傷病局逐漸發展出自己的藥物供給而和藥師公會出現競爭，後者是海軍的主要醫藥供應者。傷病局經常向海軍軍部抱怨藥師公會所提供藥物的包裝和價格，也抱怨藥師公會最關切的是利潤而非為病人服務，並且主張普利茅斯的海軍機構本身就可以取得更便宜的藥物。[25]

傷病局也積極主動設立海軍醫院，取代原本臨時租借以安置生病海員的私人設施。原本那套合約體系有著各種弊端與腐敗。到了一七四〇年代，海軍軍部考慮設置自己的醫院與醫療補給，再加上一七三九年開始對西班牙作戰，皆提供了海軍進行更廣泛的醫療改革動力。新設立的傷病海員委員會（Commission for Sick and Hurt Seamen）由三位委員組成，一七四五年增加了第四位委員以應付增多的工作。當七年戰爭即將爆發時，英國海軍在樸茨茅斯附近的哈斯拉（Haslar）、普利茅斯、牙買加、安提瓜、巴貝多、哈利法克斯（Halifax）、新斯科細亞（Nova Scotia）以及直布羅陀等地建立自身的海軍醫院。到了一七六〇年代，海軍已經將傷患送到自己的醫院。[26]

這些是海軍健康照護更全面性改變的一部分，同一時期，補給變得很重要，而海軍則負起提供其人員新鮮蔬菜與醫藥的直接責任。外科醫師也獲認可為海軍重要的一員，特別是透過清潔、衛生與規律的醫學檢查來落實預防醫學。歐洲出現新一代的外科醫師，他們在大學受訓，並且經由服務於熱帶氣候殖民地來取得實質經驗，而許多內科醫師是沒有這種經驗的。他們不再被視為是理髮師外科醫師，也在海軍與陸軍擔負起更大的責任以及擁有權威的地位。由於這些改變，在拿破崙戰爭期間皇家海軍象徵了效率與紀律，以現代武裝力量之姿出現在世人面前。

十九世紀殖民部隊的「死亡率革命」

陸軍的情況類似海軍，因為人道照護與紀律這兩個十八世紀出現的概念相互結合而產生改變。一方面基於十八世紀戰事的軍事經驗，陸軍的將軍和外科醫師覺得必須為士兵提供更仁慈的照護。另一方面，歐洲陸軍感受到有必要雇用更多常備而有紀律的兵力，以追求效率與降低成本。這種對陸軍紀律的關切，來自於重商主義對十八世紀軍事戰役日益提高的規模和成本的擔憂。當時普遍理解到，提供士兵更好的預防醫療會改善軍事效率與提高士氣。醫學有助於讓軍事行動變得更有效率，因為治療一名生病或受傷軍事人員的成本，低於重新訓練一名替代人員。

受到一七九三年到一八一四年接連而來的戰爭衝擊，英國陸軍現代化其醫療部門並引進衛生改革與規定。一八〇六年發布的《規定與指示》（*Regulations and Instructions*）首度強制實施重要的醫學規定。[27]由於陸軍在荷蘭、西印度群島、北美與伊比利亞半島的征戰，軍醫學在英國成為一個專門領域。[28]陸軍軍醫署（the Army Medical Department）在一七九三年重組，並專注於三種主要活動：疾病預防、監督醫療部門的庫存與補給，以及對軍事醫院進行規律檢查。軍方的外科醫師麥葛利哥（James McGrigor, 一七七一—一八五八）是陸軍醫院的督察長（inspector-general），他在拿破崙戰爭期間英國軍醫院的重組過程中扮演重要角色。麥葛利哥後來擔任陸軍軍醫署署長，設立野戰醫院（field hospitals）系統治療傷勢較不嚴重的士兵，讓他們更快返回崗位，總醫院（general hospitals）則收容那些需要重大與長期治療的傷患。麥葛利哥也規定要提供傷兵妥善的飲食。

到了十八世紀晚期，港口衛生納入新的預防醫學體制的一部分，而成為軍事醫學的重要實務。戰爭部（the War Office）於一七九四年在部隊出發的主要港口普利茅斯與樸茨茅斯訂定衛生規定，地面運輸衛生檢察官費茲派卻克（Jeremiah Fitzpatrick，一七四〇—一八一〇）執行一套新的衛生規章並監督船隻的清潔，特別是那些前往印度、歐陸與西印度群島的船隻。[29]

亨利・馬歇爾（Henry Marshall，一七七五—一八五一）常為人稱道是「軍事醫學統計學之父」，以及「維多利亞時代初期為了役男福祉而推動陸軍改革的頭號倡議者」，[30]他開啟了蒐集軍事統計資料的做法，以及對陸軍衛生勤務進行整體現代化。馬歇爾展開英國陸軍的士兵人道照護運動，相信這能改善健康與士氣。他蒐集關於英國陸軍在西印度群島與東印度地區每個軍事基地健康不良程度的詳細資訊。歐洲部隊在殖民地健康與疾病狀況的重要統計，有助於馬歇爾發展出熱帶地區部隊更好的風土適應模式，找到適合駐紮部隊的健康地點（大多數是在遠離沼澤的地勢較高處，因而遠離了蚊子），以及建議更好的飲食。他的結論是有必要改善部隊的衛生條件，在加勒比海地區長期服役的部隊，則有必要更頻繁地輪調到地中海或英屬北美洲等氣候更涼爽的地區。他指示要在地勢較高處建造更大且通風更良好的軍營，主張限制配發酒類飲料，並建議提供士兵更為健康的飲食。[31]

部隊不加節制的使用酒精飲料，是馬歇爾改革的目標，並以此作為灌輸道德與身體紀律的努力之一。他批評軍方提供酒給部隊卻沒有任何定量配額的政策，認為這不利於紀律：「我們一手毒害道德與身體，另一手則拿出鞭子。」[32]馬歇爾宣稱酒精帶來犯罪、疾病、缺乏紀律與遭到處罰的惡性循環。他極力主張廢除酒類飲料配給才能為部隊帶來更好的紀律與士氣，在殖民地尤其如此。馬歇爾也採取措施讓地區指揮官擁有限制烈酒供應的裁量權。

雖然這些措施今天看來可能相當尋常，但在十八世紀卻是革命性的，它們既塑造了現代的陸軍與海軍，也讓醫學居於部隊現代化的核心。在此一理性化的過程中，醫學扮演日益重要的角色。這些建議逐步付諸實施，在船隻上與軍營中灌輸了秩序感和紀律感，使得國家為士兵和水手提供更好的健康照護，並有助於改善士氣。這也根本改變了外科醫師的地位，他們在海軍與陸軍擔任更為重要的保健角色，包括從事預防醫學與治療醫學。

科廷（P. D. Curtin）主張，這些改變導致十九世紀英國在東印度地區與西印度群島的殖民部隊出現了「死亡率革命」，[33]這場革命主要是由麥葛利哥與馬歇爾這樣的軍醫所領導。馬歇爾的工作橫跨整個大英帝國，使得他能精確紀錄駐紮全球各地的英國士兵的生活並嘗試加以改善。他採取的措施包括改善衛生條件、規律的部隊輪調以及採用寬敞而通風良好的陸軍軍營設計風格，這些措施戲劇性地改善了殖民地英國部隊的生活條件。馬歇爾在陸軍工作時，正好是十八世紀晚期與十九世紀初期英國在本土與海外一段前所未有的醫學進步時期，這些進展是由海軍與陸軍的醫師所領導，他們在前往殖民地的旅程中經歷了高死亡率而試圖加以控制。經由灌輸簡單但嚴格的衛生做法、清潔與醫學紀律，以及在船上提供健康的飲食，歐洲主要強權在新世界、印度與非洲成功擴大其殖民地。科廷指出這些簡單但相當有效的改革包含各種新措施，例如「強調軍營與醫院的設計與位置、通風、排水、清潔的飲用水等…以及對各種衛生條件都有紀律地加以注意。」[34]歐洲陸軍與海軍在十九世紀對殖民擴張的渴望帶來了這些新的改革。例如科廷就指出，「英國在印度的士兵死亡率於一八六九年降低至千分之二十以下」，他認為這樣的成功大大鼓舞了「之後更多的帝國冒險事業」。[35] 簡言之，馬歇爾這些醫療人員不只能夠遏止殖民地的高死亡率，帝國也由於這樣的發展而能成長並進一步擴張。這支持了許多歐洲強權強化對當地人民影響力的企圖，而無須擔憂自身會感染或散播任何主要疫病。發展進步的衛生治理，不只有助於降低往返母國與屯墾地之間的殖民航程之死亡率，而且根據科廷以及其他歷史學者的看法，也大有助於帝國的全球擴張能力；一旦基本的醫學做法能夠在軍事與平民的生活中生根，歐洲強權的殖民地面積與財富也就大為增加。柯霍（Robert Koch）與巴斯德（Louis Pasteur）的病菌理論隨後也對此有所幫助。他們提供更多疾病因果關係的臨床證據，並且推廣使用疫苗保護歐洲人免於罹患熱帶地區的數種疾病。

從十八世紀晚期開始，預防醫學的科學原理應用於海軍與陸軍，在醫院中可以適當地控制疾病罹患者，並能適切蒐集疾病與健康的統計。科廷將十九世紀歐洲部隊死亡率的下降，歸因於軍隊採取的預防措施（更容易取得乾淨的水、改良排泄物的棄置、改善軍營的擁擠狀況與通風），受到疫病威脅時將部隊遷往地勢較高的駐紮地，以及更廣泛地使用奎寧來治療瘧疾。[36]

十八世紀殖民地的軍事醫學

然而，醫學與人道照護的漸進式進步，以及部隊透過應用新醫學的理論與實作而現代化，這套故事有其侷限。這些變化在駐紮歐洲的部隊比在殖民地的部隊來得明顯，這點相當重要而需要特別說明。在歐洲隨著實施新的清潔概念與紀律以及醫院以更有效率且人道的方式來照顧病人與傷患，在醫學的幫助下出現新的軍事體制；然而，這些醫學觀念對殖民地並未造成如此革命性的影響，即使是殖民地的歐洲部隊亦然。依據科廷的說法，在一八一七年到一八三八年之間，駐紮歐洲的歐洲部隊死亡率下降的程度，仍遠高於在亞洲、加勒比海島嶼與非洲的熱帶殖民地服役的軍隊。[37]在殖民地服役的歐洲部隊，要到一八四〇年代至一八六〇年代之間，才出現死亡率的下降。[38]

醫院這類現代醫療機構在殖民地的設立模式，是更為特設因應和缺乏常規；對於新的醫療照護原則，往往以更加零散的方式來採納與運用。殖民地歐洲部隊死亡率的下降仍舊相當不平均。第六章到第九章，我會針對印度與非洲的案例更加詳細地探究這點，這會有助於理解歐洲醫學與殖民醫學的某些分歧。

十八世紀中期左右在殖民地建立了幾個海軍與陸軍醫院，但這些醫院仍然缺乏組織且苦於長期短缺醫療人員、設備與藥物。整個七年戰爭期間，英國陸海軍在西印度群島的照護體制都受困於凌亂的醫療照護和缺乏紀律。[39]殖民地醫院經常沒有常駐的外科醫師，醫藥供應還是要向商人及合約商購買，病人常常苦於藥物缺乏。

牙買加京斯敦的海軍醫院設立於一七四〇年，這段期間傷病局也建立了另外幾所海軍醫院。同一時期在英格蘭設置的海軍醫院，如哈斯拉與普利茅斯的醫院，日後將會成為關鍵的海軍醫療基地。[40]然而京斯敦的醫院卻成為管理不善的苦難場所，在一七五〇年代遭認定為不衛生的醫院而加以放棄，並毀於一七六八年的一場大火。結果牙買加的海軍與陸軍人員，直到十八世紀末都還得安置在臨時的醫療機構。

京斯敦醫院的故事，是該地區其他殖民醫院的寫照。一七五九年海軍准將約翰・摩爾（John Moore，一七一八—一七七九）在安提瓜和當地商人派特森（Robert Patterson）訂下契約，要在安提瓜建立兩所為海軍服務的醫院。派特森將他的蔗糖與蘭姆酒工廠改建為臨時醫院，但摩爾發現這兩座醫院缺乏床位，也沒有適當的醫藥補給。次年派特森去世，新的海軍醫院未能興建。在此同時，傷病局收到對於巴貝多海軍醫院的抱怨。一七六二年英國占領了古巴之後，哈瓦那的外科醫師寫信給波卡克海軍上將（Admiral George Pocock），告知占領後嚴峻的醫療狀況。他們沒有醫藥存貨，也沒有錢在當地購買。[41]哈瓦那的外科醫師在一七六四年向倫敦傳達另一訊息，「祈求」能夠獲得傷病的醫藥配額，還提到當地沒有陸上的醫院，也沒有任何醫療船。[42]反諷的是，當海軍人員面對此一巨大的財政與人道危機時，波卡克個人在哈瓦那戰役中卻搜刮了十二萬三千英鎊的財富。[43]安提瓜與巴貝多的情況在一七六四年甚至進一步惡化，在當地工作的外科醫師們辭職了，而傷病局並沒有考慮到隨後指派的替補人員是否有足夠的資歷。[44]

陸軍軍醫署的成立對於西印度群島軍事建置的正面影響甚少，事實上，牙買加的軍營在十九世紀最初三十年的死亡率，甚至還高於十八世紀的最後三十年。[45]

馬德拉斯、孟買與加爾各答等地的印度醫院，在整個十八世紀也受困於缺乏紀律與適當食物，有時甚至也沒有任何永久的據點。哈斯拉與普利茅斯等英國本土的醫院成為新海軍體制的象徵；然而，西印度群島與印度等殖民地醫院則仍舊苦於無紀律、酒醉與逃兵等老問題。[46]

即便到了十九世紀，針對印度的軍紀問題，英國陸軍都仍為了在道德上與身體上建立堅實的紀律及秩序而苦苦掙扎。[47]性病代表部隊的身體與道德都缺乏紀律，而整個十九世紀性病仍舊是印度的英國駐軍主要災難之一，約有四分之一到一半的士兵罹患。這個比例高出駐紮歐洲的部隊許多。昂斯洛委員會（Onslow Commission）在一八九七年發現，印度的英國部隊有百分之四十四罹患性病，這個比例是英國本土駐軍的一倍。[48]在十八世紀與十九世紀，雖然殖民部隊經常處於相對不良的醫療設施、紀律不佳，以及醫學補給和後勤不規律的狀態下，但仍然贏得重大的軍事勝利而維持住帝國。這些成功主要歸功於有能力取得更多的資源與勞動力，以及使用更有效的軍事戰略，而非醫學進步。

科廷提到的死亡率革命，就東印度地區與西印度群島的歐洲軍隊而言，要到一八六〇年代才發生。在那之前，歐洲陸軍已經在印度與西印度群島取得主要的軍事成功，而很難說這些軍事勝利和醫療設施的改善有直接的關聯。這個論點比較適用於一八六〇年代之後對非洲的殖民，那時現代醫學與紀律在這些殖民軍事活動中發揮更大的作用。然而正如我們在第七章會看到，就非洲的例子而言，歐洲軍事成功的原因更為複雜。

因此，歐洲部隊在殖民地的軍事成功，乃至殖民的歷史本身，都無法僅以醫學現代化來加以解釋。十八世紀歐洲強權成功在亞洲與美洲建立殖民地，主要是因為商業時代歐洲強權在這些地區取得商業的宰制與力量，進而聚積巨大的財富和物資，能夠招募眾多部隊，特別是從當地人口招募兵源持續進行戰事，這在很大程度上抵銷了因為戰爭與疾病所帶來的傷亡損失。

結論

殖民戰爭與長程航行的疾病與紀律問題，改變了現代醫學與歐洲軍隊。這些轉變有助於確保預防醫學進入現代歐洲國家政策的核心，無論軍事與平民生活皆是如此。預防醫學的引進帶來十八世紀末歐洲死亡率的下降，這點我們在第五章會詳細討論。這也使得歐洲軍隊更能夠在熱帶地區作戰，在十九世紀尤其如此。

在此同時，也需注意到這些轉變只作用於局部地區，這點相當重要，這才是殖民主義的歷史。現代醫學與人道主義的好處主要是由歐洲國家所享受，雖然帶來這些變遷的許多刺激是來自於殖民經驗。經歷到軍事醫學革命與現代化的主要是歐洲本土，殖民地的軍事建置並沒有同樣分享到預防醫學的果實。在整個十八世紀與十九世紀初期，殖民地的海軍與陸軍建置仍舊苦於醫療設施，醫院系統也缺乏組織。

註釋

1 Tom Pocock, *Battle for Empire: The Very First World War, 1756-63* (London, 1998).

2 Stephen Conway, 'The Mobilization of Manpower for Britain's Mid-Eighteenth Century Wars', *Historical Research*, 2004 (77), 377-404.

3 Benjamin Moseley, *A Treatise on Tropical Diseases,* 2nd edition (London, 1789), pp. 119-53; David Geggus, 'Yellow Fever in the 1790s: The British Army in Occupied Saint Dominique', *Medical History*, 23 (1979), 38-58.

4 Gilbert Blane, 'On the Medical Service of the Fleet in the West Indies in the Yeas 1782', in Blane, *Select Dissertations on Several Subjects of Medical Science* (London, 1833)pp. 65-86, 65.

5 Alan J. Guy, *Oeconomy and Discipline, Officership and Administration in the British Army 1714-63* (Manchester, 1985).

6 M.S. Anderson, *War and Society in Europe of the Old Regime 1618-1789* (London,1988), p. 71.

7 John Brewer, *The Sinews of Power: War, Money and the English State 1688-1783* (London, 1994), pp. 89-90.

8 Douglas Hamilton, 'Private Enterprise and Public Service: Naval Contracting in the Caribbean, 1720-50', *Journal of Maritime Research*, 6 (2004), 37-64.

9 Anita Raghunath, 'The Corrupting Isles: Writing the Caribbean as the Locus of Transgression in British Literature of The 18th Century' in Vartan P. Messier and Nandita Batra (eds) *Transgression and Taboo: Critical Essays* (Puerto Rico, 2005), pp. 139-52.

10 Thomas Dancer, *The Medical Assistant; Or Jamaica Practice of Physic: Designed Chiefly for the Use of Families and Plantations* (Kingston, 1801), p. 294.

11 P.K. Crimmin, 'British Naval Health, 1700-1800: improvement over Time?', in Geoffrey L. Hudson (ed.), *British Military and Naval Medicine, 1600-1830* (Amsterdam & New York, 2007), pp. 183-200.

12 R. Harding, *Amphibious Warfare in the Eighteenth-Century: The British Expedition to the West Indies 1740-1742*

(Suffolk, 1991), B. Harris, 'War, Empire, and the "National Interest" in Mid-Eighteenth-Century Britain', in J. Flavell and S. Conway (eds), *Britain and America Go to War: The Impact of War and Warfare in Anglo-America, 1754-1815* (Gainesville, 2004), pp. 13-40; J.R. McNeill, 'The Ecological Basis of Warfare in the Caribbean, 1700-1804', in M. Ultee (ed.) *Adapting to Conditions: War and Society in the 18th Century* (Alabama, 1986), pp. 26-42; N.A.M. Rodger, *The Command of the Ocean: A Naval History of Britain, 1649-1815* (London, 2006); R. Pares, *War and Trade in the West Indies, 1739-1763* (London, 1963); C. Lawrence, 'Disciplining Disease: Scurvy, the Navy, and Imperial Expansion, 1750-1825', in D.P. Miller and P.H. Reill (eds), *Visions of Empire: Voyages, Botany, and Representations of Nature* (Cambridge, 1996), pp. 80-106; Paul E. Kopperman, 'Medical Services in the British Army, 1742-1783', *JHMAS*, 34 (1979), 428-55.

13 Charles Singer and E. Ashworth Underwood, *A Short History of Medicine* (New York & Oxford, 1962), p. 181. Peter Mathias, 'Swords into Ploughshares: the Armed Forces, Medicine and Public Health in the Late Eighteenth Century', in Jay Winter (ed.), *War and Economic Development: Essays in Memory of David Joslin* (Cambridge, 1975), pp. 73-90.

14 Colin Jones, *The Charitable Imperative: Hospitals and Nursing in Ancien Regime and revolutionary France* (London, 1989), Chapter 6, Christopher Lawrence, 'Disciplining Visions of Empire'.

15 Alain Corbin, *The Foul and the Fragrant: Odor and the French Social* Imagination (Cambridge, Mass., 1986), Chapter 6.

16 Mark Harrison, *Medicine in an Age of Commerce: Britain and its Tropical Colonies, 1660-1830* (Oxford, 2010), pp. 65-7.

17 John Pringle, *Observations on the Diseases of the Army, in Camp and Garrison. In Three Parts. With an Appendix, Containing some Papers of Experiments* (London, 1753) p. 95.

18 前引書，pp. 134-59。

19 Lind, *Essay on the Most Effectual Means of Preserving the Health of Seamen, in the Royal Navy* (London, 1762), p. 115.

20 前引書，p. 3。

21 前引書，p. 28。

22 ADM/F/22, 27 August 1761, Caird Library, National Maritime Museum, London.

23 ADM/F/11, 同前註。

24 Crimmin, 'The Sick and Hurt Board and the Health of Seamen c. 1700-1806', *Journal for Maritime Research,* 1 (1999), 48-65.

25 同前註，ADM/F/13, Office of the Sick and Hurt Board, 12 March 1756, Caird Library, National Maritime Museum, London.

26 M.S. Anderson, *War and Society,* p.107.

27 Richard L. Blanco, 'The Development of British Military Medicine, 1793-1814', *Military Affairs,* 38 (1974), 4-10, p. 6.

28 同前註，p. 4。

29 Blanco, 'The Soldier's Friend Sir Jeremiah Fitzpatrick, Inspector of Health for Land Forces', *Medical History,* 20 (1976), 402-21.

30 Blanco, 'Henry Marshall (1775-1851) and the Health of the British Army', *Medical History,* 14 (1970), 260-76, p. 260.

31 同前註，pp.260-76。

32 引自同前註，p.266。

33 Philip D. Curtin, *Death by Migration: Europe's Encounter with the Tropical World in the Nineteenth Century* (Cambridge, 1989), pp. 1-39.

34 Curtin, 'Disease and Imperialism', p. 102.

35 同前註。

36 Curtin, 'Disease and Imperialism', pp. 99-107.

37 Curtin, *Death by Migration*, p. 11.

38 Curtin, 'Disease and Imperialism', p. 99.

39 關於七年戰爭英國醫療經驗的詳細敘述，參見Erica Charters, 'Disease, War, and the Imperialist State: The Health of the British Armed Forces during the Seven Years War, 1756-63', unpublished DPhil thesis, Faculty of Modern History, University of Oxford, 2006.

40 到了十八世紀末，哈斯拉的海軍醫院可以收容近兩千名病人，普利茅斯的海軍醫院則可收容一千兩百名病人。

41 ADM 1/237, Surgeons to George Pocock, 30 August 1762, p. 104, Caird Library, National Maritime Museum, London.

42 ADM/F/24, Report on the memorial signed by several surgeons, 17 April 1764, of His Majesty's ships employed in the reduction of the Havana, 1 May 1764, ibid.

43 Tom Pocock, 'Pocock, Sir George (1706-1792)', *Oxford DNB*, www.oxforddnb. com/view/article/22421, accessed 12 November 2005.

44 ADM/F/24, Sick and Hurt Board to the Admiralty, 24 September 1764, Caird Library, National Maritime Museum, London.

45 Geggus, 'Yellow Fever in the 1790s'.

46 關於十八世紀南亞與西印度群島殖民地醫院的狀況，詳細的研究參見Chakrabarti, *Materials and Medicine*, pp. 59-74, 89-100.

47 Kenneth Ballhatchet, *Race, Sex and Class Under the Raj: Imperial Attitudes and Policies and their Critics* (London, 1980).

48 Eric Stokes, 'The Road to Chandrapore', *London Review of Books*, 2 (17 April 1980), 17-18.

CHAPTER 4 殖民主義、氣候與種族

十八世紀末除了在非洲內部之外，歐洲各國幾乎已經在世界各地都建立了帝國。特別是英國在七年戰爭（一七五六—一七六三）結束後，建立了全世界最大的單一帝國。馬歇爾（P. J. Marshall）認為，大英帝國的擴張是十八世紀最重要的政治與經濟變化過程。[1] 雖然英國因為美國獨立戰爭（一七七五—一七八三）而失去北美十三州殖民地，但在南亞取得可觀的領土，並鞏固在加勒比海島嶼與南非的殖民地，以及在澳洲與其他太平洋地區建立起新的殖民地。除領土擴張外，當拿破崙戰爭於一八一五年結束時，英國也成為全球首屈一指的貿易國家，其貿易連結跨越了大西洋、印度洋與太平洋。荷蘭、葡萄牙與法國仍保有在亞洲、美洲與非洲的殖民地。雖然法國的殖民力量在七年戰爭後衰退了，但之前在十八世紀上半已經於北美洲、亞洲與非洲部分地區大幅擴大其殖民領域。法國在十八世紀下半繼續在聖多米尼克與伊斯帕尼奧拉等加勒比海島嶼擴張，也在印度洋的塞席爾（Seychelles）與模里西斯擴張。因此十九世紀早期有大量的歐洲軍隊、平民、貿易商旅、外交官遷徙定居於世界不同區域。

這樣的殖民擴張與移民引發關切。歐洲人能在炎熱的氣候下生存嗎？他們有辦法在熱帶地區生活和作戰以維繫帝國嗎？這可是個重大議題。第五章將會看到，在整個十八世紀不論是軍人或平民，歐洲人在殖民航程以及在屯墾區的死亡率一直都很高；帝國的未來繫於這個關鍵問題的解決。

種族問題是殖民主義的另一面向，這些關切在此取得其重要性。隨著殖民力量與權威的增加，歐洲人開始自命不同且優於那些如今為其所統治的人。因此，歐洲人在熱帶地區生存的問題，也連結到當時的種族觀念。隨著歐洲殖民地的擴張，氣候、地理與種族的概念開始主導歐洲的醫學、政治與經濟觀念。在十八世紀與十九世紀，就歐洲橫跨全球在亞洲、非洲、美洲與亞太等地區的遷徙模式之形成而言，這些問題都很重要。到了十九世紀中，由於這些關於種族與氣候的辯論而出現了兩種殖民遷徙類型：「非屯墾殖民地」(non-settler colonies），如南亞、東南亞以及下撒哈拉非洲；以及「屯墾殖民地」(settler colonies），如北美洲與南美洲、澳洲、紐西蘭、加拿大與南非。這兩種形式殖民地的區別，在十八世紀不是那麼明顯；那時歐洲人通常相信自己確實能夠在熱帶的亞洲與非洲定居。這是如何在十九世紀發生改變呢？

熱帶氣候與種族差異

氣候——尤其是熱帶氣候——在十八世紀的殖民擴張時期成為歐洲內科醫師、外科醫師與殖民行政官員的重大關切。就地理學而言，熱帶大致是介於北迴歸線與南迴歸線之間的區域。然而「熱帶」不僅是區域，還是歐洲文獻中廣受討論的醫療、文化與地理概念。這些討論召喚出對比鮮明的觀念，有時將熱帶描寫成繁茂豐饒之地，有時則將之描寫為過熱而腐敗的地方。可是到了十八世紀晚期，隨著歐洲人征服熱帶區域內部與偏遠之地，並試圖建立起居住區域，原本浪漫化的熱帶變得越來越黑暗。生活在熱帶國家所經歷的死亡、疾病與不舒適，似乎不再是墮落的奢華而是痛苦的試煉，甚至猶如遭到判處死刑。西印度與印度等殖民地的英國士兵因為瘧疾、各種型態的熱病、鼠疫與霍亂而有著高死亡率。

在有關熱帶的科學與醫學論述中，美學逐漸消失。十八世紀末，詹姆士·強森（James Johnson）的著作生動呈現歐洲人對於能否殖民印度並適應其氣候的悲觀。[2]種族多元起源理論（polygenic racial theories）的高漲結合了殖民的效應。隨著大多數熱帶區域受其主宰，如今歐洲人辨識出統治者與被統治者的根本差異，並相信歐洲的氣候、文化與體質遠優於非洲與亞洲。[3]隨著「亞洲霍亂」在一八三〇年代抵達歐洲，而認為熱帶區域——尤其是印度——是不清潔、不衛生與不健康的，社會與文化都落伍，才會產生出這樣的疾病。[4]

在此同時，「熱帶」一詞也失去在歐洲醫學與科學論述中的曖昧性。如今科學家與醫療人員以不同以往的醫學專門化與專業高姿態，來探討如何理解熱帶及其居民。[5]以這種科學的清晰性，連同更廣泛的文化觀、道德觀與氣候觀來描述世上廣大區域受到殖民的人口。所謂的熱帶如今還是世界上最深受疾病與貧窮危害的區域，上述的熱帶觀也仍伴隨著這樣的現實而依然存在。

種族差異的觀念也有同樣複雜的歷史。種族是一種古老的概念。雖然這個名詞在中世紀的歐洲語言中有多樣的用法，但通常是用來形容源自共同起源的人群、植物或動物。[6]直到十七世紀，種族一詞才幾近專門用來描述族群團體。在此同時，種族也開始連結到地理與氣候。十七世紀與十八世紀主流的種族單一起源觀念（monogenist ideas of race）影響歐洲人對熱帶風土適應（acclimatization）的提問。單一起源論的假說或學說認為，人類這個物種有著共同起源。德國醫師布魯門巴赫（Johann Blumenbach）與法國自然學者布豐（Comte de Buffon）等主張種族單一起源觀念的學者宣稱，亞當與夏娃是所有人類的共同祖先，人類膚色與身體外觀的差異來自於氣候、飲食與生活方式。[7]例如布魯門巴赫就用非洲人喜歡將嬰兒用帶子揹在背上，來解釋為什麼他們的鼻子形狀比較扁平；這是因為嬰兒的鼻子一直頂到母親的背部而壓扁了，而不是因為非洲人和歐洲人有先天的差異。[8]歐洲人相信既然人類是從同一個種族源頭演化而來，因此歐洲人能夠逐漸適應不同的氣候。主要的差別是環境健康或不健康，而不是熱帶地區與溫帶地區的差異。[9]

然而，此一單一起源環境論並不全然是種自由或平等的理念，而有內在的歐洲中心主義。例如，布魯門巴赫和布豐的單一起源理論認為，歐洲的氣候與種族特徵是常態或理想型，而其他的種族則是不同氣候與生活條件所導致的偏差。這點可清楚見諸對於非洲幼兒鼻子壓扁的解釋。[10]他們也相信人類主要或原本的膚色是白色，其他膚色是因為後來定居在較為炎熱的氣候而曬黑。

單一起源論觀念居於主導地位，並不意味十七世紀與十八世紀排除了種族區分或位階。隨著歐洲人在亞洲與美洲擴張其殖民地，他們意識到自身的種族與文化認同，並覺察到和其他人的差異。從哥倫布航向美洲時開始，歐洲人視其他種族與自己不同，有時甚至視之為「野人」（savages）。根據彼得．休姆（Peter Hulme）的看法，野性（savagery）一詞是歐洲殖民加勒比海初期的基本用語，因為加勒比海地區是歐洲和美洲最早接觸的地點。島嶼不馴的原初狀態震撼了西班牙人，而喚起野性的意象。西班牙人因此認定住在當地的人也同樣處於自然或是原始的狀態。此外歐洲人還相信加勒比海島嶼有著最根本的野蠻習俗：食人（cannibalism）。[11]西班牙人原本稱加勒比海原住民為食人族（西班牙文的*Canibales*），相信他們會吃人肉。這個名詞日後用來指稱任何吃人肉的人。

我不會討論將加勒比人（Carib）命名為食人族的做法是優或劣。重點是從十七世紀開始，加勒比海島嶼的居民在歐洲人看來就是個原始的種族，喚起人與自然的原初連結觀念。以奴隸身分被帶到此地大農場辛苦勞動的非洲人，因為反叛或是逃避折磨而逃跑，之後生活在島嶼上難以進入的森林深處，從而對這些地方的植物與草藥的認識遠勝過歐洲植物學家；歐洲遷居者也將他們視為野蠻人。在歐洲人的想像中，加勒比海的奴隸與植物相同，都是豐饒大自然的一部分，而為歐洲人所占有與剝削。

對牙買加的農場主隆恩（Edward Long）而言，牙買加的奴隸反映一種自然狀態，他們的婦女就和「母紅毛猩猩」一樣在生產時「從不呻吟尖叫」；他們「故意」用他們的「爪子」（手）吃生肉，「就和野獸一般兇猛」。隆恩認為奴隸對於島上藥用植物的知識是來自本能、未經雕琢，而這樣的知識也是奴隸不配擁有的：「野獸在本能上就是植物學家」，因此「在操作其本草時，並沒形成任何理論」。[12] 隆恩的解釋是，奴隸之所以得知自然的療癒性質，若非偶然，不然便是觀察其他動物而來，就像美洲印第安人透過觀察動物，學會以特定的草藥作為響尾蛇蛇毒的解藥。[13] 隆恩重述艾奎梅林述說的一段事蹟：西班牙移民在哥斯大黎加喜歡以射擊猴子來「自娛」。而注意到受傷的猴子會以樹上摘到的特定苔癬或是某種特定的止血蕈類來敷傷口，這能止住流血。猴子也會蒐集特定草藥在嘴內咀嚼，當成藥膏敷用。隆恩用這段插曲來說明，島上的猴子和奴隸所施行的醫療，同樣都依靠本能的悟性，原始而野性地熟悉自然。[14]

隨著農場經濟在十八世紀的成長，西印度群島與南美洲對種族與氣候的定義也連結到勞動。當地種植蔗糖、菸草、咖啡與棉花而不斷成長的大農場，使用非洲與美洲的勞工；歐洲人的辯解是這些種族更適合在熱帶從事艱苦的勞動。此一信念認為，由於這些種族來自熱帶地區，他們自然比歐洲人更適合在這樣的環境下工作；歐洲人則需要一段漫長的風土適應過程。歐洲人也將這些種族描繪成野人，適合艱苦的體力勞動；十八世紀的這種看法也強化了種族與勞動的連結。

非洲與亞洲早期的殖民屯墾模式，也可見到種族的因素。從十七世紀開始，美洲的殖民城鎮就被分為白城與黑城。[15]同樣地，英國和法國在印度的殖民城鎮如馬德拉斯、孟買、加爾各達以及朋迪治里，同樣也有黑城與白城。歐洲人居住的部分是白城，當地人居住的地方則是黑城。印度的白城與黑城各有其市中心與市場。殖民時代的馬德拉斯在一六六一年透過築起分隔牆，正式隔離黑城與白城。[16]一七五一年馬德拉斯強化防禦工事時，董事會下令城中的亞美尼亞人離開白人居住區，把房子賣給「歐洲新教徒」並遷居到外面的黑城。[17]這樣的種族居住模式背後也有其商業邏輯。讓各個分區彼此緊鄰，使得殖民政府能夠在城市中利用不同的技能、資本與主要社會群體，這既能完成其經濟目的又能提供政治正當性。[18]商業交易也承認「種族」這個範疇。十八世紀歐洲商人名片上的圖像，清楚反映出非洲人、美洲人與中國人明顯的身體差異。[19]

與這些種族觀念同時並存的是，歐洲人害怕在熱帶的熱度下適應當地食物與習慣，那會瓦解身體。在美洲的歐洲人害怕食用美洲印第安人的食物或「野人的垃圾」會導致性格異變，而削弱歐洲人的社會優越性。[20]

然而，此一時期主流的單一起源論並不認為種族特徵是固定不變的。歐洲人通常相信這些種族雖然不同且較為劣等，卻是其文化、氣候與地理因素的產物，可以透過改良他們的生活方式與飲食，以及引進歐洲的教育與宗教來加以「修正」。另一方面，這也產生了樂觀主義，認為只要適應地方氣候並採取當地的食物與習慣，歐洲人也同樣能夠在熱帶適應風土。這樣的樂觀主義也提供不同種族更多互動的機會，這段期間歐洲移民認為必須學習當地的文化、習俗與傳統。

這些風土適應的觀念關係到十八世紀歐洲對於熱帶或是炎熱氣候區域的態度。雖然歐洲人注意到熱帶地區有所不同，但他們通常不認為這些地區和歐洲有根本的差異，或是本質上就不健康、不適合歐洲人居住，「本質上差異」這類觀念要到十九世紀才變得更為主流。英國醫師，如曾經在十七世紀晚期造訪加勒比海的漢斯．斯隆，並不相信那裡的疾病和歐洲的疾病有根本上的差異。斯隆發現在牙買加遭遇的大多數疾病並不陌生，他的結論是疾病在不同氣候下的表現差異不大。[21]這段期間鼠疫和瘧疾在歐洲仍舊分布很廣，而且死亡率也仍很高。歐洲人甚至認為印度某些地方要比家鄉來得更為健康。要到十九世紀，當歐洲透過採用預防醫學而使得疫病減少之後，英國人才開始認為印度的氣候基本上和歐洲的氣候非常不同而且不健康。[22]

殖民主義與炎熱氣候的疾病

當歐洲人旅行到世界不同的地方，遭逢不同的氣候，歐洲醫師也重新修訂其傳統醫學理論，以便理解與解釋其所面對的疾病，特別是各種的「熱病」；重點是採用當地的療法與藥方，以及將歐洲與非歐洲的治療觀念融合在一起。因此歐洲的內科醫師與外科醫師對於當地的療法有很大的興趣，他們閱讀與翻譯在地的醫學文本，並且與當地醫師互動。最早以美洲疾病與醫藥為題發表著作的西班牙醫師莫納德斯，贊同採用當地的療法以及辣椒之類的當地食物來治療美洲當地疾病。他以新世界的植物進行實驗，並出版一部以這些植物為主題的醫學著作；葡萄牙醫師達柯斯塔（Da Costa）在亞洲亦是如此。[23]莫納德斯鼓勵將美洲植物引進到歐洲並運用於歐洲醫學，因此他是斯隆的先行者——斯隆在十八世紀初期將數種牙買加與美洲的植物引進英國。

歐洲的熱病理論在十六世紀開始出現重要的變化。這段期間醫師越來越將熱病和熱連結，包括身體的熱與外在環境的熱。[24]熱病是身體用來排除過多之熱的方法。這點在針對熱病寫下長篇大論的法國醫師尚．斐奈（Jean Fernel，一四九七—一五五八）的著作中最為明顯。斐奈認為不同類型的熱病位於身體的不同器官，但也將這些熱病連結到某些「玄性」（occult quality）。傳統是把注意力放在有毒的瘴氣，斐奈的觀念則轉變為將重點放在不同類型的熱病是由不同種的毒素所產生。他也將身體的敗壞聯結到外界產生瘴氣的腐敗作用。斐奈影響了十七世紀的英國醫師兼自然哲學家湯瑪斯．威利斯（Thomas Willis，一六二一—一六七五），威利斯的著作將熱病與環境中的瘴氣連結在一起。[25]這些醫師將熱病歸因於腐敗作用——動物與植物的物質腐敗導致致病的臭氣散發，可透過呼吸作用進入身體。[26]有關發酵與腐敗的這種看法，構成了對熱病的討論，以及稍後認定熱病和炎熱氣候有關的基礎。在炎熱氣候地區的醫師，特別是熱帶的醫師，注意到了當地腐敗作用進行快速，因此他們似乎很合理地認為，這樣的過程必然對疾病的產生發揮了關鍵作用。[27]

在英國醫學思想中，炎熱氣候與熱病的連結出自於十七世紀對希波克拉底著作《空氣、水與地方》（*Hippocartic corpus of 'airs, waters and places'*）的重新發明。湯瑪斯．席登漢（Thomas Sydenham，一六二四—一六八九）提出了歐洲熱病知識的清晰輪廓。他重振古老的希波克拉底觀念來解釋熱病與環境之間的關聯，因而常被稱為是「英國的希波克拉底」。[28]古典醫學的基本信念是體液和周遭元素的互動。希波克拉底醫學中的四種體液是血液、黃膽汁、黑膽汁和黏液，它們和土、水、火與空氣這四種外在元素互動。根據希波克拉底醫學著作，空氣代表了風與氣候的作用；水是雨水、雪和來自地底的泉水；地方則是人類居住的地點。希波克拉底醫學的追隨者相信，健康的秘訣在於保持體液和元素之間的平衡，人體健康有賴與環境的共生關係。瘴氣理論就是以這些原則為基礎，認為瘴氣是腐敗的有機物質所產生的有毒蒸氣，會汙染大氣，人體因為和環境的不和諧而引發疾病。

十七世紀開始，隨著殖民以及在不同區域越來越常遭遇到不同的熱病，席登漢出版於一六六六年的熱病著作《基於原創觀察所提出的熱病治療方法》（*Methodus curandi febres, propriis observationibus superstructa*），重申地理與環境在希波克拉底醫學中的根本重要性。席登漢認為氣候是理解腐敗熱（putrid fevers）的根本要素。他研究倫敦在一六六一年到一六七五年之間的疫病，詳細紀錄幾個親身觀察的案例。他也草擬最早有關氣象資料和疾病之關聯的科學研究，主張特定的熱病和疫病是由特定的大氣狀態的氣體發散（exhalations）所引起，不同的熱病是由不同的致病物質所導致，熱病是身體嘗試排除體內致病粒子的自然反應。席登漢創造出熱病與特定物質之間的連結。希波克拉底的空氣、水與地方如今對歐洲人有了新的意義，開啟解釋的可能：歐洲人在殖民地所經驗到的特定空氣、新而特定的水以及新的地方，導致特定的熱病。這標示了炎熱氣候之疾病理論的濫觴：經由創造出種族理論、疾病理論與氣候理論之間的連結而產生新形式的殖民醫學。

腐敗作用與瘴氣原本是普遍的觀念，但在十八世紀隨著歐洲殖民主義在熱帶的擴張，益發連結到炎熱的氣候，而具備了明確的特性。醫師們現在主張熱帶氣候和強烈的陽光加速腐敗作用，包括空氣、人體、植物與動物的腐敗，帶來炎熱氣候特有的瘴氣。在此一將腐敗熱病與炎熱氣候連結在一起的過程中，詹姆士・林德扮演重要的角色。在這段期間像林德這樣的海軍外科醫師，由於在帝國的不同氣候區域對於不同種類的熱病有豐富的經驗，而成為炎熱氣候之疾病理論的主要倡議者。[29]林德的《論歐洲人在熱帶氣候容易罹患的疾病》（*Essay on Diseases Incidental to Europeans in Hot Climates*），將腐敗現象與熱帶氣候牢牢連結在一起。林德這本書首度嘗試對炎熱氣候常見疾病的相關知識提出綜論，[30]他相信炎熱的氣候對歐洲人更為致命，熱帶極度的熱和潮濕引起腐敗與熱病。[31]根據林德的說法，身體的腐敗通常是由於曝露在腐敗臭氣所引起，這對歐洲人或是剛到熱帶的人影響最大。林德認為這種腐敗熱在西印度群島以及非洲的幾內亞海岸最為常見。[32]

儘管林德將腐敗疾病與炎熱氣候連結在一起，然而在某個意義上，其著作對於歐洲人在這些區域定居的可能性還是樂觀的。林德注意到歐洲人在熱帶地區生活遭受威脅，但相信在這樣的環境下還是能夠適應風土：「如果歐洲人剛來時沒有因為反覆罹患疾病而受到傷害的話，長時間下來，歐洲人的體質還是可以適應東、西印度的氣候。」[33]因此，雖然他認定熱帶是腐敗的區域，但並未辨識出居住不同地區的種族有任何本質上的差異。熱帶是腐敗的，但不是病態的（特別容易罹病或是疾病孳生之地），任何的種族都能適應那裡。

根據林德的看法，歐洲人剛抵達熱帶時容易罹患疾病，但透過更好的規畫、知識以及飲食和生活方式的改變，還是可以適應風土。這呼應了他提供給海軍的指引，協助新招募的士兵適應熱帶氣候風土。殖民定居需要一整大套的醫療、文化與社會實作，風土適應被認為是其中的一部分。像林德這樣的醫師相信歐洲人要適應熱帶風土，就必須熟悉當地的文化與慣常做法、食物、衣著和飲食。這樣的觀念在十九世紀逐漸轉變。

十九世紀的殖民主義與種族理論

派卻克・布蘭特林格（Patrick Brantlinger）認為，整個十九世紀有關帝國的英國文學與公眾論述充斥著一種憂鬱與黑暗感。[34]這點相當驚人，因為正如本書第七章到第九章所指出，正是在這段時期歐洲殖民主義達到其高峰。然而當帝國主義在亞洲與非洲擴張，對於取得如此龐大的領土，以及這會對歐洲人的身體與靈魂，乃至對受歐洲人統治的人在物質與道德層面會產生怎樣的作用，出現了日益強烈的焦慮。十九世紀的確是個對比強烈的年代。一方面，這是歐洲相對和平繁榮的時期，帶來各種觀念的滋長，像是自由貿易與自由放任、資本主義，以及工業生產與交通的技術革命、野心勃勃的殖民擴張，還有對於歐洲優越性日益強大的自信。另一方面，它的特徵是焦慮：對於帝國的脆弱、歐洲種族的弱點、失控與道德兩難都感到焦慮。也正是在這段時間，歐洲的住民感染了殖民地的疾病。從一八三〇年代開始，一波波的疫情出現在歐洲，而且歐洲人認為這是帝國的商業活動從亞洲帶來的。這些關於帝國的對立觀點見諸於種族的焦慮，以及對熱帶日益增長的恐懼。到了十九世紀，對於歐洲人適應熱帶的能力日益罕見樂觀。先前的貿易年代對於在世界上大規模移植人群與物種的殖民信心，如今甚為匱乏。

在印度服務的英國外科醫師詹姆士．強森，其著作明顯呈現這樣的觀念。強森的《熱帶氣候對歐洲體質的影響》（*Influence of Tropical Climates on European Constitutions*，一八一三），呈現出對風土適應的悲觀以及對殖民的批判；這點在林德及其他十八世紀醫學作者的著作中並不明顯。強森對歐洲人定居熱帶沒有很大的信念，他相信熱帶氣候會導致歐洲人的身體退化（physical degeneration）；他們會失去其種族特徵並呈現無感和怠惰；定居熱帶的歐洲人會變得消沉，後代則會成為種族上的退化者。強森的著作反映那個時代普遍的醫學思想，總結了歐洲人對於殖民熱帶地區和適應熱帶氣候的日益悲觀。強森的著作反映的是從疾病的氣候理論，走向疾病與種族的氣候決定論。當時典型的醫學意見將炎熱氣候視為病態，而非僅是不同或「酷熱」（torrid）。

在十八世紀結束時，法國有關氣候與種族的思想也出現類似的改變。早期的醫學思想家將克里奧化（Creolization）當作一種熱帶的風土適應模式，十九世紀的法國科學家則重新界定「克里奧性質」（Creolity），強調其負面。追索「克里奧」（Creole）這個字，有助於理解西班牙與法國殖民地早期的風土適應觀念。在十七世紀，西班牙人原先用這個字來指稱出生在美洲或西印度群島、或是歸化當地的歐洲人或非洲人的後裔。接下來的兩個世紀，這個字眼通常用來指稱殖民地的生活，並且意指殖民移居地風土適應與混種的各種面向，如種族混血以及適應當地的文化、習俗與技術。卡巴尼（Pierre-Jean-Georges Cabanis）這類十八世紀的法國醫師，反對克里奧身分與克里奧化。他們將氣候連結到道德與心智能力，認為風土適應與克里奧化會導致心智與道德的退化。[35]

另一方面，法國古生物學家居維業（Georges Cuvier）則將風土適應連結到演化。他的著作代表十九世紀多重起源論（polygenism）的某些主要特色。他引用基督教的新柏拉圖主義，論證每一物種都是上帝最初的創造物，是不會出現變化的。居維業認為環境的影響極為有限，強調物種的固定不變：種族之間的解剖學差異與測顱差異，顯示人類種族彼此截然不同。

醫學理論這些變化皆來自於十九世紀的氣候決定論與種族決定論。氣候在十九世紀的醫學理論中變成一個獨特而固定的範疇，將世界上特定地區的氣候視為是固定同質的，而且是該地區最主要的特徵。熱帶則被視為病態——換言之，本質上就不健康而充斥著疾病，歐洲則被視為是健康的，而且與熱帶根本不同。對地理固定性的想法以及將熱帶病理化，助長了非接觸傳染論（non-contagionist）的醫學理論在十九世紀興起。本書第五章對此會有更詳細的研究。非接觸傳染論者相信，疾病是其盛行區域之氣候與環境的產物；同樣的疾病在該氣候區之外就無法散播或傳染。

在這樣的理論架構下，人類在本質上就被視為是氣候的產物。特定氣候的居民在根本上就和其他氣候的居民不同。至此便將印度人和非洲人視為是和其本土氣候不可分的產物，歐洲人也是如此。氣候決定了人類的健康甚至道德性格，使得熱帶的種族懶惰而散漫，歐洲人則細心、具有觀察力且勤勞。這是現代種族觀念與種族主義的起源，其基本信念認為特定的種族天生在本質上就和其他種族不同。科學家如今相信且建議，歐洲人應該要避開這些種族及其氣候和環境，而非加以擁抱。對風土適應不再樂觀；主導貿易年代的那種自信，相信人群和物種能在全球開放移植的殖民初衷，如今也消失了。

帝國擴張因而面對的問題，是此一轉變以及現代種族主義興起的關鍵。十九世紀殖民主義以氣候與種族的觀念來界定這些改變。正如本書第七章所指出，歐洲帝國主義在十九世紀進行重大的擴張，特別是在非洲內陸。在十九世紀歐洲醫學與通俗想像中，整個下撒哈拉非洲有若獨特的地理氣候實體，這片大地充滿著濃密黑暗的森林和不健康的沼澤，歐洲人體質無法忍受其熱氣，草原充斥著昆蟲與害蟲，居民缺乏文明、進取心與理性。在此同時，歐洲人在殖民過程中受害於瘧疾這類疾病，認為這是非洲部分地區的風土病。十九世紀對非洲的殖民，就許多方面而言鞏固了環境與種族在歐洲思想中的連結。

這點和殖民的權力因素有關。在十九世紀，歐洲對這大片熱帶土地的殖民與統治，建立起統治者和受統治者之間根本的分隔。在這樣的過程中，殖民醫師和行政官員認為自己優於且完全不同於受統治者；在此同時，他們卻也苦於一種深沉的恐懼感和殖民焦慮，放棄採取當地的生活方式，而在殖民地再次認定乃至於發明自身獨特的歐洲生活方式。歐洲人現在相信，自己在身體上和文化上皆優於非洲人與印度人，小心翼翼地看待風土適應，認為這可能會導致「退化」。

對於這段歷史有兩則重要的但書。首先，就種族與風土適應的理論而言，在十八世紀與十九世紀之間不見得能截然二分。其次，種族觀念會隨著殖民地的不同而有所不同。在不同的殖民脈絡下，種族與風土適應的理論有不同的發展方式。歐洲人對非洲人的種族態度比對亞洲人來得更為明確，或至少是不同的態度。在殖民地工作的醫生之著作，尤其是那些在西印度群島大農場工作的醫師，意見也會不同於在歐洲工作的醫師。

儘管歐洲人和他者的種族區分日益僵化，「種族」仍舊是個相對不明確的字眼，在不同區域各自有別。印度在十九世紀對於種族的討論，更常指涉到的是體質而非皮膚的顏色。[36]體質的觀念則受到文化因素的形塑，像是飲食與儀式，而非只有醫學因素。同一時間在非洲，則很明顯認為非洲人的深膚色是種族的差異，也是一種遭到貶抑的特徵，而且至少在隱喻的層次上連結到想像中的黑暗大陸。詹姆士・強森用正面的態度看待印度人的皮膚色素，認為這使得印度人更能適應熱帶的炎熱與潮濕。因此，雖然種族觀念在十九世紀初變得更加同質化，但不同地區看待種族的方式仍有重要的差別。

十八世紀關於種族與風土適應的觀念，身在法國中心的布豐的觀念，就和西印度群島殖民地的醫師有所不同。十八世紀對於在加勒比海氣候下的歐洲人能否適應風土，法國殖民地醫師的看法一般而言較不樂觀。安東・貝當（Antoine Bertin）等殖民地醫師相信，安地列斯的氣候加速身體的退化。解決之道則是透過個人衛生以及養生法，保護身體免受環境侵害。貝當警告不要曝曬陽光、鼓勵節制飲食、喝檸檬汁以及穿適當的服裝，這些建議最終而言和英國醫師建議的風土適應養生法很相似。皮爾・巴雷赫（Pierre Barrère）這類的法國醫師則認為，非洲人的身體天生就和歐洲人不同，因此不鼓勵和奴隸發生性關係乃至在其他方面有所交往。在此同時，達吉爾（J. B. Dazille）等醫師則不用種族範疇來界定莓疹病與食土癖（dirt eating）等奴隸所罹患的疾病，而認為他們在大農場所承受的嚴酷體力勞動與生活條件導致了這些疾病。[37]

然而到了十九世紀中期，歐洲人更明確地以氣候與種族的劃分來區隔其他種族，這也決定了「屯墾殖民地」與「非屯墾殖民地」的區別。這段期間在北美洲、南非以及澳洲進行大規模的歐洲人移居。同時，歐洲人在熱帶則侷限於遙遠的山丘駐紮地、溫泉與衛生飛地（sanitary enclaves）。風土適應的努力並未消失，但特性改變了，以更為種族隔離的方式來界定。

這樣的種族焦慮持續到二十世紀，特別是在像澳洲這樣的地方。沃瑞克・安德森（Warwick Anderson）曾經研究，當澳洲從殖民屯墾社會再造為國族時，種族範疇與「白種」（whiteness）這個本質性的歐洲人範疇，如何在此一時期被發明出來。白種觀念是文化認同、種族認同與系譜認同的複雜混合。在十九世紀的澳洲殖民地，「白種人」通常意味著「英國人」。這樣的觀念在二十世紀發生改變，取得更加科學與生物醫學的性格。在病菌理論、熱帶醫學以及現代生物醫學的幫助下，科學家和公共衛生官員採取更為錯綜複雜的方法來評估白種人定居於炎熱氣候的模式與後果。與此同時存在的，是極度恐懼居住在澳洲更為溫暖的北部區域會白種退化，因此斷言澳洲是白種，以舒緩歐洲人的退化恐懼。屯墾者從原本以「英國」為主的身分認同，轉而宣揚「白種」是澳洲的根本性格。此一白種概念和「英國本色」（Britishness）截然不同，而是具有清楚的生物學意義。澳洲透過一套科學與醫學觀念來培養這些觀念。澳洲原住民在二十世紀成為生物學、醫學以及人類學研究者好奇的焦點。阿德雷德大學（University of Adelaide）提出的理論與實驗所得到的結論，認定原住民其實是白種人「遠古的」（archaic）一分子，應該將原住民加以融合，「在繁殖過程中淘汰掉」其低等的基因與「膚色」。這些研究促成了新的融合政策。[38]

在殖民移居地，風土適應是白人恆久的關切，麥可・奧斯朋（Michael Osborne）形容這是殖民的「根本」面。[39]歐洲帝國的未來有賴這個問題的解答。歐洲科學家、醫療人員、地理學者、行政官員、軍事人員與平民，探討歐洲人在炎熱氣候下生活的可能性與危險。這些問題在不同地區和不同文化之下各有歧異。從西印度群島到美洲、從澳洲到印度，其答案也各不相同。在歷時數世紀的辯論中，風土適應主要強調的面向也有所改變。在十七世紀的美洲，西班牙人和原住民揉雜生活在一個種族與文化交疊的世界。在馬來亞和印度則沒有屯墾殖民地那般規模的移民，平民與軍事人員、農場主與醫師在解殖之後都逐漸離開。十九世紀在澳洲昆士蘭，白人定居下來並且擔任甘蔗工人，強化了「白澳」（white Australia）的觀念與做法。白人移居者利用醫學與種族的觀念，伸張澳洲就是「白種」殖民地的觀念與現實，從而取代華人移民。風土適應的觀念在十九世紀出現深刻的改變。風土適應的看法從十八世紀到十九世紀間的改變，反映了這段時期殖民主義的歷史轉變，也顯示醫療理論決定了歐洲人在帝國的年代如何定位他人、又如何看待自己。

從十七世紀開始，隨著歐洲人旅行到世界不同地區，他們經驗了不同的氣候、遭逢到不同的種族，導致重新發明希波克拉底醫學對空氣、水與地方的觀念。席登漢相信，熱病是由環境因素所引起，導致將熱帶的熱病連結到熱帶的氣候與環境。這形塑了歐洲醫師接著展開的熱帶氣候疾病研究。然而在此同時，歐洲外科醫師的主要信念是歐洲人只要能夠逐漸適應並採納當地的食物、衣著與習慣，就有可能風土適應炎熱的氣候。這些觀念在十九世紀出現改變，此時的殖民地歐洲墾民、行政官員與醫師，自認為和其所統治的其他民族根本不同且更為優越。這時期對於歐洲人能否風土適應熱帶氣候看法悲觀。這種悲觀主義興起的原因包含醫學因素與帝國因素。種族多源論觀念的興起、種族隔離以及屯墾與非屯墾殖民地的建立，都支持了這樣的悲觀主義。因此在十九世紀帝國擴張的最高鋒，歐洲人卻感到種族焦慮以及對退化的恐懼，在熱帶非洲尤其是如此。唐恩・甘迺迪（Dane Kennedy）研究十九世紀的氣候辯論以及重新興起對熱帶氣候的關切，他指出，這是當時對於西方帝國主義的政治選擇及其限制的一種評論。有一系列的因素導致種族多源論的興起，像是不同種族屬於不同地方的觀念。[40]

結論

我們要如何從這段種族、氣候與殖民主義的歷史來了解種族主義的歷史呢？正如我們所見，歷史學者一般主張種族的概念在十八世紀到十九世紀之間出現重大的改變。在十八世紀儘管強烈覺察到種族的差異，基於種族單一起源論的觀念，對不同種族有較大的容忍。現代人類學與科學研究傾向於肯定種族的單一起源理論：人類種族有單一的源頭，或許就是起源於非洲。某些研究者甚至認為智人（*Homo sapiens*）是從南非某個洞穴中出現，進而散播到全世界，適應不同的氣候和地理條件。[41]

對人類單一起源的追尋，或許是受到當代多元文化和多元族群的理論與概念所驅使，因此也和這些理念更為相容而更加得到我們的接受。然而，人類種族的歷史要比單一起源論和多重起源論的觀念興衰來得更為複雜。人類種族單一起源的觀念無法解釋或消除人對人的剝削與邊緣化的問題，種族主義只是這個問題的一種特殊表現。一群人之所以受到另外一群人剝削、宰制與凌虐，通常是由於經濟、政治與社會因素。當歐洲人凌駕其他種族並以此自恃，「種族」在殖民主義時代乃至之後也就有了特定的樣態。在同一種族、宗教、部落與國族的內部，當一個群體或階級凌駕他人之上時，剝削與凌虐就會發生，而且會一直如此。因此，種族主義的歷史不只牽涉到種族本身的歷史而已。

種族的歷史以及歐洲人在熱帶的風土適應，也顯示權力與焦慮之間的密切關聯。恐懼與焦慮就內在於歐洲殖民主義的核心。殖民主義與種族主義的歷史反映權力與恐懼的交互作用；這段歷史有助於我們理解恐懼和焦慮通常就潛伏在權力與威權主義背後。這些因素決定了十九世紀歐洲殖民的屯墾政策和定居模式。恐懼、焦慮與權力導致美國的黑白隔離與南非的種族隔離體制，也界定了澳洲的移民政策與對待原住民的態度。

註釋

1 P.J. Marshall, *The Making and Unmaking of Empire: Britain, India, and America c. 1750-1783* (Oxford, 2005) and 'Britain and the World in the Eighteenth Century: I, Reshaping the Empire', *Transactions of the Royal Historical Society*, 8(1998), 1-18, 'II, Britons and Americans', ibid, 9 (1999), 1-16, 'III, Britain and India', *Transactions of the Royal Historical Society*, 10(2000), 1-16, 'IV the Turning Outwards of Britain', *Transactions of the Royal Historical Society*, 11(2001). 1-15.

2 Mark Harrison, '"The Tender Frame of Man": Disease, Climate, and Racial Difference in India and the West Indies, 1760-1860', *Bulletin of the History of Medicine*, 70(1996), 68-93.

3 Dane Kennedy, 'The Perils of the Midday Sun: Climatic Anxieties in the Colonial Tropics', in MacKenzie (ed.), *Imperialism and the Natural World*, pp. 118-40.

4 Valesca Huber, 'The Unification of the Globe by Disease? The International Sanitary Conferences on Cholera, 1851-1894', *The Historical Journal* 49 (2006), 453-76.

5 Julyan G. Peard, *Race, Place, and Medicine: The Idea of the Tropics in Nineteenth-Century Brazilian Medicine* (Durham, NC, 1999).

6 對於古代以來西方思想的種族主義觀的詳盡分析，參見Ivan Hannaford, *Race: The History of an Idea in the West* (Washington, DC, 1996).

7 Schiebinger, 'The Anatomy of Difference', p.394.

8 同前註，p.393。

9 Harrison, *Climates and Constitutions: Health, Race, Environment and British Imperialism in India 1600-1850* (Delhi, 1999), p. 123.

10 Schiebinger, 'The Anatomy of Difference', p.394.

11 Peter Hulme, *Colonial Encounters; Europe and the Native Caribbean, 1492-1797* (London & New York, 1986), p.3.

12 Edward Long, *The History of Jamaica; Or, General Survey of the Antient and Modern State of that Island: White Reflection on its Situations, Setterments, Inhabitants; In Three Volumes* vol. 2 (London, 1774), pp. 380-2.

13 同前註，p.380。

14 同前註，p.381。

15 Jane Landers, 'Gracia Real de Santa Teresa de Mose: A Free Black Town in Spanish Colonial Florida', *The American Historical Review*, 95 (1990), 9-30; Farhat Hasan, 'Indigenous Cooperation and the Birth of a Colonial City: Calcutta, c. 1698-1750', *Modern Asian Studies*, 26 (1992), 65-82.

16 Henry Davison Love, *Vestiges of Old Madras 1640-1800, Traced From the East India Company's Records Preserved at Fort St. George and the India Office, and From Other Sources*, Vol. 1 (London, 1913), p.387.

17 Chakrabarti, *Materials and Medicine*, p.93.

18 Susan M. Neild-Basu, 'Colonial Urbanism: The Development of Madras City in the Eighteenth and Nineteenth Centuries', *Modern Asian Studies*, 13 (1979), 217-46, p.246.

19 參閱 Elizabeth Kim, 'Race Sells: Racialized Trade Cards in 18th-Century Britain', *Journal of Material Culture*, 7 (2002), 137-65.

20 Trudy Eden, *The Early American Table: Food and Society in the New World* (Dekalb: IL, 2010/2008), PP.20-1.

21 Wendy D. Churchill, 'Bodily Differences? Gender, Race, and Class in Hans Sloane's Jamaican Medical Practice, 1687-1688', *JHMAS*, 60 (2005), 391-444.

22 Mark Harrison, "'Tender Frame of Man'".

23 Karen Ordahl Kupperman, 'Fear of Hot Climates in the Anglo-American Colonial Experience', *The William and Mary Quarterly*, 41 (1984), 213-40.

24 關於歐洲人初期的熱帶熱病遭遇，詳細的說明參見Harrison, *Medicine in an Age of Commerce*, pp. 28-63.

25 同前註，pp.37-38。

26 Iain M. Lonie, 'Fever Pathology in the Sixteenth Century: Tradition and Innovation', *Medical History*, Supplement (1981), 19-44, pp.28-34.

27 Harrison, *Medicine in an Age of Commerce*, pp.64-74.

28 Gordon Low, 'Thomas Sydenham: The English Hippocrates', *Australian and New Zealand Journal of Surgery* (1999), 258-262.

29 Geoffrey L. Hudson (ed.), *British Military and Naval Medicine, 1600-1830* (Amsterdan & New York, 2007), pp.3-4.

30 James Lind, *An Essay on Diseases Incidental to Europeans in Hot Climates with the Method of Preventing Their Fatal Consequences* (6th edition, London, 1808), pp.91-4.

31 同前註，pp.10-12。

32 Lind, *An Essay on the Most Effectual Means of Preserving the Health of Seamen, in the Royal Navy* (2nd edition, London, 1762), p.49.

33 同前註，p.114。

34 Patrick Brantlinger, *Rule of Darkness: British Literature and Imperialism, 1830-1914* (Ithaca & London, 1988).

35 Eric T. Jennings, *Curing the Colonizers; Hydrotherapy, Climatology and French Colonial Spas* (Durham, NC, 2006) p.11.

36 Arnold, 'Race, Place and Bodily Difference in Early Nineteenth-Century India', *Historical Research*, 77 (2004), 254-73.

37 Sean Quinlan, 'Colonial Encounters; Colonial Bodies, Hygiene and Abolitionist Politics in Eighteenth-Century France', *History Workshop*, 42 (1996), 107-26.

38 Warwick Anderson, *The Cultivation of Whiteness: Science, Health and Racial Destiny in Australia* (Carlton South, Victoria, 2002).

39 M. Osborne, *Nature, the Exotic and the Science of French Colonialism* (Bloomington, 1994), p. xiv.

40 Kennedy, 'The Perils of the Midday Sun'.

41 Chris Stringer, *The Origin of our Species* (London & New York, 2011).

CHAPTER 5 帝國主義與疾病的全球化

貿易的年代是個全球移動的時代，移動者包括人類、植物標本、動物、觀念、文化與疾病。主要的人群移動始於西班牙人與葡萄牙人的橫越大西洋，法國人、荷蘭人與英國人接踵而至，陸續遷移到南美洲與北美洲各地定居。他們也帶來充當奴隸的非洲人，在新世界建立不久的蔗糖、可可、菸草與棉花大農場工作。另一波主要的移民是十八世紀與十九世紀的歐洲人，前往亞洲與非洲的熱帶殖民地，或是前往澳洲、加拿大、南美洲與紐西蘭的屯墾殖民地。我們可以在這些全球移民看到現代多種族社會與多元文化經驗的根源；另一方面，這場全球大移動也帶來重大的人命代價，數以百萬計的生命喪失在航程中或是新的殖民遷居地。疾病是全球人類移動中不受歡迎的旅伴，此一人群移動最災難性的影響發生在美洲原住民身上。歐洲人與非洲人在十六世紀橫跨大西洋時感染了美洲印第安人，使得後者死於天花、麻疹與傷寒等疾病。據估計在哥倫布航行之後，美洲部分區域有高達百分之九十的原住民人口滅亡；人口密集區域疾病能夠快速散播，死亡率也最為劇烈驚人。

本章在殖民史的四個不同脈絡下檢視疾病的傳播：首先是舊世界的疾病在十六世紀傳播到新世界；其次是歐洲人與其他種族的死亡率在十八世紀升高；第三是十九世紀針對霍亂從亞洲殖民地傳播到歐洲，以及要如何加以控制的政治爭議與醫學辯論；最後則是從殖民主義初期到二十世紀黃熱病跨越南北美洲的傳播史。這四段不同插曲反映了人類與疾病之殖民遷徙的四個不同實例，凸顯出移民只是這個故事的一部分，遷徙區域出現的社會、經濟與文化後果亦同等重要。透過這幾個遷徙與疾病的歷史，我們對於殖民主義本身的歷史可以有更多的了解。

從歷史裡可以看到疫病何時爆發的描述。傳染病流行原本就會感染大量人口與社群，傳播區域廣闊並且會傳播到不同的氣候與地理區位。因此傳染病流行的歷史讓我們得以理解更加深廣的社會、經濟、政治與文化的歷史如何導致疾病與死亡，也有助我們了解同樣的疾病如何以不同的方式影響不同社群。我在本章將探討兩種過程：帝國主義如何導致疫病的全球傳播，對疫病的控制又如何成為帝國擴張的重要理由。

在現代全球帝國的年代之前，疾病就已經隨著移動的人群而橫跨遼闊的地理區域，拉杜里（Emmanuel Le Roy Ladurie）提出「疾病統一全球」（Unification of the Globe by Disease）的觀念，以解釋歷史上疾病如何伴隨著兩種因素：首先是人類的移動、經濟與社會的變遷，以及人類更加密切的接觸；其次是發生疾病流行的國家的社會與經濟狀況。拉杜里舉的例子是一三四七年到一三四八年的黑死病，起源於中國，但很快就傳播到歐洲。瘟疫傳播為何會在這個時候橫跨歐洲與亞洲？根據拉杜里的看法，答案在於這段期間發生了更大的經濟與社會轉型，一二〇〇年到一二六〇年之間，在成吉思汗及其後繼者的統治下，蒙古強化了亞洲與俄羅斯等歐洲部分地區的政治與貿易連結，建立起新的貿易路線。成群的旅行者穿越這些路線，經由中亞將中國的絲綢帶到君士坦丁堡的市場，透過中國人、蒙古人、歐洲人與阿拉伯人等不同人群的接觸，建立起拉杜里所謂的「細菌的共同市場」和「疾病的共同體」。一三四六年韃靼軍隊罹患瘟疫的士兵傳播了病原，首先傳到東歐，接著透過地中海在一三四七年到一三四八年間傳到西歐。根據拉杜里的說法，這助長了歐洲在一三〇〇年到一六〇〇年之間的瘟疫傳播。

另一方面，歐洲存在著瘟疫散播的理想條件，這是因為中世紀以來的都市化促進了人群的密集居住。在擁擠的地方，帶原瘟疫的老鼠可以在衣物、地毯與容器中隨著人們旅行。歐洲有數個地區，尤其是法國，在十三世紀經歷了人口的成長，導致森林砍伐和柴火缺乏，嚴酷的寒冬、食物短缺與飢荒加劇侵襲人們，越來越多的人擁擠聚居於陋屋。拉杜里將歐洲的瘟疫傳播形容為「貧窮、骯髒與雜居的文化所帶來的後果」。[1]疫病對窮人的影響遠超過富人，導致富人將窮人汙名化為疾病的帶原者，這點頗類似於日後霍亂的情況。

下一個瘟疫大遷徙是隨著西班牙對阿茲特克與印加帝國的大征服，而從歐洲跨越大西洋。根據拉杜里的說法，這導致微生物統一了大西洋兩岸的世界。他的分析有助於我們理解，疾病的傳播發生於重大的人類遷徙、經濟變遷以及社會與經濟不平等惡化的時候。這是重要的架構，可以幫助我們理解為了殖民而發生的移民、經濟轉型、新貿易路線的建立以及原住民社會與經濟遭受的摧殘，如何導致殖民時期疾病的流動。

「處女」身體中的天花：疾病與美洲印第安人人口減少

舊世界疾病引進到新世界原本孤立的社群，導致災難性的毀滅。[2] 一批疾病從舊世界散播到新世界，像是麻疹、百日咳、水痘、鼠疫以及最嚴重的天花，而美洲印第安人族群對這些疾病是沒有免疫力的。[3] 儘管已經確認美洲印第安人社會在一四九二年之後出現人口崩毀，但因為很難確定在哥倫布抵達之前的人口數，所以也很難精確斷定人口減少的程度。疾病很可能比征服者的軍隊來得更快，社群在此之前可能已感染了舊世界疾病，導致對美洲印第安人人口的估計在無意間變得不精確。[4] 對前哥倫布時代人口數量的估計差異很大，從八百萬人到高達一億一千萬人都有。[5] 估計越高就表示原住民的人口、文化生活與社會習慣受害越大。此外，如果人口數有超過一億的話，那麼區區數千名征服者就不太可能導致如此急速的人口下降，如此一來合乎邏輯的推斷，便是流行病學因素對原住民人口的健康與社會生活造成最根本的影響。

歷史學者對於人口減少的幅度有爭論，但一般都接受哥倫布航程之後的一百五十年間，美洲原住民社會平均約有百分之八十至九十的人口死於疾病。也有一些證據顯示這如何影響其社會生活；當時的西班牙觀察者經常評論，當天花這類毀滅性的舊世界陌生疾病襲擊美洲原住民社群時，其家庭與社群就失去照護功能。有經驗的美洲印第安人治療者完全不熟悉舊世界的疾病。因此當疫病到達臨界點時，常會有許多治療者逃之夭夭，導致其衛生體系崩潰。[6]

李維巴希（Massimo Livi-Bacci）從另一個不同的觀點，挑戰所謂的「流行病學典範」，或是只把焦點放在天花與其他疾病所帶來之破壞的「單一因素」解釋。他認為美洲印第安人社會極不可能受害至完全滅絕，或是完全喪失其社會體系。[7]他強調因為缺乏量化的證據，要對人口減少做精確的估計極為困難。李維巴希宣稱，歷史學者對於疫病與死亡率的估計極端而不真實，因為可能有相當比例的人由於機率或是在第一波疫情後取得免疫力而免於感染，這是歷史學者所沒有考量到的。

李維巴希主張，當時的紀事顯示除了疾病之外還有各種因素導致人口減少，像是環境破壞、森林砍伐以及歐洲帶來的牲口的影響、耕地被西班牙人占領，以及接著而來的食物供應減少、戰爭、社會動亂、強迫移民以及勞動力缺乏。對於西班牙殖民美洲印第安人社會所帶來的衝擊，李維巴希提出更完整的圖像。在加勒比海島嶼的某些地方，人口甚至在疾病來到之前就開始減少，因為西班牙人殘酷地追求黃金而殺害與奴役當地人，導致原住民生計衰退、饑荒與死亡。他表示新世界不同地方經歷了不同程度的人口減少，受害最嚴重的是加勒比海島嶼以及秘魯與墨西哥的海岸地區，這些地方的人口到了一五五〇年已幾近滅絕，南美洲內部低地區的人口則生存下來，但是遭到奴役而在大農場從事種植。另一方面，巴拉圭原本在十七與十八世紀受到耶穌會傳教士保護的當地人口，在十八世紀因為耶穌會的瓦解而受害，導致人口減少。

舊世界疾病的生態與經濟衝擊，可說根本地改變了新世界原住民的生活。例如，美洲印第安人因為躲避疾病而暫時放棄土地，接下來西班牙牧人占領了該土地，完全改變了原住民社會。美洲印第安人社會被侷限於邊緣的土地，這不只減少他們種植基本食物的能力，也對當地原住民人口的多寡造成不良影響，增加印第安人對歐洲人的社會依賴。印第安人社群失去土地之後經常淪入赤貧，而接受西班牙傳教士或農人的保護，他們的社會生活也跟著改變。

舉一個顯著的例子，如果不是因為城邦國家特拉斯卡拉（Tlaxcala）提供西班牙人軍事協助，或者更重要的是如果該地區沒有天花的爆發，西班牙人是不太可能攻陷阿茲特克帝國及其位於墨西哥的首都特諾奇提特蘭（Tinochtitlan）。[8] 如同一五一九年抵達中美洲的西班牙征服者科爾特斯（Hernán Cortés）及其許多追隨者所說，首都特諾奇提特蘭不只壯麗而且運作良好，理論上／這座城市的位置應該有利於抵抗一五二一年發動攻擊的小規模西班牙遠征軍。然而，阿茲特克人的說法則見證了疾病的殘害使得該城無法防禦，阿茲特克人說他們的「斷茅散落在街上」，而且「罹患了如此可怕的疾病，以至於沒有人能夠行動或走路」。[9]疾病，尤其是天花，乃是「征服者最佳盟友」，這個斷言的可信度由此可徵。[10]一四九二年之後的哥倫布大交換引入舊世界的疾病，導致特諾奇提特蘭的統治階級群龍無首與社會秩序崩潰，而讓歐洲人得以宰制。[11]

在印加帝國可以明顯看到美洲原住民的社會秩序崩解。阿茲特克帝國瓦解之後，印加帝國淪為天花的犧牲品，因為疾病能透過既有的貿易網絡而深入其領土。[12]有人認為天花殺死了印加帝國的領導者瓦伊納·卡帕克（Huayna Capac）及其子嗣，造成漫長而激烈的內戰，使得印加社會的政治結構與社會網絡崩潰。[13]內戰也對原住民人口健康有顯著的衝擊。例如在阿雷奎帕（Arequipa），戰爭期間耕地的荒廢導致人口快速減少。[14]此外，針對一五七三年祕魯男女比例的研究清楚顯示男人短缺，這可能反映二十年前才結束的內戰所帶來的損失。[15]總而言之，雖然疾病或許不一定總是直接對印第安人的健康與社會生活造成不良作用，但仍舊會引起經濟與社會的不穩定和內戰，後者是印地安人社會遭到快速或慢性破壞的原因。

接下來的三個世紀，從非洲運送了約一千五百萬名奴隸到美洲，以填補美洲印第安人人口減少所造成的缺口。十七世紀的西班牙人以及接下來在此地定居的英國人和法國人，由於試圖引進大農場而深刻地覺察到此一缺口。非洲移民將瘧疾與黃熱病等疾病帶到美洲，導致許多群體死亡，尤其是在熱帶低地；這些人沒有機會發展出免疫力來對抗非洲疾病與歐洲疾病的同時攻擊。在大安地列斯群島（Greater Antilles）人口密集居住的區域，死亡率最為急遽驚人；西班牙人最早在此地登陸，也最早將非洲奴隸帶到此地。南北美洲大陸的印第安人則情況比較好些，小安地列斯群島的加勒比人也一樣，雖然他們到了十七世紀也幾乎完全消失。就這個例子而言，孤立似乎保護他們免於同時遭受所有舊世界疾病的攻擊。至於中美洲、哥倫比亞與安地斯山脈的高地人群，較為涼爽的環境防止了瘧疾與黃熱病的散播。因此雖然這些人群在十六世紀與十七世紀部分時間經歷了急遽的人口下降，但仍能挺住並且在取得新的免疫力之後終於恢復人口數量。流行病學因素導致熱帶美洲某些最佳農耕地區的人口減少，讓歐洲人得以剝削這些資源。將生產的中心設置在美洲熱帶，是因為那裡的土地任人取用，而且這些土地要比歐洲任何的土地都更加適合密集農業。美洲之所以在西班牙人征服之後人口減少，不只涉及疾病和遷徙，也涉及更大的社會、經濟、文化與生態之轉變。

對於美洲人口減少的研究，有助於我們理解殖民史上另一個較為陌生但同樣具有毀滅性的人口減少例子——太平洋島嶼的玻里尼西亞人人口。根據最保守的估計，當地人口從一七九〇年的二十五萬人，減少到一八九〇年的五萬人。因此該地區原住民人口在歐洲強權殖民期間減少了百分之八十。這讓殖民者在占領該地區以及剝削土地及其他資源時，就如同西班牙人在美洲一般取得了決定性的重大優勢。史帝芬·庫尼茲（Stephen Kunitz）的論點和李維巴希的論點相似，認為疾病不是玻里尼西亞島嶼人口減少的唯一因素，甚至也不是最重要的因素。庫尼茲認為更重要的是「屯墾者資本主義」（settler capitalism）的衝擊——先是殖民的部隊，接下來則是具有高度移動能力而沒有土地的歐洲人，這些人占領了原住民的土地與其他資源，導致原住民社群的經濟與社會混亂。由於歐洲接觸和遷居這些島嶼的性質不一，不同島嶼也經歷不同的人口減少模式。[16]在這兩個大規模人口減少的例子當中，核心因素是對土地和其他資源的殖民飢渴，開啟了社會與經濟的動盪、飢荒、生育率下降、疾病、貧窮與進一步喪失土地的循環。

十八世紀的殖民遷徙與死亡率

在殖民旅程和遷徙中，歐洲人自己也是疾病的受害者。從十七世紀開始，大量的歐洲水手和商人進入「新的流行病學區位」（new epidemiological zones），他們在殖民不久的領土染上前所未知或是不熟悉的疾病。[17]前往熱帶地區的歐洲人在旅途中和在新殖民地的死亡率，是在歐洲的七倍。[18]如我們在第三章所見，這使得在帝國架構下建立醫療紀律成為當務之急，否則歐洲主要強權是沒有希望在世界各地殖民地有效安頓下來。

在跨大西洋的旅程中，深深受害於可怕的死亡率與罹病率的另一群人，是奴隸貿易所販賣的非洲人。歷史學者搜尋奴隸制度草創時的經驗與後果，令人恐懼的「中途航程」（Middle Passage，從非洲跨越大西洋前往美洲的旅程）近來吸引了可觀的史學注意力。

一艘奴隸船平均會從非洲載運三百名奴隸前往西印度群島，但由於證據晦暗不明，很難清楚了解船上奴隸與船員的死亡率。許多奴隸船由於氣候惡劣、奴隸反叛以及船難，從未能抵達美洲大陸或西印度群島。這些船隻及其人類貨品受苦的故事，大多湮滅在歷史中，使得我們對這段過去的理解有很大的漏洞。儘管如此，克萊恩（Herbert S. Klein）與恩格曼（Stanley L. Engerman）對於奴隸船上的奴隸死亡率進行了龐大的統計分析。他們的發現指出，跨大西洋的奴隸船死亡率要比同一時期其他越洋船隻高出許多。在一五九〇年到一七〇〇年間的死亡率是百分之二十點三，在一七〇一年與一七五〇年之間死亡率稍微下降至百分之十五點六，死亡率真正的降低發生在十八世紀的最後二十五年。在一七五〇年到一八〇〇年之間，全歐洲奴隸船的奴隸死亡率是百分之十一點八，而到了一八二〇年則降到百分之九點一。死亡率降低的原因包括這段期間限制每艘船隻載運奴隸的數目、船上配備外科醫師，以及提供獎金給達成較低死亡率的船長。[19]

漢斯（Robin Haines）以及斯洛摩維茲（Ralph Shlomowitz）蒐集了一組從十五世紀晚期到二十世紀初期，全球海上旅程死亡率模式的龐大資料。[20]他們的分析提供了涵蓋不同團體與種族的各種全球遷徙統計數字（參見表五．一）。

從前述的統計表我們可以得出兩個廣泛的結論，首先死亡率在十九世紀整體下降；其次，階級和種族是全球死亡率中的重要因素，而十八世紀到十九世紀的死亡率下降在歐洲人身上最為明顯（L，M，N以及O），這顯示醫療科學以及衛生的改善確實降低了死亡率。這樣的進步以及海上航程的一般條件，都是因階級與種族的不同而有所差異，有時這是相當巨大的差異。歐洲人當中較為貧窮的階級，像是來自英國而被流放到美國的罪犯，其處境常和來自非洲的奴隸一樣悲慘；至少在十八世紀初期是如此（F）。另一方面，不論在十八世紀或十九世紀，死亡率最高的是中國、印度與非洲的勞工（R以及U）。

非洲人是海上航行最大的受害者，不論是在十七世紀到十八世紀淪為奴隸，或在十九世紀擔任契約勞工皆是如此（A，B，P以及Q）。非洲人遷徙到新世界時暴露於新的疾病，特別是肺結核、肺炎、麻疹、流感、天花以及痢疾；這些疾病並不常見於下撒哈拉非洲。這些疾病的低度本土流行意味著奴隸在他們童年時，並沒有建立起對這些疾病的免疫力，而是在他們被迫從家園前往非洲海岸的途中、拘留於海岸邊的奴隸收容所時、或是

表五・一｜一四九七年到一九一七年間海上航程的粗死亡率（crude death rates，CDRs）。

	航行的性質	期間	航行次數	平均航行時間（日）	每月的千分之一粗死亡率
A	前往美洲的奴隸	1680-1807	728	67	50.9
B		1817-43	591	43	61.3
C	前往巴達維亞的荷蘭人	1620-1780	3914	218	15.3
D	前往印度的葡萄牙人	1497-1700	1149	180	20.4
E	由印度出發的葡萄牙人	1497-1700	781	200	25.1
F	前往北美洲的英國罪犯	1719-36	38	60	56.5
G		1768-75	12	60	12.5
H	前往澳洲的英國罪犯	1788-1814	68	174	11.3
I		1815-68	693	122	2.4
J	前往費城的德國移民	1727-1805	14	68	15.0
K	歐洲移民前往				
L	1.紐約	1836-53	1077	45	10.0
M	2.澳洲	1838-53	258	109	7.4
N		1854-92	934	92	3.4
O	3.南非	1847-64	66	75	4.8
P	前往西印度群島的非洲契約勞工	1848-50	54	29	48.7
Q		1851-65	54	29	12.3
	前往模里西斯、納塔爾、西印度與斐濟的印度契約勞工				
R	1.來自加爾各答	1850-72	382	88	19.9
S		1873-1917	876	65	7.1
T	2.來自馬德拉斯	1855-66	56	62	5.6
U	前往美洲的中國契約勞工	1847-74	343	116	25.5
V	太平洋島嶼的契約勞工前往				
W	1.斐濟	1882-1911	112	117	3.6
X	2.昆士蘭	1873-94	558	111	3.0

資料來源：Robin Haines and Ralph Shlomowitz, 'Explaining the Modern Mortality Decline: What can we Learn from Sea Voyages?', *Social History of Medicine*, 11 (1998), 15-48, p 23.

在中途航程，或是當他們抵達美洲與加勒比海島嶼時，才遭遇到這些疾病。非洲奴隸和勞工出航前的營養不良狀況，可能會降低他們對疾病的抵抗力。我們也必須謹記，國際遷徙可能會增加心理壓力，而這又可能會對營養以及死亡率產生影響。這點明顯見諸英屬加勒比海奴隸社會俗稱食土癖（dirt-eating）的常見疾病。食土癖又稱為非洲惡病質（Cachexia Africana），指的是奴隸經常會吃烤過的黏土餅（又稱為aboo）。歐洲外科醫師對此沒有定論，各有不同的解釋。大多數醫師認為這是一種起源於非洲、由奴隸所帶過來的疾病。有些人則認為這是加勒比海奴隸制度的產物，是大農場生活、艱苦勞動以及不良飲食所帶來的身體與心理的衝擊所造成。[21]西印度群島的外科醫師夏農（R. Shannon）認為，這種身體的症狀有其情感根源，是由絕望與思鄉所引起：「他們〔奴隸〕起先是因為其他的動機而沉溺於『吃土』，像是對當下處境的不滿以及求死的慾望，以便能夠回到自己的國家；因為他們知道這種作法最後總是會毀了自己。」[22]吃土一直被視為是一種「營養不良疾病」（deficiency disease），由營養缺乏或是憂鬱所引起，無論如何，此一疾病深刻連結到奴隸的處境。[23]

這些所有因素相加，帶來了非洲奴隸極高的死亡率。其他的移民團體也受新的疾病所害，像是被招募到萬那杜（Vanuatu）與所羅門群島的大洋洲島民。這些「處女」（virgin）人口之前並未暴露於歐亞大陸其他的傳染病。

十八世紀晚期黑人與白人死亡率下降情況不同，這個對比源自於經濟因素和重商主義因素。經濟上來說，對西印度群島的農場主而言，相較於安頓和餵養奴隸家庭以鼓勵他們繁殖，購買新的奴隸還比較便宜。[24]在此同時，如我們在第三章所見到，照顧歐洲士兵的衛生與健康，成本低於招募新兵。

正如表五．一明顯指出，英國不是唯一在鞏固其帝國的過程中，受到外來疾病與感染重大衝擊的早期殖民強權；荷蘭、法國、西班牙與葡萄牙同樣在長程航行中苦於疾病與長期缺乏醫療物資。十六世紀荷蘭的數據顯示，其奴隸貿易網絡的死亡率大約是每運送六名奴隸就會死去一名。在一五〇〇年到一八五〇年之間，由荷蘭船隻運送橫跨大西洋的五十五萬名非洲奴隸當中，大約有七萬五千名死在船上。[25]

從十八世紀到十九世紀，歐洲的死亡率急遽下降。不只歐洲本土的死亡率下降，移居海外的歐洲人死亡率甚至出現更戲劇性的下降。英格蘭從一八六〇年代晚期開始，死亡率的下降首先出現在年輕成年人以及年紀較大的兒童身上。嬰兒死亡率在二十世紀初開始長期的下降。在此一死亡率轉型之前，一八四〇年代到一八六〇年代之間，英國部隊就已經出現顯著的死亡率下降，不論是駐紮本土或海外的部隊皆然；其中非戰鬥部隊出現了百分之五十八的死亡率下降；更早之前某些海上航行的人群，特別是流放罪犯前往澳洲的航程，從一八一五年起就出現了死亡率下降。歷史學者科廷將此歸功於部隊所採取的預防措施：更容易取得乾淨的飲水、改善垃圾汙水棄置、軍營較不擁擠且通風較為良好、在受到疫病威脅時將殖民地的部隊調到山丘營區，以及在非洲與亞洲更廣泛使用奎寧來治療瘧疾。從一八七〇年代到一八九〇年代，軍事醫學、熱帶醫學與熱帶衛生學發生革命性的改變。根據科廷的說法，這對歐洲與世界其他地方的流行病學關係（epidemiological relationship）造成深遠的改變。在此之後，歐洲人能夠在遠低於從前的風險下自由進入熱帶世界，為殖民的壯人提供更多動力。[26]

然而，認為藉更好的醫療之助達成低死亡率進而幫助了殖民擴張，而輕率地將死亡率下降連結到殖民主義，是有其危險的。這樣的史學取向偏好將醫療視為是殖民擴張和現代戰爭的決定性因素，尤其將之視為殖民戰爭的決定因素。一些史家認為，英國與其他歐洲國家從十八世紀到二十世紀的現代化與軍事成功，現代醫學居間發揮了重要的作用。[27]這些史家強調的因素包括對資源做更好的管理、聘用更多的醫療人員、更有效率、對疾病更加了解、採用預防性治療，以及醫療人員更加專業化與專業主義。[28]

要理解疾病控制如何關係到西方帝國的鞏固，以上所述都很重要；但也必須謹記，在十七世紀與十八世紀，殖民地的醫學設施仍舊簡陋，並未帶來任何顯著的死亡率下降。儘管如此，此一時期西班牙、法國與英國仍展開重大的殖民擴張，特別是在印度以及美洲。[29]正如前面討論的美洲殖民以及在第七章討論的非洲案例，死亡率和殖民兩者的關係通常恰是相反：殖民擴張提供了資源，改善了歐洲軍方與平民的物資供應，從而導致死亡率的改善。

「亞洲」霍亂的全球傳染

十九世紀的衛生變遷史，引導我們從另一個問題意識來檢視疾病與移民，我們將透過霍亂的歷史以及歐洲檢疫制度和預防醫學的歷史來加以探討。對來自亞洲的船隻進行強制檢疫的政策，特別是在十九世紀為了預防流行性的「亞洲」霍亂傳播到歐洲，包含了以下幾項因素：醫學建構「不健康的熱帶」、關於傳染的醫學辯論，以及歐洲民族國家之間的經濟與政治競爭。流行性「亞洲」霍亂（'Asiatic' cholera）的高死亡率與快速的病程、原因、傳染方式、預防與治療方法，以及最為關鍵地由檢疫制度所扮演的防止傳播的角色，共同搭建出一座全球大舞台，演出歐洲國家的政治與經濟競爭。

雖然中世紀歐洲已常見到痲瘋病人的隔離，但國際以及航海的檢疫則是在十四世紀的黑死病之後，才首度引進地中海的義大利港市。北義大利的城邦試圖控制瘟疫的反覆出現，而發展出第一套國內與國際的檢疫系統。[30]在十四世紀到十七世紀之間，當瘟疫散播到義大利時，商人敦促以檢疫來保護他們的商業活動。即使在如此早期，流行疾病的政治壓力仍然經常會和貿易需求起衝突，貿易與檢疫是民族國家在瘟疫流行時所遭遇的兩個困難面向。

在十七世紀初期，皮斯托雅（Pistoia）這樣的義大利城市在其周邊設置防疫線（sanitary cordon），城門派駐警衛，也限制貨物與人員的流動。他們也驅逐了城中所有的外國人，包括「江湖郎中與猶太人」。然而，城市當局也不時得取消檢疫來促進貿易。[31]但這些措施常是基於模糊或錯誤的觀念，因而無效。市政當局、醫師與商人這三個利益團體介入這場爭論，每個團體都有自己的利益和優先考量。義大利醫師對於瘟疫如何傳播沒有什麼概念，因為蠶和中國有關而被視為禍首，並且禁止城內養蠶與生產生蠶絲。這樣的措施無助於控制瘟疫的散播，卻因為這些城市高度依賴蠶絲貿易而傷害了商業活動。

兩百年後，隨著霍亂在歐洲的大規模爆發，歐洲人重新振興檢疫體系。霍亂是由霍亂弧菌（Vibrio cholerae）侵入人類腸道所引起的疾病，此疾病通常是透過遭到汙染的水源而散播，主要症狀是嚴重水瀉，導致體液流失乃至脫水死亡。從十九世紀初期開始，歐洲醫界就認定亞洲是此一疾病的「家鄉」，乃至認為霍亂就是來自印度孟加拉南部。醫學論述將它稱為「亞洲霍亂」，並相信孟加拉恆河流域的水和空氣提供了霍亂孳長的理想環境。將之命名為亞洲霍亂，是用來區分歐洲數世紀以來被稱為「霍亂」的一種嚴重腹瀉。到了十九世紀，當英國對於廣義的熱帶（特別是印度）的負面認知完整形成之後，醫學焦點放在霍亂孳生地區的醫學與環境條件。當十九世紀歐洲經歷反覆的「亞洲」霍亂全球大流行之後，政治、外交與醫療論述合力預防霍亂從印度傳染到歐洲，但歐洲國家（以及醫療當局）對於如何做到這點意見相當分歧。

在一八一七年到一八七〇年之間，歐洲和美國出現了幾場霍亂的全球大流行。霍亂在一八三〇年出現於俄羅斯，然後很快地橫掃歐洲，在一八三一年抵達英國，接著在一八三二年出現在魁北克、蒙特婁和紐約，而成為一場全球傳染。在此同時霍亂也肆虐非洲：突尼西亞（一八三五）、埃及（一八三一）以及伊索匹亞與尚吉巴（Zanzibar，一八二一）（參見圖五．一）。[32]霍亂所到之處都帶來很高的死亡率，亞洲在一八一六年到一八三二年之間死了數百萬人；在一八三二年爆發的疫情中，英國死了五萬五千人，而光紐約一地就死了三千五百一十五人；在一八四九年的第二次全球大流行中，英國在三個月內就死了超過三萬三千人。霍亂在歐洲是個引發公眾恐懼的駭人疾病，它可以在幾小時之內致人於死，而且病人死狀甚為悽慘。[33]

十九世紀霍亂全球大流行時，正值印刷術成為大眾媒體的工具。因此有關大流行的戲劇性新聞與更多的細節，也用更快的方式傳播，導致了大眾恐慌。例如早在霍亂抵達美國之前，報紙和通俗雜誌就以包含影像在內的方式，以長篇幅做繪聲繪影的報導，談論它如何從東方前進到俄羅斯與歐洲。

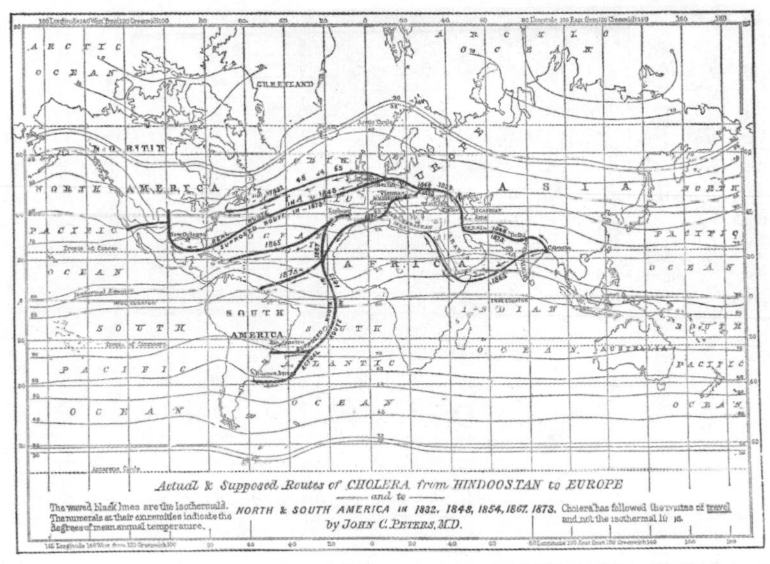

圖五・一｜此地圖指出十九世紀霍亂從印度傳播至歐洲與美洲的可能路線（Edmund Charles Wendt作，一八八五年）。The Wellcome Library，London提供。

十九世紀登場的還包括新科技與跨越全球的貿易，歐洲帝國的偏僻地區整合到全球經濟之中。航海技術的改進，特別是高速的快船（clipper ship）的發展使得鴉片貿易得以擴張，鞏固了歐洲、美洲和亞洲之間的經濟連結。輪船和火車載運一波波的移民在歐洲內部移動，並將他們送往美洲。到了一八三〇年代，蒸汽輪船開始行駛從歐洲前往印度、非洲以及澳洲等所有主要的帝國航線。在一八四〇年代之前，從英國繞過非洲的帆船需要五個月以上的時間才能抵達印度，而蒸汽輪船則只需要兩個月的時間，蘇伊士運河更大為減少旅行的時間。同樣從一八三〇年代開始，蒸氣輪船將橫跨大西洋的航行時間從兩個月縮減到二十二天。包括跨裏海鐵道（Trans-Caspian railway）在內的俄羅斯火車網路，則於十九世紀下半將接下來一波波的霍亂帶到整個俄羅斯。[34]

雖然歐洲對於霍亂的傳播有很大的警覺，甚至是恐慌，但是當第一波大流行出現時，有關這個疾病的醫療知識仍相當貧乏且片段。這個狀況和十七世紀義大利城邦的瘟疫驚人地相似，當時醫師也是對該疾病及其對抗方式所知不多。雖然大多數醫療人士相信霍亂是從亞洲來到歐洲，但他們無法精確地建立其傳播的方式。要在第一場大流行發生超過半個世紀之後，柯霍（Robert Koch）才在一八八三年發現霍亂細菌。在這段期間（甚至在柯霍的發現之後）對於霍亂的起源和原因，乃至最重要的是其確切的傳播方式，發生了激烈的醫學辯論。這深切關係到該採用何種預防措施，因此表面上雖是醫學的困惑，卻很明顯地有著重要的政治與經濟面向。

在疾病病菌說建立之前，十九世紀早期疾病瘴氣理論對霍亂的傳播提出兩種相反的看法。其中一派是接觸傳染論者（contagionist），成員大多在法國和德國，相信霍亂是由人與人接觸所傳染的。法國與德國的接觸傳染論者相信和亞洲日益頻繁的貿易與人際關係（特別是透過英國的貿易），將霍亂引進歐洲。只要是來自可能有此疾病病人的港口，任何船隻皆須進行隔離檢疫，這是歐洲對於傳染病入侵的固有反應。

另一派則是非接觸傳染論的醫學理論家（主要是英國人），他們相信霍亂就像十四世紀的黑死病一樣，是由環境因素與瘴氣所傳播。他們因而強力支持在過度擁擠的都市空間推動衛生以解決霍亂大流行；他們也反對任何的檢疫措施，認為面對地方環境因素引起的疾病，這些做法是無效的。某些非接觸傳染論者相信霍亂無法輕易透過人類的接觸來傳播，而是盛行於居住在低窪、通風不良而易於產生瘴氣之地的居民。還有一些人相信霍亂源自「腐敗的」熱帶大氣所含之敗壞的有機物質。根據非接觸傳染論，此一疾病是透過貿易風以及貿易船隻不衛生的環境而傳播到歐洲。他們相信霍亂之所以能傳播到歐洲，是因為歐洲也有不衛生與不健康的環境，特別是十九世紀的英國由於工業化與都會貧窮而產生了這樣的環境。非接觸傳染論與接觸傳染論都同意的一點是：霍亂起源於印度。

在醫學辯論不休的同時，歐洲國家決心要透過外交來因應此一大流行。法國在一八三四年提議舉辦討論國際檢疫標準的會議。這個建議並未立即實現，要到一八五一年才在巴黎舉行第一屆全球衛生會議（International Sanitary Conference）。從一八五一年到十九世紀結束，數個歐洲國家總共參與了十場正式的國際衛生會議，但要到一八九三年才對於疾病的偵測以及隔離檢疫最短與最長的拘留時間達成協議。

一八五一年的第一屆國際衛生會議，大多數歐洲國家偏好以檢疫來防止海運傳播疾病。然而英國反對此議，這主要是因為擔心檢疫會對印度的貿易有不良影響。對來自印度的船隻與貨物進行漫長的隔離，會成為一種極為昂貴的霍亂預防方式。在十九世紀中期，英國是世界首屈一指的海運與貿易國家，其快速成長的工業需要殖民地的原物料與市場，因此在政治上與經濟上偏好自由貿易。雖然英國的醫療衛生傳統有自己的軌跡，但其所公開支持的霍亂醫學理論大多偏好非接觸傳染論，這點不純然是偶然的。非接觸傳染論者提出隔離之外的其他措施，像是針對都會貧民區進行衛生「清理」（cleansing）來消滅霍亂。英國的醫療當局與地方政府在這段期間持續推動衛生運動。由於霍亂被視為是一種空氣傳播的疾病，因此一八三〇年代在艾克希特（Exeter）採用了數種薰蒸的方法，包括燒焦油與焦油桶以及在封閉的地方煮醋來「淨化空氣」。正如一位觀察者所注意到，通常「這些東西〔消毒劑〕的味道，要比霍亂本身的味道還更糟」。[35]

英國的殖民地也採納類似的措施。當霍亂在一八五〇年首度襲擊牙買加的金士頓時，光是這個城市就死了四千名居民。病急亂投醫的衛生局從軍火庫借來一門加農砲，對著金士頓的街頭發射空包彈，「以摧毀遭到疫病侵襲的城市暗巷裡潛伏的致病力量」。[36]由於相信霍亂存在於空氣中，在印度為了預防軍隊遭到感染，軍事當局下令部隊如果遭到霍亂襲擊的話，行軍時必須和風向保持直角。[37]

霍亂空氣傳播理論受到約翰．史諾（John Snow）的挑戰，他在一八五四年將霍亂連結到受汙染的水源——就他所研究的案例而言，是倫敦蘇活區（Soho）的一口水井。他的發現使得焦點由空氣轉移到水，但這實際上卻強化了非接觸感染論的立場，於是他們對霍亂問題有了相對直接有效的解決辦法，那就是提供清潔的水源，而非採用牽涉甚廣的檢疫方法。

霍亂的空氣傳播論與飲水傳播論都為英國公共衛生運動注入活力，特別是在擁擠、不衛生的工業貧民窟。把霍亂歸因到威脅當地的環境條件，也促使現代公共衛生與流行病學在英國出現。查德威克（Edwin Chadwick）這位英國公務員與社會改革家在一八四二年出版《勞動人口衛生條件報告》（*Report on the Sanitary Condition of the Labouring Population*），指出不良的生活條件、過度擁擠以及惡濁的空氣使得都市人口容易罹患流行疾病。[38]這份報告的主要成就是蒐集英國窮人生活與衛生狀況的大量統計數字。報告為窮人的生活狀況提供能見度，而且將霍亂乃至一般疾病連結到人民的社會經濟條件。

這樣的證據也促使國家介入健康不良的都會窮人的生活。霍亂爆發是十九世紀中期歐洲公共衛生運動以及提供公眾乾淨飲水的關鍵。英國在一八四八年通過公共衛生法案（Public Health Act），納稅人的錢首度用來清潔工業英國的街道和都會窮人生活的貧民窟，一八七五年新的公共衛生法案迫使地方當局必須提供適當的排水、汙水處理與飲水。實際上，霍亂疫情激勵了歐洲的公共衛生措施。十九世紀醫學的勝利在於預防而非治療；關鍵則是為軍營以及倫敦和巴黎這類大都會居民的平民人口提供乾淨的飲水，而這分別是由查德威克和維勒莫（Louis-Rene Villerme）這類衛生推動者所發起的。[39]較好的飲水供應與汙水排放系統，可說是歐洲死亡率在十九世紀中葉開始出現大幅改善的重要原因。同時出現的是英國勞動階級的意識提升，他們要求更好的薪資、更好的工作條件以及生活方式的全面改善。當然這也延伸到熱帶殖民地的平民人口，但大多數是非常片段的延伸。第六章與第七章會指出，在整個十九世紀以及二十世紀初，殖民地的公共衛生設施仍舊相當簡陋。

非接觸傳染論以及偶發接觸傳染論在英國醫學思想中持久的影響力，加上十九世紀公共衛生運動的成功，以及如果對來自印度的船隻進行檢疫預期會對英國帝國經濟造成的損失，皆強化了英國政府反對在歐洲實施檢疫的頑固立場。當時的英國報章雜誌將檢疫制度形容為無用的、可憎的，甚至是不道德的。然而在一八五一年的會議中，大多數（歐陸的）醫學權威相信霍亂是超越國界的，所以需要國際合作。

另一個促成歐洲堅持檢疫制度的因素是對東方的普遍恐懼：此時東方在歐洲的想像中是個黑暗而不衛生的地方。這點特別展現在歐洲對於穆斯林朝聖之旅（穆斯林每年到麥加朝聖）的態度。十九世紀初期，法國和英國開始在北非和部分阿拉伯世界成為主導力量，他們越來越認定穆斯林從亞洲前往麥加的朝聖之旅，將霍亂帶到了中東，接著透過商業網絡散播到歐洲大陸。因此法國和英國都同意所有的朝聖旅客皆必須接受檢疫，而大體上也加以強制執行。[40] 雖然從一八五一年開始就在討論穆斯林朝聖客是霍亂帶原的議題，但要等到一八六五年麥加第一次爆發大規模霍亂，事態才變得緊急。歐洲國家認定這場疫情是由來自東方日益增多的朝聖客所引起，這個議題在一八六六年於君士坦丁堡舉行的衛生會議中成為迫切的焦點。所有的歐洲國家都要求對穆斯林朝聖客進行衛生管制，特別是那些從「東方」來的朝聖客。至此，歐洲衛生當局明顯將伊斯蘭與東方視為歐洲衛生運動進步的阻礙，因而在朝聖客的路途設置了粗暴的留置措施和各種障礙。最重要的檢疫站是西奈半島阿圖爾（al Tur）的隔離病院，朝聖客要在那裡留置十五到二十天才能進入埃及。此外，任何疑似霍亂患者皆必須在炎熱與酷寒交替的環境下留置三到四個月。如此嚴格的檢疫在地中海東方邊界一直持續到二十世紀（參見圖五・二），要到一九三三年朝聖客開始接受疫苗接種之後，檢疫才較為寬鬆。

接下來數十年間舉行的衛生會議，關切的不只是要發展出霍亂控制的國際共識，也涵蓋防止鼠疫與黃熱病從亞洲與非洲散播到歐洲與美洲。歐洲國家達成的協議很有限，艱難的協商一直持續到二十世紀。之所以需要花如此長的時間來達成標準檢疫制度的協議，關鍵因素之一是對每個出席國際衛生會議的國家而言，檢疫制度不只提供對疾病的防護，同時也必須滿足不同的政治與經濟需求。[41]

一八八五年在羅馬舉行的衛生會議，凸顯了政治與經濟的盤算如何打壓檢疫制度的開放協商，以及為何歷時許久共識卻仍遙不可及。這場會議關係到在蘇伊士運河設置檢疫系統。簡述如下：法國外交官斐迪南・德・雷賽布（Ferdinand de Lesseps, 一八〇五—九四）取得埃及統治者穆罕默德・薩伊德總督（Muhammad Sa'id Pasha）的讓步，創設一間公司來興建一條連結地中海和紅海的運河，並開放給所有國家的船隻使用。在運河啟用之後，蘇伊士運河公司（Compagnie Universelle du Canal Maritime de Suez）擁有九十九年的經營權。德・雷賽布是一八三〇年代法國派駐埃及的外交官，他和薩伊德總督發展友好關係並加以利用。蘇伊士運河公司在一八五八年十二月成立，工程於一八五九年春在薩伊德港（Port Said）的工地開工，運河則在一八六九年啟用。雖然運河起先是由法國人規劃，日後卻對英國的國際貿易極為重要，因為它提供了更加快速的航海路線。倫敦與孟買之間的船隻航行距離縮減了百分之四十一，倫敦和加爾各答之間航程則縮減了百分之三十二。在一八八〇年通過蘇伊士運河的船隻總噸位當中，英國船隻就占了百分之八十。英國在一八七五年取得蘇伊士運河的主要股權和控制權，並且希望完全廢除檢疫制度，代之以對船隻的醫學檢查。此外，英國人在一八八三年開始規劃和第一條運河平行的第二運河，以便紓解蘇伊士運河繁重的交通。英國人理解到，實施任何的檢疫制度都會妨礙運河的自由通行，而如果不能確保來自印度與澳洲的船隻自由通行，英國政府預計投資高達八百萬英鎊的第二運河的價值將會急遽減少。

在此同時災難降臨埃及，地點就在運河。一八八三年霍亂在此爆發，六月到九月之間的三個月內就死了約五萬名埃及人，歐洲人則害怕疫情很快就會傳到歐洲。此時英國政府指派了外科總醫官（surgeon general）威廉・漢特（William G. Hunter）對埃及霍亂進行研究。漢特採取非接觸傳染論的立場，堅持霍亂原本就是埃及的風土病，並且否認疾病是從印度透過蘇伊士運河引進。他報告的結論認為霍亂之所以爆發，起因於當地不當的衛生狀況以及埃及不良的飲水供應。[42]

差不多在同一時間，法國和德國也指派自己的霍亂調查委員會前往埃及。柯霍及其他人所倡議的病菌理論主張，霍亂的爆發不會僅侷限於特定區域，而是具有普遍的傳染性。柯霍在一八八三年擔任調查委員會成員，造訪埃及並且發現了霍亂弧菌（Vibrio cholerae）。他甚至從埃及前往加爾各答，在大英帝國這座城市的一處蓄水池找到相同菌株，據以強調霍亂的接觸傳染論立場，主張霍亂確實由特定的桿菌所引起，並且是由加爾各答傳播到埃及。一八八四年，柯霍在柏林的德國帝國衛生署（Imperial German Board of Health）發表著名的演說，斷言霍亂是從孟買與加爾各答等印度港口透過紅海與蘇伊士運河傳播到歐洲。透過這條路線，霍亂從印度可以在十一天內抵達埃及、在十六天內抵達義大利，而在十八天內抵達法國南部。柯霍認為霍亂的主要帶原者是英國擁擠的「苦力船」，這些船隻將印度的契約勞工透過蘇伊士運河載往西印度群島。[43]如此，自然提供了要求實施檢疫制度的動力，特別是在蘇伊士運河進行檢疫。

在這些事件的背景之下，一八八五年的會議特別把焦點放在運河以及歐洲與亞洲縮短的距離，提議針對來自印度並打算經過運河的船隻進行檢查和檢疫。英國加以反對，並且強調其貿易船隻的自由航行權是至高無上的，而且這些預警措施的成本極高。在此同時，法國抗議英國單方面取得對埃及的權力，並且試圖限制英國對運河愈來愈大的主導權。法國知道英國的船隻占運河交通量最大，因而堅持對通過蘇伊士運河的船隻必須設置獨立的國際檢查。他們提議在薩伊德港設置檢疫站，做為緩衝以對抗來自「東方」的疾病。英國代表強烈反對此提議，並在辯論中退席而導致會議中斷。

直到一八九二年的會議才簽署第一次國際衛生公約（The first International Sanitary Convention），即使如此也只同意設置很有限的檢疫系統。代表們決定所有通過運河的船隻都要根據船上是否有霍亂病例來加以分類，並且同意所有的朝聖船，甚至包括那些沒有霍亂病例在船上者，都必須接受檢疫。他們也同意沒有霍亂病例的船隻可以通過運河，而受到懷疑的船隻則需由一名醫師加以檢查並且在船上設置消毒機器。

在義大利政府的發起下，一九〇三年的第十一屆國際衛生會議在巴黎舉行。這次會議的主要成就之一是在當代科學知識的引導下，將早前的公約（一八九二、一八九三、一八九四與一八九七）加以統一，其成果則是一九〇三年的國際衛生公約，而且獲得大多數參與國在

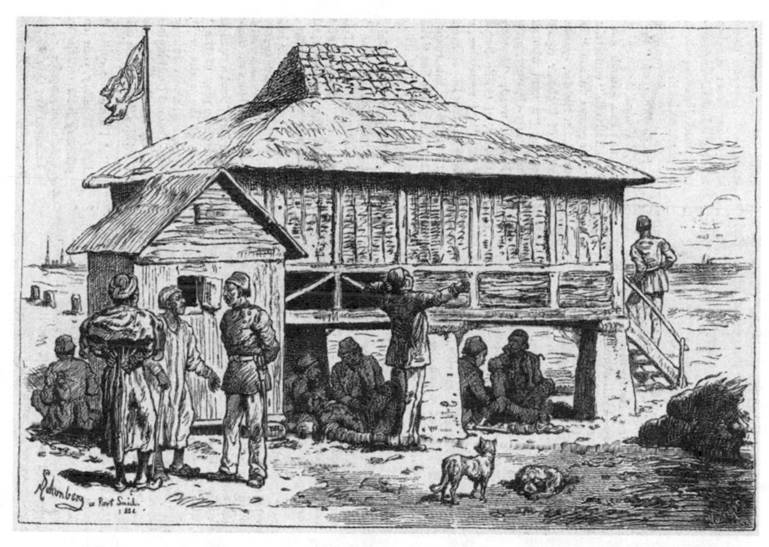

圖五．二｜在塞得港(Port Said)為罹患鼠疫的埃及士兵所設置之檢疫所，版畫，一八八二年（Kemp作）。The Wellcome Library，London提供。

一九〇七年加以批准。這次公約首度引進某種程度的國際一致性來對抗霍亂與鼠疫的侵入。這次公約後來由一九一二年與一九二六年的海上交通公約所取代，並在一九三八年與一九四四年再次修訂，因此國際衛生會議是日後國際衛生組織的先驅。

國際合作之所以難以達成，是因為檢疫政策所反映的不只是國家企圖在外來傳染疾病下保護自身，還包括其他議題。檢疫關係到政治主權和權利的問題，在某個層次上，其所代表的問題是國家選擇在多大程度上干預公民的活動、限制其移動進出。在管理外國人與外國貨物跨越邊界的規定中，檢疫也發揮重要作用。國家此舉同時定義或決定了其所控制的邊界和領土，因此檢疫體系是由帝國的權力和影響力所決定。歐洲國家辯論埃及是否該採取檢疫，這地區雖不在其民族國家範圍之內，卻是在其殖民控制之下。另一方面在亞洲，日本這個日益茁壯的帝國強權在一八七九年將對抗霍亂的航海檢疫制度強行加諸（韓國）釜山。[44]現代檢疫制度密切關聯到限制移民的政策以及對貿易的保護和控制，被當成一種有效的國際關係工具來使用，也是一種界定國家主權的方式。

這幾場的國際衛生會議顯示，傳染和疾病的散播如何關係到帝國的經濟、外交與政治，也凸顯了文化與政治的差異不只存在於歐洲與亞洲之間，甚至存在於歐洲殖民國之間，也清楚顯示傳染病的傳播必須由國際合作來遏制。這些會議是歐洲中心的，視亞洲為落伍、骯髒、腐敗與疾病充斥，而且把不論是勞工或是朝聖客的亞洲乘客皆視為是將疾病帶至歐洲的帶原者。這些會議也對歐洲、美洲與澳洲的公眾看法有重大影響。公眾認為除非實施嚴格的檢查，否則他們的國家會受到亞洲疾病的「入侵」。這點在日後出現全球迴響，特別是澳洲在二十世紀實施嚴格的檢疫系統，為澳洲大陸防範亞洲的疾病、動植物與人。這些會議也確立了殖民地疾病需要透過侵入性措施來加以控制的事實，並在此一過程中強化了西方療法與衛生系統的霸權。這樣的共識凌駕了接觸傳染論與非接觸傳染論的立場差異。

黃熱病：從奴隸貿易到巴拿馬運河

在帝國史中黃熱病是個獨特的疾病，和商業時代、帝國時代、新帝國時期以及解殖都有關聯，也反映了三百多年來加勒比海島嶼以及南北美洲帝國主義歷史的各種軌跡。在此同時，黃熱病在大西洋兩端的非洲與南美洲，持續引起高罹病率與死亡率，而現在則被世界衛生組織（WHO）歸類為「重新興起」（re-emerging）的疾病。由於這些理由，黃熱病吸引歷史學者相當的注意。

奴隸的歷史深植在黃熱病的全球散播史裡，科學家和歷史學者相信，黃熱病連同其病媒埃及斑蚊（Aedes aegypti）是由運載奴隸的帆船從西非引入美洲。加勒比海地區以及北美東岸最早是在十七世紀中提到黃熱病。[45]一六四七年在巴貝多（Barbados），新世界第一次清楚地提到黃熱病。[46]學者對於黃熱病的「起源」問題投入很大的注意力，強調是奴隸將之引進到新世界。[47]對於黃熱病如何在非洲的森林中由感染猿類的「叢林形式」（jungle forms），演變為感染人類的形式，然後成為主要的人類流行病，學者也做了大量的研究。[48]然而就黃熱病的例子而言，做為歷史學者我們需要處理的重要問題不只是地理、種族與動物學起源，也包括黃熱病如何以及為何會對受其影響的人群造成如此重大的摧殘，這和我們研究瘧疾、鼠疫、霍亂、SARS以及愛滋病是一樣的。

頻繁的戰爭與軍隊移動、蔗糖農場的擴張，以及進口奴隸的大量增加，還有海盜的活動，都使得這個疾病能夠快速在大西洋地區散播。到了一六九〇年代，黃熱病已經傳播到美洲大陸；南到巴西、北至查爾斯頓（Charleston）、波士頓與費城，在這些地方都造成很多人死亡。

黃熱病的傳播不只得益於人類的遷徙，就如同二十世紀初期瘧疾和昏睡病在非洲的傳播一般（參見第八章），歷史學者指出，殖民主義導致的生態變化也使得黃熱病從十七世紀開始在美洲傳播。該地區的蔗糖農場提供了埃及斑蚊理想的繁殖場所，這種蚊子可以在農場、港口與船隻中用來儲水的盆子、罐子和桶子中繁殖，而一般咸信甘蔗汁也是牠們很好的食物來源。[49]

我將探討三場黃熱病的大爆發，每一場都標示著大西洋地區帝國史的獨特階段。第一場是一七九二到一七九三年的黃熱病疫情爆發，影響了聖多米尼克、哈瓦那與費城。第二場則是介於一八五〇年到一八八〇年代之間，而最後一場則是從一八九〇年代直到巴拿馬運河於一九一四年開通。

一七九〇年代黃熱病爆發於政治混亂、奴隸叛變與殖民戰爭之中。聖多米尼克和費城這兩處在海地革命所引燃的疫情中受害最深。在一七九一年到一八〇四年之間，法國殖民地的奴隸領袖領導革命，反對法國統治者以及島上的奴隸體制。法國試圖鎮壓叛變，湧入許多對此一疾病沒有免疫力的新來士兵。在一七九二年派往聖多米尼克鎮壓叛變的法國部隊當中，約有一半的人在一年內死於黃熱病。黃熱病很快就散播到牙買加等有大量兵員移動的加勒比海島嶼。一七九三到一七九八年之間，在馬丁尼克（Martinique）等西印度群島島嶼，約有五萬名英國士兵與水手死於黃熱病。[50]疫情接著散播到北方，傳到美國南方的大農場和港市。一七九〇年代是美國南方大農場體系大幅擴張的時期，在美國革命情勢舒緩的空隙，農場主開始進口奴隸，與加勒比海地區的貿易也擴張了，導致更多船隻、人員與貨物的交通往來以及日益擁擠的港口，助長了黃熱病在該地區的散播。[51]費城受害最深：一七九三年疫情爆發殺死該城約百分之十的居民，並有數以千計的居民逃走。一七九二年到一七九三年的疫情重大地打擊了加勒比海地區的法國權力和新建立的美利堅合眾國，並刺激了費城等港市試圖建立廣泛的檢疫體系。[52]雖然黃熱病持續影響加勒比海島嶼以及紐奧良這類美國南方港口的人口，然而到了一八五一年就不再是北方城市的主要威脅，這主要是由於這些地方採取的檢疫與隔離措施。

黃熱病史第二段插曲發生於帝國的年代，從一八五〇年代到一八八〇年代。這段期間黃熱病疫情再度興起，頻率和嚴重程度都增加。隨著疫情散播到紐澳良、里約熱內盧、布宜諾斯艾利斯以及歐洲，而成為重大的全球現象，其中最嚴重的是一八五七年葡萄牙的疫情。兩個歷史事件標示了這些疫情：首先是南美洲大農場經濟的擴張與都市化，以及非正式帝國的成長（非正式帝國意指以英國為首的歐洲資本的大規模投資，其中主要投資於南美洲的大農場；參見本書第八章）；其次是病菌理論的興起。到了十九世紀中期，巴西與哥倫比亞等南美洲國家的橡膠、咖啡、可可與菸草的農場成長，導致大量人口遷徙，不只從鄉下遷徙到人口更密集的區域，也從歐洲不衛生的工業都會貧民窟遷徙而來。大農場經濟的成長以及道路與鐵路網的擴張，導致森林砍伐和生態變遷而有助於蚊子繁殖以及黃熱病散播。對此火上加油的是南美洲在一八七〇年代的重大戰爭，動員了士兵而促使疾病散播。

一八五〇年在里約熱內盧出現了黃熱病的大爆發，超過四千人因此死亡。在一八五〇年與一九〇八年之間，該城市規律出現疫情爆發，導致大規模的死亡。[53]阿根廷布宜諾斯艾利斯在一八七一年爆發疫情，奪走了超過一萬五千條人命。

這些事件的另一面是大多數的熱帶疾病研究非常倚重病菌理論和疫苗研究（參見本書第九章）。巴斯德的科學在一八八〇年代帶來黃熱病疫苗的研究熱潮，十九世紀晚期在南美洲國家出現細菌學的快速成長與增強的影響力，巴西首都里約熱內盧在一八八〇年代成為追獵黃熱病病毒的理想場地。巴西科學家多明尼各斯・佛瑞爾（Domingos Freire）認為黃熱病隱球菌（*Cryptococcus xantogenicus*）出現在血液和內臟，他依循巴斯德的方法將此一細菌減毒來製造疫苗，並在一八八四年至一八八五年進行大規模疫苗接種。[54]墨西哥醫師卡摩納・華爾（Carmona y Valle）也在一八八五年研發出他自己的黃熱病疫苗，哥倫比亞醫師胡立歐・優利柯奇（Julio Uricoechea）接踵其後，在一八八六年於庫庫塔（Cúcuta）進行疫苗接種。[55]因此，當南美洲的經濟和全球資本主義緊密相連時，其疾病和病原也受到國際醫學的研究與介入。

第三段插曲的特徵，則是美國在南美洲和加勒比海地區日益增長的帝國企圖心和影響力。一八九二年於巴西港市聖多斯（Santos）出現重大疫情，一八九七年另一場重大疫情發生於古巴哈瓦那（當時還是西班牙帝國的一部分），而且散播到美國南方。美國的黃熱病幾乎已經消失，但仍舊非常懼怕其重新出現，尤其害怕從古巴這類地區傳來。這段時間美國在該區域也有經濟利益，這為美國日益介入古巴事務鋪路，一八九七年的疫情爆發更刺激美國介入。醫療權威和聯邦政府達成共識，認為美國必須終結西班牙對古巴的統治。美國政府在一八九八年對西班牙宣戰並占領古巴。美國醫官相信黃熱病是在哈瓦那市區衛生不良的生活環境中興盛起來：「哈瓦那的衛生條件對美國人民健康持續構成威脅」。美國占領哈瓦那的任務之一，是對道路、房屋與港口進行大規模的清潔計畫。[56]

黃熱病蚊子病媒（埃及斑蚊）的發現是美國入侵古巴與黃熱病的實驗室研究這兩個歷史發展的高點。美國科學家密切追蹤南美洲有關黃熱病的細菌學研究，占領古巴提供了美國科學家研究此一疾病的理想「田野」，美國細菌學家與病理學家華特・瑞德（Walter Reed）

在一九〇〇年率領美國陸軍駐紮在古巴的調查團，他密切研究此一疾病並指出埃及斑蚊是黃熱病的病媒。然而歷史學者表示，他的主張事實上是基於古巴醫師卡洛斯・芬萊（Carlos J. Finlay）的發現，後者在一八八一年率先提出蚊子病媒理論。[57]因此，在病菌理論、病媒理論以及美國在該區域之擴張主義的匯聚下，造成美國下令對古巴進行更具侵略性的衛生監控，以及清潔哈瓦那的街道、港口與住家。

此一插曲的最後階段是巴拿馬運河於一九一四年開通。巴拿馬運河的建造最早是在一八七〇年代提議，以便連結太平洋和大西洋。法國人在一八八〇年代展開工程，然而運河的開鑿花了將近二十年的時間，而且苦於從中美洲傳到北美洲的熱帶疾病以及對此種狀況的恐懼。在一九〇〇年發現黃熱病的蚊子病媒之後不久，美國人在一九〇四年主導了運河的開鑿。黃熱病造成工人高死亡率是重要關切。環繞著運河出現大規模的人口遷徙與勞工移動，也導致美國憂懼疫病從南美洲向北傳播。運河的建造受到該地區黃熱病與瘧疾爆發所干擾，在運河開鑿期間以及開通之後，美國政府在中美洲與古巴採取檢疫措施，並且進行衛生干預與田野調查，以防止黃熱病和瘧疾的散播。美國當局利用他們在古巴對抗黃熱病的衛生經驗，處理運河區的疫情威脅。美國在一九〇四年任命曾於哈瓦那、在瑞德手下擔任衛生主官的威廉・高加斯（William Gorgas），負責執行運河建造工程的衛生計畫。他開始清理運河區，目標是要消滅蚊子。由於他的衛生工作，到了一九〇六年黃熱病就從此區消失。然而，美國對於此一疾病往北傳播，尤其是傳播到美國，仍然有很強的恐懼。

巴拿馬運河在一九一四年開通，促使洛克斐勒基金會開始參與和介入南美洲的公共衛生。基金會的國際健康局（International Health Board）主持人懷克里夫・羅斯（Wyckliffe Rose）推動預防黃熱病沿著運河散播到亞太地區的重大工作。新成立的黃熱病委員會（Yellow Fever Commission）在一九一六年造訪了厄瓜多、秘魯、哥倫比亞與委內瑞拉。[58]在二十世紀，黃熱病研究仍是美國熱帶醫學的主要關切；直到一九三〇年代，黃熱病也仍為美國持續介入古巴衛生事務鋪路。[59]

重大歷史事件標示了上述每一階段的黃熱病疫情：海地革命、大農場經濟與非正式帝國的擴張、美國入侵古巴、巴拿馬運河的建造。這些事件有助於我們把黃熱病的歷史放在更廣大的歷史脈絡來加以理解，也有助於我們理解疾病經常是歷史之鏡；就這個例子而言，黃熱病是帝國史之明鑑。同樣地，疾病與疫情訴說當時的社會與經濟現實，黃熱病傳播的歷史反映了大西洋世界漫長的帝國史及其當代遺緒。黃熱病現在已經從北方的港口與城市消失，但仍舊是南美洲與非洲的主要關切。

結論

疾病與死亡是帝國主義不可欲但不可免之後果。人類、動物與植物的全球遷徙帶來經濟繁榮、文化融合與社會轉變。然而這是有代價的，疾病以前所未有的速度與範圍傳播，流行病的全球傳播也改變了現代醫學，帶來現代公共衛生的誕生。十九世紀霍亂在英國的爆發，使得國家將注意力轉移到窮人的生活條件以及新的衛生體制，從而帶來英國公共衛生的誕生。霍亂與黃熱病的爆發也開啟了歐洲、亞洲與美洲的現代檢疫體系，檢疫仍然是流行病全球傳播的主要控制模式。關於殖民遷徙過程中的疾病之性質及其對人口減少的影響程度，例如瘧疾和性病是否在西班牙人入侵之前就存在於美洲，以及究竟歐洲是否在一八三〇年之前就曾受害於霍亂疫情，長期以來都有爭論。[60]

關於疾病全球傳播的醫學與歷史理解，主要分界線在於疾病的傳播究竟是由於人類的遷徙與接觸，或是讓這些疾病得以成為風土病的當地條件。界線雙方大致以接觸傳染論與非接觸傳染論的立場而為人所知，這樣的分界也形塑了歷史學者看待這段歷史的方式。這個問題很重要，因為不只關係到國際政治經濟，也關係到政治自由與個人自由，乃至當地健康照護等問題。

有關疾病之傳染性質及其地理上與動物學之起源的爭論，在當代關於ＳＡＲＳ、愛滋病及豬流感之起源與傳播的辯論再度變得重要。然而，專注於疾病的起源和帶原者也有可能反映文化的偏見，這些偏見塑造了十九世紀國際衛生會議與衛生監控的相關辯論。

這也掩蔽了其他重要的議題，我們在本章已看見其中兩個議題。首先，疾病是殖民主義所帶來更大的複雜變遷的一部分，疾病傳播的關鍵因素（如果有這麼一個關鍵因素的話），那就是對土地的殖民占有，這樣的侵佔開啟了死亡與人口減少的循環。占領土地也使得外來強權能更輕易地引進針對當地人口的嚴格衛生監控，就如同美國在古巴針對黃熱病的作為，或是法國與英國在埃及針對霍亂的作為。這把我們帶到第二點，那就是疾病不會以同樣方式影響每一個人。不管疾病起源於新世界或舊世界，死亡最多的是美洲印地安人。十九世紀歐洲的霍亂是在都會窮人之間傳播，原因是他們不衛生的生活條件。十八世紀死亡率最高的是非洲人。疾病與死亡的發生在社會上與經濟上並不平均，非傳染性疾病亦是是如此。

註釋

1 Emmanuel Le Roy Ladurie, 'A Concept: The Unification of the Globe by Disease', in Ladurie, *The Mind and Method of the Historian* (Brighton, 1981), pp. 28-83, p. 50.

2 N. Nunn and N. Qian, 'The Columbian Exchange: A History of Disease, Food, and Ideas', *Journal of Economic Perspectives,* 24 (2010), 163-88, pp. 163-4.

3 同前註，p.165。

4 W. G. Lovell, 'Heavy Shadows and Black Night: Disease and Depopulation in Colonial Spanish America', *Annals of the Association of American Geographers,* 82 (1992), 426-43, pp. 429-30.

5 Nunn and Qian, 'The Columbian Exchange', p. 166.

6 Sheldon J. Watts, *Epidemics and History, Disease, Power and Imperialism* (New Haven, 1997), pp. 102-3.

7 M. Livi-Bacci, 'The Depopulation of Hispanic America after the Conquest', *Population and Development Review,* 32 (2004), 199-232, pp. 206-11.

8 Lovell, 'Heavy Shadows and Black Night', P. 429.

9 同前註。

10 Crosby, *Germs, Seeds & Animals: Studies in Ecological History* (New York, 1994), p. 5.

11 Crosby, *The Columbian Voyages,* p. 24.

12 同前註。

13 N.D. Cook, *Born to Die: Disease and the New World Conquest, 1492-1650* (Cambridge, 1998), p. 76.

14 Livi-Bacci, 'The Depopulation of Hispanic America after the Conquest', p. 217.

15 前引書。

16 Stephen J. Kunitz, *Disease and Social Diversity: The European Impact on the Health of Non-Europeans* (Oxford, 1994), pp. 44-81. 關於人口減少請參見圖三-二.

17 James C. Riley, 'Mortality on Long-Distance Voyages in the Eighteenth Century', *Journal of Economic History*, 41 (1981), 651-6, p. 652.

18 Curtin, *Death by Migration*, p. 1.

19 Herbert S. Klein, and Stanley L. Engerman, 'Long Term Trends in African Mortality in the Transatlantic Slave Trade', *A Journal of Slave and Post-Slave Studies*, 18 (1997), 36-48.

20 Robin Haines and Ralph Shlomowitz, 'Explaining the Modern Mortality Decline: What can we Learn from Sea Voyages?', *Social History of Medicine*, 11 (1998), 15-48.

21 'An Account of the Cachexia Africana', *The Medical and Physical Journal*, 2 (1799), 171.

22 R. Shannon, *Practical Observations on the Operation and Effects of Certain Medicines, in the Prevention and Cure of Diseases to which Europeans are Subject in Hot Climates, and in these Kingdoms* (London, 1793), p. 375.

23 K. Kiple, and Virginia H. Kiple, 'Deficiency Diseases in the Caribbean', *Journal of Interdisciplinary History*, 11 (1980), 197-215, pp. 207-9.

24 Sheridan, 'The Slave Trade to Jamaica, 1702-1808' in B.W. Higman (ed.), *Trade, Government and Society: Caribbean History 1700-1920* (Kingston, 1983), p. 3.

25 P.C. Emmer, *The Dutch Slave Trade 1500-1850* (Oxford, 2006), p. 4.

26 Curtin, *Death by Migration*, pp. 1-6.

27 M.S. Anderson, *War and Society in Europe*; John Brewer, *The Sinews of Power: War, Money and the English State 1688-1783* (London, 1994).

28 參見Mark Harrison, 'Medicine and the Management of Modern Warfare: An Introduction', in Harrison, Roger Cooter and Steve Sturdy (eds). *Medicine and Modern Warfare* (Amsterdam,1999), pp. 1-22.

29 Chakrabarti, *Materials and Medicine*, pp. 52-110.

30 Carlo M. Cipolla, *Fighting the Plague in Seventeenth-Century Italy* (Madison, 1981).

31 同前註，pp. 51-88。

32 Myron Echenberg, *Africa in the Time of Cholera: A History of Pandemics from 1817 to the Present* (Cambridge, 2011).

33 對於霍亂最廣泛的歷史回顧參見Christopher Hamlin, *Cholera: The Biography* (Oxford, 2009).

34 Charlotte E. Henze, *Disease, Health Care and Government in Late Imperial Russia; Life and Death on the Volga* (Abingdon & New York, 2011), pp. 21-66.

35 Thomas Shapter, *The History of the Cholera in Exeter in 1832* (London, 1849), p. 178.

36 Ernest Hart, 'The West Indies as a Health Resort: Medical Notes of a Short Cruise Among the Islands', *British Medical Journal,* 1920 (16 October 1897), 1097-9, p. 1098.

37 Leonard Rogers, 'The Conditions Influencing the Incidence and Spread of Cholera in India', *Proceedings of the Royal Society of Medicine,* 19 (1926), 59-93, p. 59.

38 Edwin Chadwick, *Report to Her Majesty's Principal Secretary of State for the Home Department, from the Poor Law Commissioners, on an Inquiry into the Sanitary Condition of the Labouring Population of Great Britain* (London, 1842).

39 Simon Szreter, 'Economic Growth, Disruption, Deprivation, Disease, and Death: On the Importance of the Politics of Public Health for Development', *Population and Development Review,* 23 (1997), pp. 693-728.

40 William R. Roff, 'Sanitation and Security: The Imperial Powers and the NineteenthCentury Hajj', *Arabian Studies,* 6 (1982), 143-60. 關於來自南亞的穆斯林朝聖客的檢疫經驗，詳細的研究可參見Saurabh Mishra, *Pilgrimage, Politics, and Pestilence; The Haj from the Indian Subcontinent, 1860-1920* (Delhi, 2011).

41 Huber, 'The Unification of the Globe by Disease'.

42 Mariko Ogawa, 'Uneasy Bedfellows: Science and Politics in the Refutation of Koch's Bacterial Theory of

Cholera', *Bulletin of the History of Medicine* 74 (2000), 671-707.

43 Robert Koch, 'An Address on Cholera and its Bacillus, Delivered before the Imperial German Board of Health, at Berlin', *BMJ*, 1236 (6 September 1884), 453-9, p. 458.

44 Jeong-Ran Kim, 'The Borderline of 'Empire': Japanese Maritime Quarantine in Busan c.1876-1910', *Medical History*, 57 (2013), 226-48.

45 David Geggus, 'Yellow Fever in the 1790s: The British Army in Occupied Saint Dominique', *Medical History*, 23 (1979), 38-58, p. 38.

46 Kenneth F. Kiple, *The Caribbean Slave: A Biological History* (Cambridge, 1984), p. 20.

47 Kiple, *The Caribbean Slave*, pp. 17-20; J.E. Bryant, E.C. Holmes, A.D.T. Barrett. 'Out of Africa: A Molecular Perspective on the Introduction of Yellow Fever Virus into the Americas,' *PLoS Pathogens*, 3 (2007) doi: 10.1371/ journal.ppat.0030075.

48 T.P. Barrett, Monath 'Epidemiology and Ecology of Yellow Fever Virus', *Advances in Virus Research*, 61 (2003), 291-315.; Kiple, 'Response to Sheldon Watts, "Yellow Fever Immunities in West Africa and the Americas in the Age of Slavery and Beyond: A Reappraisal"', *Journal of Social History*, 34 (2001), 969-74. 關於「叢林黃熱病」如何被使用和接受，批判性的歷史參見Emilio Quevedo, et al. 'Knowledge and Power: The Asymmetry of Interests of Colombian and Rockefeller Doctors in the Construction of the Concept of Jungle Yellow Fever, 1907-1938', *Canadian Bulletin of Medical History*, 25 (2008), 71-109.

49 J.R. McNeill, *Mosquito Empires: Ecology and War in the Greater Caribbean, 1620-1914* (Cambridge, 2010), pp. 47-9.

50 Benjamin Moseley, *A Treatise on Tropical Diseases* (London, 1789), pp. 119-53; Geggus, 'Yellow Fever in the 1790s'.

51 Peter McCandless, *Slavery, Disease, and Suffering in the Southern Lowcountry* (Cambridge, 2011), pp. 78-80.

52 Harrison, *Contagion: How Commerce has Spread Disease* (New Haven & London, 2012), pp. 50-5.

53 Teresa Meade, '"Civilizing Rio de Janeiro": The Public Health Campaign and the Riot o 1904', *Journal of Social History*, 20 (1986), 301-22, pp. 305-6.

54 Ilana Löwy, 'Yellow Fever in Rio de Janeiro and the Pasteur Institute Mission (1901-1905), the Transfer of Science to the Periphery', *Medical History*, 34 (1990), 144-63, p. 147.

55 Mónica García, 'Producing Knowledge about Tropical Fevers in the Andes: Preventive Inoculations and Yellow Fever in Colombia, 1880-1890', *Social History of Medicine*, 25 (2012), 830-47, p. 837.

56 引自Mariola Espinosa, 'The Threat from Havana: Southern Public Health, Yellow Fever, and the U.S. Intervention in the Cuban Struggle for Independence, 1878-1898', *The Journal of Southern History*, 77 (2006), 541-68, p. 551.

57 Löwy, 'Yellow Fever in Rio de Janeiro', pp. 144-5.

58 Marcos Cueto, *The Value of Health: A History of the Pan American Health Organization* (Washington, DC, 2007).

59 Espinosa, *Epidemic Invasions: Yellow Fever and the Limits of Cuban Independence, 1878-1930* (Chicago, 2009).

60 關於霍亂起源的問題，參見Chakrabarti, *Bacteriology in British India; Laboratory Medicine and the Tropics* (Rochester, NY, 2012), pp. 180-94.

CHAPTER 6 印度殖民時期的西方醫學

從十七世紀晚期開始，歐洲醫學透過漸進的過程引進印度。歐洲貿易商在印度洋地區展開商業活動，隨身帶來了歐洲藥物。這也是一個互動過程，從葡萄牙人開始，歐洲人對於他們在當地市場所發現的藥物，以及在森林與植物園發現的藥用植物產生興趣；在搜尋這些植物與藥物的當地名稱與用途時，他們也研究印度的古典文本與方言文本。

印度殖民時期醫學史的特徵符合本書所提到的醫療與帝國的各階段。由於研究帝國主義與醫療在印度的歷史可以涵蓋整個殖民時期（一六〇〇—一九五〇），因此研究印度的醫學史有助於我們理解殖民醫學不同階段間的關連。自從達伽馬在一四九八年抵達印度西南海岸的卡利刻特（Calicut），印度很早就開始接觸歐洲伊比利半島。葡萄牙商人與耶穌會傳教士將歐洲藥物引進印度，並且將印度藥物整合入其醫學。繼葡萄牙貿易商之後，英國人、法國人與丹麥人在十七世紀來到印度，歐洲與印度出現更為廣泛的醫學接觸。這種交換的主因並不是知識的興趣與分享；十八世紀的歐洲人試圖主宰與壟斷貿易，並將產品賣到亞洲市場。因為自香料貿易以來，歐洲的金銀一直流向亞洲，到了十八世紀，歐洲人試圖加以阻止。[1]英國在十八世紀成為主宰印度的殖民強權，伴隨著領土權力與市場壟斷的建立，英國人引進自己的醫學機構、作法與藥物，並邊緣化當地人的醫療。十九世紀隨著帝國的鞏固，殖民醫學透過殖民醫療勤務、醫院、公共衛生機構、醫學院以及推動疫苗接種而穩固建立。在二十世紀初期，當地醫療人員與醫師為了回應這些殖民醫療介入，重新組織並復興印度醫學傳統，這點我將在第十章討論。為了避免重覆，本章焦點始於十八世紀晚期。關於稍早印度醫學在商業時代的歷史，請參見第一章與第二章；關於當地人對於西方醫學的回應則參見第十章。

殖民印度

殖民印度是一個漸進的歷史過程。隨著達伽馬的到來，十六世紀，葡萄牙人在印度西海岸的果亞、卡利刻特與孟買建立起殖民地。達伽馬的印度航行（一四九八－一四九九）除了帶來葡萄牙人的掠奪，也將壞血病帶到印度海岸。隨著英國東印度公司在一六〇〇年的成立，英國人在十七世紀初抵達，法國人接踵而至。在十七世紀晚期與十八世紀初期，葡萄牙人在印度的勢力逐漸衰弱，英國人和法國人成為主要的殖民競逐者。英國人的殖民基地是東邊的孟加拉、南邊的馬德拉斯以及西邊的孟買。法國人的殖民地則分散在科羅曼德海岸與馬拉巴海岸，主要的基地則是在朋迪治里（Pondicherry，馬德拉斯的南邊）、孟加拉的昌德納哥（Chandernagore）以及馬拉巴海岸的馬埃（Mahe）。十八世紀中期這兩個歐洲國家在印度打仗。一七六〇年的宛地瓦什（Wandiwash）戰役，英國人取得了對法國人的決定性優勢。同時英國也在一七五七年的普拉西戰役（Plassey）擊敗孟加拉大君（Nawab of Bengal）釋烏道拉（Siraj-ud-Daulah），占領孟加拉而取得第一個主要領土。孟加拉是蒙兀兒帝國晚期最富庶的省分。日後顯示，控制孟加拉的收入至關重要，這在十八世紀增加了英國東印度公司商業利益，也提供資金援助對抗法國人與南方邁索爾統治者的戰爭。[2] 在十八世紀後半以及十九世紀初，英國東印度公司在南方與西方併吞了主要的領土。一八四九年占領了龐大而農產豐饒的旁遮普（Punjab）區域，並且在一八五六年占領了北邊的阿瓦德（Awadh），完成了在印度的帝國大業，而東印度公司則成為擁有這個國家主權的統治者。

十八世紀是英國殖民印度的關鍵。印度在這段時間逐漸由航海殖民地（maritime colony）轉變為領土殖民地。此外，印度位居東南亞與西亞之間印度洋的關鍵位置，提供了線索讓我們瞭解這段期間該區域更全面的變遷。因此不論從領土的視角或航海的視角，印度殖民都吸引很大的史學關注。在一九六〇年代，伊爾凡·哈比卜（Irfan Habib）與阿塔·阿里（M. Athar Ali）等受到馬克思主義著作影響的歷史學者認為，此一轉型是更廣泛的結構變遷，即蒙兀兒帝國封建農業經濟的沒落以及海岸線上航海經濟的興起。對他們而言，大體上這是一段經濟沒落的時期，原本是印度經濟支柱的農業收入被規模較小的海岸經濟所取代。[3]稍後的學者則將帝國主義視為是一種全球交易，強調歐洲公司企業與印度以及其他亞洲當局基於互為利益的出發點，所以整體的關係通常是友好的，這促進了貿易發展與區域繁榮。[4]他們主張儘管印度洋被整合進歐洲貿易，但仍保有區域與文化的自主。[5]

大多數學者都同意，歐洲的貿易從一七五〇年開始在印度及該區域取得主導地位。印度貿易也是在這段期間整合到歐洲的世界經濟中。在十八世紀初期，印度洋這段複雜的歷史最為顯眼的特徵是歐洲商人的興起。[6]這反映在默蘇利珀德姆（Masulipatnam）與蘇拉特（Surat）等貿易港口的沒落，以及馬德拉斯與孟買等歐洲人港口的興起。[7]甚至印度以外的東南亞在十八世紀也出現同樣趨勢。到了一七六〇年代在馬來亞與泰國的港口，英國的「散商」（country traders）組成商團，比當地的商人更有組織且更有效率。[8]後來的研究將海洋貿易的歷史與內地的經濟史連結起來，指出這些變遷如何影響亞洲的地方經濟與政治。例如歐洲的貿易公司排擠阿科特（Arcot）的當地統治者（該地區是當地傳統上的重要商業城鎮，也是卡納提克大君的都城，位在英國人的海岸城市馬德拉斯西方的內地），使得這些統治者失去重要的商業收入與稅收，從而削弱這些統治者並減少其轄下區域的繁榮。[9]

一八五七年的叛變終止了十九世紀英國東印度公司對印度的統治。這場叛變始於英國東印度公司印度士兵（sepoys）的兵變，接著演變成為印度東部、中部與北部的農民反抗，動搖了公司體制的核心。[10]這導致英國東印度公司的統治遭到廢止，並整併為英國王室治下之印度帝國的一部分。十九世紀晚期印度在維多利亞女王的統治下，進行了重大的現代化與經濟轉型，引進了鐵路與大學教育，建立印度地質調查（Geological Survey of India，一八五一）、印度氣象局（Indian Meteorological Department，一八七五）以及印度農業研究所（Indian Agricultural Research Institute，一九〇五）等科學機構。這段時間的印度經濟也和全球經濟有了緊密的連結，英國人利用印度的礦業資源（特別是煤），並引進了以大農場為基礎的商業農業（黃麻、印度藍、棉花、茶葉、甘蔗與咖啡），出售至全球市場。這段期間也有重要的區域被併入大英帝國，例如在一八八六年併入擁有龐大木材與石油資源的緬甸。

從十九世紀晚期開始，反英與反帝的運動在印度展開。起先是由受過西方教育的印度中產階級領導這些運動，但是在二十世紀初期散播到鄉村地區，形成農人與勞工既反抗英國統治，也反抗地主與地方菁英。甘地（M. K. Gandhi）和印度國大黨（Indian National Congress，INC）試圖結合這些不同的運動，成為對抗英國統治的全國性國族主義運動。雖然大部分的底層人民鬥爭不受國族主義者領導，也經常反對國族主義的計劃，但最終印度仍在一九四七年脫離殖民統治而獲得獨立。

我們在第一章和第二章看到商人、傳教士、外科醫師與旅行者等不同的人，在商業時代如何將歐洲醫學引進印度。醫學的接觸與交換發生在許多不同的地方，像是市場、植物園、傳教、駐紮地以及醫院。歐洲醫學因此轉型，英國的藥師經常收藏來自印度或印度洋區域的藥物，醫師開立來自這些區域的藥物，英國的醫學文本也會提到這些新藥。

在此同時，隨著十八世紀末英國在印度的權力主宰地位與日俱增，歐洲醫學開始在印度的醫療扮演更為重要的角色。歐洲的軍事需求和商業交易在這段期間主要依賴從歐洲進口的藥物。在東方藥物出口到英國的同時，亞洲也增加歐洲藥物的進口。[11] 從十八世紀晚期開始，透過英國人在印度建立的醫院，歐洲醫學取得主導地位。印度的英國醫院的歷史反映了印度從商業殖民地轉變為大英帝國的一部分，能幫助我們了解殖民醫學在印度的建立過程。

印度的歐洲醫院與殖民醫學

從十七世紀開始，英國東印度公司在印度建立起幾座永久性與半永久性的醫院。當時歐洲的醫院主要是國家的人道關懷與軍事關切的產物，在印度的情況則不同，貿易公司的商業與領土利益塑造了這些醫院。印度的英國醫院座落在公司的堡壘內，靠近商棧（factories，歐洲貿易機構，位於外國人控制的港埠或商業中心）、地方城鎮、港口與市場。這些醫院的外科醫師經常從當地市場與在地醫療者處取得醫藥。東印度公司於一六六四年在馬德拉斯的聖喬治堡（Fort St George）內建立印度第一座英國醫院。馬德拉斯是東印度公司在一六三九年建立的港口，也是十八世紀英國人在南印度主要的貿易與軍事據點。西海岸的孟買在一六七七年建立第一座英國醫院。面對士兵的高死亡率，英國人將孟買的舊司法裁判所改建為醫院，而後於一七三二年由位在陸戰隊教場附近的新建築所取代。[12]東印度公司於一七〇七年在加爾各答的威廉堡（Fort William）建立起孟加拉第一座醫院，這一年蒙兀兒皇帝奧朗則布（Aurangzeb）逝世於德里，東印度公司開始擴張地盤。[13]

十八世紀印度戰事不斷，大多是歐洲軍事強權為了擴張殖民據點與領土而彼此交戰。他們也和印度的地方統治者作戰，後者在蒙兀兒帝國倒台後試圖擴大與鞏固其領域。大多數的戰爭發生在印度的南部、東部與西部。南印度的主要戰事是法國人和英國人的第一次與第二次卡那提克戰爭（Carnatic Wars，一七四四—八年以及一七四九—五四年），以及英國人與邁索爾的統治者海達爾．阿里及其兒子提普．蘇丹之間四次的邁索爾戰爭（Mysore Wars，一七六四—七九年、一七八〇—四年、一七九〇—二年以及一七九九年）。這兩組戰爭最終都是英國人獲勝，並讓英國在南印度建立政治霸業。在東部，英國人對孟加拉大君發動了普拉西戰役（一七五七）與柏格薩爾戰役（一七六四），這兩場成功的戰事建立英國人的支配地位。馬拉塔是蒙兀兒帝國權力衰落之後西印度逐漸茁壯的地方勢力，並試圖擴張其控制。英國東印度公司在一七七五年到一八一八年間對馬拉塔陸續發動戰爭，分別是一七七五年到一七八三年的第一次馬拉塔戰爭（First Anglo-Maratha War）、一八〇三年到一八〇五年之間的第二次馬拉塔戰爭，還有一八一七年到一八一八年的第三次馬拉塔戰爭。這些戰爭的結果是馬拉塔失敗，英國控制了西印度與印度中部的大多數地區。[14]這些戰爭也意味著英國軍事部門巨大的擴張。軍事傷亡人數龐大，因此這段期間醫療體制也隨之擴張，醫院尤其如此，成為東印度公司軍力不可或缺的一部分。

隨著遠方的鄉間發生激烈的戰事，受傷與死亡的士兵數量越來越多，馬德拉斯和孟買等城市的醫院逐漸無法應付。於是英國東印度公司設立了小型的軍團醫院和野戰醫院，這些都是在戰場上服務的臨時機構。在西印度的馬拉塔戰爭中，英國人在阿占塔（Ajanta）建立起野戰醫院。雖然該醫院苦於醫師與醫療設施的短缺，但在一八〇三年的關鍵戰役仍照顧了數千名東印度公司的受傷士兵（包括英國士兵與印度傭兵）。[15]在南印度的卡那提克戰爭，英國東印度公司也建立了類似的野戰醫院。

從十八世紀晚期開始隨著帝國的成長，這些醫院成為英國殖民過程的一部分，也是帝國權力宏偉的表徵。在大多數情況下，英國軍事醫院是在重大軍事勝利與領土擴張之後才進行擴建，而非為了因應戰爭而在戰爭之前進行擴建。馬德拉斯的醫院隨著英國在印度的領土擴張而發展。[16]從一七四〇年代開始，英國東印度公司在南印度和法國發生軍事衝突，爭奪領土以及貿易的獨霸地位。英國和法國的戰爭將數量前所未有的歐洲部隊、軍需品與火炮帶到印度。[17]法國軍隊在一七四六年占領了馬德拉斯，歷時三年之久，聖喬治堡的醫院連同整個英國行政機構都遷移到靠近庫德羅（Cuddalore）的聖大衛堡（Fort St David）。[18]在接下來幾年的卡那提克戰爭期間，醫院不斷遷徙地點。一七四八年在歐洲簽署的第二亞琛和約（Treaty of Aix-la-Chapelle）宣布和平，但法國和英國在印度的戰事卻持續到一七四九年才結束。[19]對法國人的戰爭結束後，英國東印度公司決定擴張馬德拉斯的醫院，同時在馬德拉斯建立一座海軍醫院。

在倫敦管理印度東印度公司的董事會於一七五二年通過決議，下令擴張馬德拉斯的醫院，要求確保受傷與生病的士兵都能得到妥善的治療、要有外科醫生常規駐診，並建立受傷與生病士兵復員的步驟。然而，在這些計劃付諸實施之前，又爆發對法國人的戰爭。法軍在一七五八年十二月包圍聖喬治堡，新醫院的計劃遭到擱置。一七六〇年一月，英國對法國的領土鬥爭在南印度的宛地瓦什取得最具決定性的勝利。這場勝利之後，軍事當局認為需要多加注意陸軍的醫療後勤，將分散的醫療安排加以集中似乎有所必要，於是決定在馬德拉斯維持一家總醫院（general hospital）。所有在宛地瓦什、阿科特（Arcot）以及琴格阿爾帕圖（Chenglapet）等外省城鎮的軍官，會將營區受傷與生病的士兵送到馬德拉斯。

然而，英國東印度公司與邁索爾的統治者海達爾・阿里爆發了第一次邁索爾戰爭（一七六六—九），導致馬德拉斯醫院擴充設施的計劃擱置。要等到英國戰勝（就英邁戰爭的歷史而言，這只是一次短暫的勝利），馬德拉斯安全無虞之後，醫院才能進行擴充。馬德拉斯總醫院（Madras General Hospital）終於在一七七二年建立，但起初只照顧東印度公司的僱員。

醫療與軍事體制的擴張也改變了印度當地醫院的行政管理。從一七六〇年代開始，隨著英國東印度公司在南印度取得對法國人的優勢，其軍事建制就試圖將該省份的醫療行政集中在成為英國權力中樞的馬德拉斯市。馬德拉斯也成為科羅曼德海岸主要的貿易港埠，導致默蘇利珀德姆等傳統港埠的沒落。[20]馬德拉斯在軍事上也成為南印度的英國權力中心。因而到了一七七〇年代，馬德拉斯的英國醫院成為南印度的主要醫學機構。在一七九〇年代，隨著東印度公司的軍隊成為獨霸南印度的軍事力量，軍方也從醫師與外科醫師手中接收醫院的控制權。

在馬德拉斯總醫院建立不久後，英國東印度公司在印度的各家醫院也都成立董事會來管理營運。這些醫院起先是由醫師所經營，醫師在聘用、升遷與補給等醫療事務上擁有自主權。然而，一七八六年成立了由陸軍軍官管理的醫療部之後，醫師就失去了這樣的自主性。過去外科醫師在經營醫院時，可以選擇各種形式的醫療與醫療助手，在一般醫療事務上也可自主，如今他們失去了這樣的自主。在軍方當局戰勝了邁索爾的統治者而併吞南印度大片區域之後，從一八〇二年開始，他們開始限縮外科醫師選擇當地藥物、任命當地助手以及治療不同類型病人的功能與自主性。[21]醫院現在越來越依賴從歐洲運來的醫藥。在歐洲醫院服務、人稱「黑醫師」(black doctors)的當地醫療人員，其所扮演的角色也遭到軍方嚴格限縮，以至於黑醫師」轉型為助手與「包紮師」(dressers，意即那些包紮傷口與綁繃帶的人)。因此在帝國年代建立起的印度殖民統治之下，歐洲醫院隨之失去十八世紀早期兼容並蓄的性格，而牢牢地成為帝國的機構。

在此同時，隨著英國東印度公司在此一區域日益強化重商主義式壟斷，該公司也在殖民地的市集城鎮促銷英國藥物。例如馬德拉斯市的東印度公司外科醫師湯馬斯．伊凡斯(Thomas Evans)在一八〇〇年就提議在馬德拉斯的黑城設立一間英國的施醫局(dispensatory)。伊凡斯相信販賣英國藥物的英國施醫局會有助於向印度人促銷歐洲醫藥，而能為公司賺取利潤。這樣做也能遏抑所有「黑城中的非正規醫療人員與醫藥販子」。馬德拉斯政府熱衷地採納伊凡斯的提議，認為這些做法「最終將會增加歐洲醫藥的需求，使其具有商業重要性」。他們也認為這樣的施醫局可以阻止當地藥物的「偽貨」買賣，並且可以「將歐洲藥學知識引進印度，在某種程度上剷除無知所帶來的錯誤，並且拓展具有科學知識者的醫療業務。」[22]施醫局成為英國東印度公司在馬德拉斯的商業與政治壟斷的一部分。

殖民地醫院在十九世紀也成為印度人接受醫學訓練的地點。馬德拉斯醫學校是第一個在印度設立的此類機構，該校在一八三五年創建時是附屬於馬德拉斯總醫院，目的是發展新型態的當地人醫療助手。一八三二年醫學部下令要從當地人當中培養出更多的包紮師與醫療助手，馬德拉斯醫學校就是在這樣的要求之下建立的。學校設立的目的是要「讓從事公共服務的醫學部擁有一批訓練良好的屬下」。[23]英國醫官與殖民官員認為，醫學校能夠將英國醫學與科學的好處傳播到印度各處。醫學當局認為受過訓練的印度人會「熱衷鼓吹採用我們優越的模式，他們會渴望將其同胞從本地醫療人員的無知與慣習中拯救出來」。[24]學校將只用英語教學，如此一來印度人能夠「戒除研讀他們自己的作者，因為除了錯誤與迷信之外，能從印度著作中學到的並不多」。[25]這等於是和早先透過學習當地語言與研讀當地文本來取得醫學知識的傳統決裂。馬德拉斯醫學校在一八五〇年成為馬德拉斯醫學院（Madras Medical College），也訓練來自其他殖民地的醫學生。[26]東印度公司也在其他城市建立附屬於醫院的醫學院，像是一八四五年在孟買成立的葛蘭特醫學院（Grant Medical College in Bombay），以及一八五三在加爾各答成立的孟加拉醫學院（Medical College of Bengal）。到了十九世紀中，隨著英國在印度不同地區鞏固其殖民統治，歐洲式的醫院與施醫局象徵了英國在印度的統治與文化優越性（參見圖六・一）。

殖民主義與印度的公共衛生

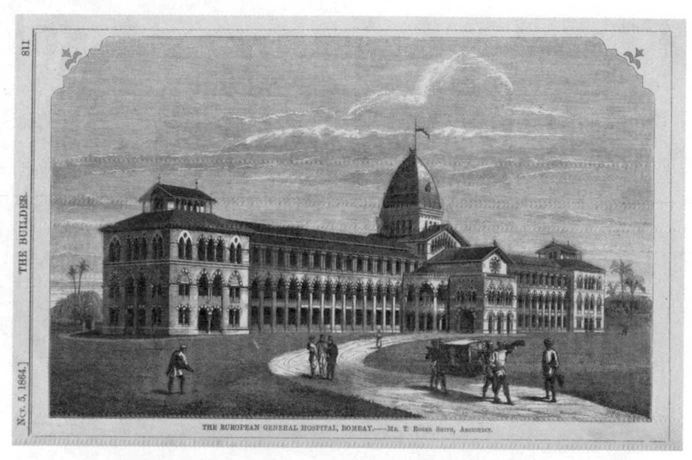
811
THE BUILDER.
Nov. 5, 1864.
THE EUROPEAN GENERAL HOSPITAL, BOMBAY.—MR. T. ROGER SMITH, ARCHITECT.

圖六・一｜印度孟買的歐洲總醫院（European General Hospital）（版畫，J.H. Metcalfe作，一八六四年）。The Wellcome Library，London提供。

十九世紀下半隨著英國成為印度的統治者，大部分地區也恢復了和平，殖民醫學從碉堡、戰場、野戰醫院與軍營，前進到城鎮、地方、街道與一般人的日常生活。殖民醫療勤務隨著東印度公司殖民權力的增長而發展。十九世紀與二十世紀印度的英國醫療行政主幹是印度醫療勤務（Indian Medical Service, IMS）。[27]這是從英國東印度公司十八世紀軍事傳統所產生之獨特的醫療人員殖民機關，同時控制了平民與軍方的醫療勤務。到了十九世紀中期，英國醫療人員以及印度醫療勤務的成員成為研究熱帶疾病的佼佼者。隨著東印度公司擴張其在印度次大陸的控制領域，隸屬軍事體制的英國醫師除了分布於印度各地的醫院、施醫局與研究機構，同時也享有可觀的民間開業業務。印度醫療勤務這種雙重角色是很獨特的，且對其在殖民地的權力與霸權具有關鍵重要性。

一八五八年之後英國政府在印度進行直接統治，公共衛生隨之成為重要的關切，殖民政府將印度醫療勤務官員的活動範圍擴展到醫院與軍營之外。殖民醫療勤務的建立將殖民醫學帶到鄉下與小鎮，並且與印度社會有了更多的直接接觸。此一重任是由印度醫療勤務官員負責，這進一步提高了他們在印度的影響力與地位。此外，殖民政府試圖保持印度醫療勤務的強烈英國性格。印度醫療勤務招募人員的考試只在英格蘭舉行，候選人幾乎完全是由英國的大學所訓練出來。另一方面，印度大學所提供的醫學科學與研究訓練仍相當粗淺，在二十世紀之前，少有印度人加入醫療專業。

殖民醫學於十九世紀在印度發生轉變，這樣的轉變在十九世紀晚期的非洲也相當明顯。歐洲醫學現在不只是「熱帶氣候的醫學」，不再只依循十八世紀的關切，拯救熱帶地區歐洲部隊和移民的生命與保存其健康。殖民醫學現在延伸到當地相當大的人口，這意味著此時出現了兩種新現象：將歐洲的醫學觀念與實作加諸更廣大而多樣的人口；基層人民予以回應而進行協商與抵抗。

公共衛生引介至印度本土人口的過程是在十九世紀中期展開的。一八五七年的叛變後，英國政府廢止東印度公司，直接承擔起治理印度的責任。為了撫平印度人在造反期間所表達出來的激進革命情緒，英國政府宣布殖民當局要為印度子民的「道德與物質」福祉負起責任。殖民政府對印度人福祉的新投資，其關鍵項目之一就是公共衛生。一八五九年成立皇家委員會，調查英國陸軍的衛生條件。一八六〇年代開始在孟加拉、馬德拉斯、旁遮普與孟買等各省分指派衛生委員會，監督「一般民眾」的健康狀態。[28]

印度所有的主要城市如馬德拉斯、加爾各答與孟買，都在十九世紀由商業港埠轉型為帝國的行政中心。這三個城市是東印度公司在十七世紀建立，做為港埠與軍事基地。東印度公司的權力增長，這幾個城市在十九世紀成為印度主要的都會中心，有大量的印度勞工、店員與商人遷居至此。德里、勒克瑙（Lucknow）、奧藍加巴德（Aurangabad）以及毗奢耶那伽羅（Vijaynagara）等前殖民時代城市的名聲與經濟重要性都相形失色。這三個殖民城市也成為這三個省分的行政總部，並且是帝國權威與權力的中心。[29]

有一項十八世紀殖民港埠的特徵，在十九世紀仍被保留下來。這些城市在十八世紀被分隔為「白城」與「黑城」，歐洲人居住在人口較不密集且擁有更好生活設施的白城，印度人則住在擁擠的黑城。[30]十九世紀英國人在印度城市引進公共衛生時，也反映了這種不均衡的居住模式——比起擁擠的黑城與貧民窟，英國人居住區域享有遠為優良的衛生設施。[31]

衛生行政的責任包括都會垃圾汙物的清理，以及長期的疫病控制措施——十九世紀的霍亂和鼠疫以及二十世紀的瘧疾。[32]英國人在加爾各答採取的主要措施之一是淨化胡格利河（Hughly River）的河水，以供應城市家庭使用。加爾各答的用水供應在十九世紀中期成為重要的關切。英國工程師席姆斯（F. W. Simms）在一八四七年首度提出計畫，為城市住民提供淨化用水。他認定威廉堡北邊十八公里的普塔加特（Pultaghat）河段，是從胡格利河取水的理想地點，然後透過露天運河將水送到加爾各答。[33]工程在達豪西勳爵（Lord Dalhousie）的任內展開，水廠在一八六八年於普塔（Pulta）設立。到了一八七〇年，加爾各答市的主要街道都有自來水管提供用水給住屋，該城的汙水系統也在差不多同一時間建立。[34]今天普塔仍舊是加爾各答市的主要水源供應系統。

鼠疫在一八九六年至一八九七年間於孟買爆發，設立控制疫疾的措施成為印度殖民公共衛生政策最受注目的事件。鼠疫在一八九六年九月於孟買人口密集的曼德維（Mandvi）地區爆發。英國政府為了控制疫情，在一八九七年通過了流行病法案（Epidemic Diseases Act）。印度總督賦予地方當局特殊權力，以便實施控制流行病的必要措施。孟買政府採用強迫隔離感染者的政策，而且經常運用不容情的政策來進行消毒、疏散以及拆除受感染的地方，還檢查印度人的私人住所，這引起了當地人的恐慌，在某些地方造成暴動。鼠疫最後成為觸媒，讓殖民行政當局有機會進行更廣泛的衛生改良。正如一八四〇年代霍亂疫情在英國所發生的狀況，鼠疫向當局揭露出孟買都會窮人的生活條件。一八九八年成立了孟買改善信託基金（The Bombay Improvement Trust）來處理這個問題，也對改善工人階級的住屋進行些投資。疫情爆發促成印度鼠疫委員會（Indian Plague Commission）的設立，委員會巡迴印度各地並在一九〇〇年交出報告，建議改組印度的預防衛生、設立醫學研究實驗室以及推動印度醫院的現代化。[35]

孟買的鼠疫似乎是印度殖民公共衛生史的分水嶺。一方面透過印度鼠疫委員會的建議，帶來印度公共衛生體制的改變。殖民政府理解到需要實驗室研究來預防流行疾病，並且在孟買建立鼠疫研究室。[36]另一方面，疫情的爆發導致在印度首度實施強力的地方衛生規定和措施。[37]這也是第一次由於流行病的爆發，引起殖民衛生體制和印度人之間的政治與社會衝突。[38]大衛．阿諾形容鼠疫和殖民政府在孟買採取的介入式醫療衛生措施是「對身體的攻擊」。[39]根據阿諾的說法，孟買的鼠疫是殖民身體的關鍵時刻：「如果有那麼一個時刻，西方醫學在印度似乎出現了轉捩點，成為不只是殖民醫學而已，那必定是鼠疫流行的第一階段所帶來的後果。」[40]

印度公共衛生另一個主要的插曲是天花疫苗接種。天花在印度是主要的健康問題，其死亡率高達百分之二十到百分之五十。英國部隊中有不少人死於天花，英國東印度公司在十九世紀早期開始展開疫苗接種，起先主要是對東印度公司的部隊以及歐洲人進行接種。在一八二〇年代，孟買總督埃爾芬斯東勳爵（Lord Elphinstone）首度提出在孟買省的鄉下地區引進天花疫苗接種。然而在一八六〇年代之前，疫苗接種活動仍然相當零星。加爾各答在一八六五年爆發天花疫情，孟買在一八七六年、馬德拉斯在一八八四年爆發，導致相關省政府在這些城市引進強制疫苗接種法案。[41]這段期間天花疫苗接種也成為一個議題，在印度引起公共辯論與抗拒。許多高種姓的印度教徒反對和低種姓或賤民階級的疫苗接種者進行臂對臂（arm to arm）的疫苗接種（譯按：接種天花手臂會有紅腫傷口甚至有點化膿，直接將傷口體液接種到下個人身上，這樣可以解決疫苗保存的問題），其他人則抗議臂對臂的疫苗接種所帶來的疼痛。[42]

在天花疫苗接種的早期階段，對疫苗的抗拒迫使殖民當局採取較為懷柔的方式來推廣這個做法。他們在古代的印度梵文文獻中尋找此種技術的本地根源，也雇用更多的印度疫苗接種者與代理人來做為推廣的主力。[43]十九世紀晚期疫苗接種改為強制，殖民當局展露出對當地「人痘接種法」的不欣賞，更熱切要建立「醫療壟斷」而非文化多元主義，這在社會的底層引起各種反應，包括恐懼、焦慮與積極反對。在此同時，英國人贏得印度都會菁英的支持，這些菁英呼籲要對下階層積極進行疫苗接種。[44]印度殖民時期對於天花疫苗接種乃至對所有疫苗接種的反對，可視為是民眾與底層的行動力與抵抗。然而這種現象不僅限於印度，十九世紀天花疫苗接種在英國也不受歡迎，遭到大量民眾抗議。[45]

到了十九世紀末，巴斯德的科學以及病菌理論帶來殖民醫學的新階段，導致細菌學實驗室的建立，以及引進霍亂、鼠疫、傷寒和狂犬病等疾病的預防接種。英國建立好幾間細菌學實驗室，包括浦納（Poona）的帝國細菌學實驗室（Imperial Bacteriological Laboratory，一八九〇）、亞格拉（Agra）的細菌學實驗室（一八九二）、孟買的鼠疫研究實驗室（一八九六）；以及在卡紹利（Kasauli，一九〇〇）、庫奴爾（Coonoor，一九〇七）、仰光（Rangoon，一九一六）、夕隆（Shillong，一九一七）以及加爾各答（一九二四）等地建立印度的巴斯德研究所；一九〇五年在卡紹利建立中央研究所（Central Research Institute，CRI）。「印度醫療勤務」也在同一年成立了細菌學部門，由一群特派幹部所組成，為新成立的實驗室提供人員。印度政府在一九一一年設立印度研究基金協會（Indian Research Fund Association）來資助與協調全國的醫學研究。巴斯德研究所起先是為歐洲人所服務，但日後逐漸以治療來自全國各地的印度人病人為主。[46]

十九世紀晚期，印度成為細菌學實驗以及疫苗接種活動的熱門地點。霍亂與鼠疫的數次爆發提供了來自歐洲與日本的科學家在此進行疫苗接種試驗的機會。俄國出身的華德馬・哈夫金（Waldermar Haffkine）在一八九三年來到印度試驗他的霍亂疫苗；一八九七年鼠疫在孟買爆發時，他也發展出一種鼠疫疫苗。其他幾位著名的歐洲細菌學家，像是柯霍、勞德—勃隆頓（Lauder-Brunton）、里奧納德・羅傑斯（Leonard Rogers）、保羅—路易・席蒙（Paul-Louis Simond）、拉斯提格（A. Lustig）以及亞歷山大・耶爾森（Alexandre Yersin），在這段期間也造訪印度進行細菌學實驗。在印度實驗室生產的疫苗不只用於接種平民，也用於在世界各地駐紮的英國部隊，尤其是第一次世界大戰期間。針對鼠疫、霍亂與狂犬病的大規模疫苗接種活動在印度不同地區進行——在城市中、村莊與朝聖地點。印度人也跋涉前往偏遠山區的巴斯德研究所進行疫苗接種，特別是狂犬病疫苗。二十世紀在印度有數以百萬計的人接受疫苗接種，大多沒有出現推廣天花疫苗接種時所遭遇的民眾抗拒。[47]在大農場與工業地區也針對勞工進行大規模的疫苗接種與瘧疾調查。[48]

十九世紀殖民醫學史的主要焦點是都會公共衛生，關於工業勞工與農業勞工的著作很少。相較之下，研究非洲殖民時期的史學遠為關注後者，這點會在第八章討論。[49]十九世紀引進現代的衛生方法、設置都會行政機關與公共衛生以及實施疫苗接種，這些被視為是印度殖民醫學的關鍵階段。有些歷史學者認為，醫學是在這個時期成為殖民統治與治理的一部分；其他歷史學者則認為，印度引進公共衛生的過程反映了十九世紀印度社會史與政治史的異質性。

阿諾主張，身體正是英國在印度之殖民統治權威、正當性與控制之所在；他將此一現象描述為「殖民身體」（colonization of the body）。[50]「殖民身體」包含兩個元素：首先是論述的過程，十八世紀以來殖民醫學作者累積大量有關殖民地人體的資訊，包括熱帶地區歐洲人體質與印度人體質的資訊。其次則是更加介入的階段，殖民國家以上述知識和現代生物醫學為武裝，試圖界定並治理印度人的生活與行為。阿諾透過研究印度三個主要流行疾病

——天花、霍亂與鼠疫——指出殖民醫學同時以身體與心理的方式介入印度人的生活。阿諾就西方醫學與非西方醫學在英殖印度的互動過程，辨識出三個階段：取用、宰制與詆毀；西方醫學經由這三階段介入印度的日常生活並取得主導地位。[51]

阿諾著作的主要焦點是殖民國家（colonial state）及其政策。雖然他追索了印度人的某些行動力，特別是天花疫苗接種的案例，但主要論點仍放在殖民公共衛生政策本身的侵略與霸權性質，這些政策干涉並決定一般人民的生活。然而就公共衛生而言，殖民國家與人民的互動是更加微妙的——例如殖民政權內部的兩難，以及印度人在回應西方醫學時的種種曖昧之處。就以阿諾仔細研究過的孟買鼠疫為例，疫情期間，包括下層階級在內的孟買居民經常自願而熱心地參與預防鼠疫的疫苗接種運動。部分原因是他們對西方醫學與殖民醫療官員的信心增加，另一方面則是他們試圖藉此逃離嚴苛的衛生措施。[52]此外，殖民國家並未對所有的流行病都表現出同樣的威權而決斷的態度。針對印度霍亂的殖民政策，並未反映出此等宰制與專斷的身體殖民化。正如阿諾自己所指出，殖民國家及其醫療當局經常不主動作為，因為治療或消滅印度霍亂的任務是如此龐大，又或是因為殖民醫療當局對霍亂的宿命論想法而導致無所作為；此宿命論來自於將霍亂理解為本質上就是種「亞洲的」疾病，印度則是霍亂獨特而永恆的「家鄉」。

馬克・哈里森（Mark Harrison）指出印度殖民時期公共衛生政策較為散漫的那一面。他的著作仔細分析加爾各答的地方政治與利益。在整個十九世紀，加爾各答是英殖印度的首府，這段期間霍亂疫情肆虐於印度與全球，而加爾各答則被認為是霍亂的「家鄉」。殖民醫療當局以及國際科學社群都對該城投以很大的醫學關注，因此在十九世紀末期，加爾各答的公共衛生是殖民地與國際間的重要關切。哈里森深刻地研究該城的地方政治如何對界定其公共衛生政策產生重大作用。他指出印度菁英如何數度阻撓殖民國家的利益與引進公共衛生措施的企圖。該城的公共衛生措施一直都很不完善，原因不只在於殖民者的漠不關心，而是因為印度菁英和納稅人反對衛生改革，因為這意味著他們得繳更多的稅金。哈里森的主要論點是，印度的食利階級（rentier class，廣義的印度有產階級，包括相當廣泛的都會菁英，像是律師、不在地的地主以及在都會的財產擁有者）經常反對公共衛生措施。結果是未能善加利用市政預算，人民則繼續在不良的環境下生活：「該城的食利階級大體上是基於經濟的理由而反對衛生改革，而為了衛生目的增收地方稅會遭到印度納稅人的抗拒。」[53]食利階級在自身的階級與經濟利益驅使下，阻撓了許多公共衛生措施的提議。

哈里森的著作凸顯殖民公共衛生措施運作背後複雜的政治與經濟狀況。他指出殖民政府不是鐵板一塊，而公共衛生也不是只有國家這個單一權威在掌管。他也指出，儘管英國人有其帝國優先事項，但也確實在印度引進了公共衛生措施和衛生行政，包括乾淨的飲水供應、汙水的排放與處理系統，以及在鼠疫期間對街道與房屋進行煙燻消毒。哈里森論點的基礎是食利階級及其利益。然而對此一階級進行更深入的研究，會讓我們更深刻理解殖民主義本身以及殖民主義和醫療之間的連結。食利階級的財富是由殖民稅收和商業所創造出來，這個新階級本身就是殖民主義的產物。[54]此一階級乃至印度資產階級的經濟利益和殖民政府有密切關連。殖民主義是出英國人和印度人之間強有力的階級與政治聯盟所支撐的統治方式，最終為帝國的利益服務。就食利階級不願意投資都會公共衛生而言，這個階級是十九世紀加爾各答等印度城市新興的特權居民，繼承並順應殖民都會居住方式的高度分隔性質，他們和殖民者一樣都與城市的貧民窟保持距離。第九章會討論十九世紀里約熱內盧也出現的類似現象，該城市的本地人菁英將自己與貧民窟的居住問題區隔開來。加爾各答的食利階級更為熱衷的是和地位崇高的帝國機構建立關係，而非投資汙水系統的清淤。食利階級熱心地為加爾各答熱帶醫學校（一九二一）以及印度巴斯德研究所等帝國醫療機構籌募資金，這些機構是由殖民政府和英國殖民官員所建立。加爾各答貧民窟的公共衛生設施投資不足，起因於印度殖民時期不平等的經濟與社會成長模式，以及在殖民主義之下更大的階級聯盟。關於殖民公共衛生與階級的歷史，還有許多有待研究之處。

哈里森與阿諾的著作都把焦點放在第一次世界大戰之前。關於一九二〇年代到一九五〇年代這段稍後時期的研究則相對較少。這段期間印度的殖民醫學出現兩個重大改變：首先是衛生行政的組織改變，其次則是印度民族主義的興起。二十世紀初期印度民族主義者發動爭取權利與政治讓步的鬥爭，帶來幾項憲政與立法的改變。一九〇九年的印度政府法案，人稱摩里—明陀改革（Morley-Minto Reforms），賦予印度人在名為立法局（legislative councils）的中央與地方立法機構扮演有限的角色。印度政府在一九一九年引進蒙太古—切姆斯福德改革（Montagu-Chelmsford Reforms），進一步促進地方分權。此一法案引進了「雙元政體」（Dyarchy）的體制：將所謂的「移轉項目」，如教育、衛生與農業，移轉給地方立法機構，而所謂的「保留」或「帝國」項目，如財政、稅收與內政，則為中央政府所保有。由於這些改變，印度政府的衛生委員（sanitary commissioner）這個職務，由公共衛生委員（public health commissioner）所取代。這個雙元模式所帶來的主要改變是都會與公共衛生的行政如今主要由印度人所主導，然而經費與醫學研究等議題則仍由帝國政府所保留；這造成了斷層，使得許多地方的計劃和機構缺乏經費。

第一次世界大戰之後，國際衛生計劃和經費介入印度、非洲與南美洲的殖民健康政策。一九二一年成立的國聯衛生組織負責組織與管理印度的瘧疾撲滅計劃。到了一九二〇年代，約翰霍普金斯、耶魯大學與哈佛大學等美國的公共衛生學校已成為國際公共衛生教育的中心，吸引包括印度人在內的大批外國學生。因此兩次大戰之間印度公共衛生的辯論，日益受到美國與國際的公共衛生哲學所形塑。西格里斯（Henry Sigerist）等國際知名的公共衛生學者在一九四〇年代造訪印度，討論印度衛生計劃的未來。洛克斐勒機構這類的組織在兩次大戰之間，對亞洲與非洲的熱帶衛生政策與研究資助也越來越具有決定性的影響力。[55]洛克斐勒基金會的維克多．海瑟（Victor Heiser）在一九二〇年代造訪印度，調查該國的醫學研究狀態，並且決定所要提供經費的性質與支持的項目。因此，公共衛生行政下放、交由地方控制的同時，也伴隨著更加國際化的印度公共衛生與疾病撲滅計劃。

國族主義與醫學

十九世紀晚期印度國族主義興起，導致殖民醫學發生兩個主要改變。首先是在英國醫師和印度醫師之間，為了爭奪醫學職位和取得對於殖民衛生行政的控制，而出現越來越激烈的競爭與敵對。其次是傳統醫學因應西方醫學而興起。本章焦點放在第一個發展，第二個主題則會在第十章更詳細地討論。

印度的醫學教育是在英國人於印度主要城市建立的大醫院中發展起來的。這些醫學院生產出來的印度醫師，在殖民醫學行政中擔任低階職位。對新興的印度中產階級而言，大學教育成為取得經濟與社會地位的關鍵屬性。長久以來，印度大學就是印度知識分子與國族主義者進行政治動員的地點。第一代獲得國際名聲的印度科學家，像是雷（P. C. Ray）、博斯（J. C. Bose）以及拉曼（C. V. Raman），都是印度大學的產物。殖民政府支持印度醫療專業的成長，因為這可望滿足帝國對廉價醫師日益殷切的需求。印度醫師也分發到帝國其他地方，尤其是東非。[56]

印度醫師對殖民政府施加壓力要求更多的權利，此時正逢印度國族主義的興起。在第一次世界大戰之前，「印度醫療勤務」的幹部除了擔任軍方的職務之外，也擔任醫學研究機構與大多數的大學教授職；印度畢業生則擔任下屬與鄉下的職位。印度醫師要加入「印度醫療勤務」這個地位最高的醫學部門有其困難。「印度醫學勤務」的徵才考試是在英國舉行，這對印度人參與考試造成嚴重的限制。此外，倫敦的醫學總會（Gerneral Medical Council）經常拒絕承認印度的醫學學位可以等同英國的學位。[57]在一九一三年之前，印度人只占「印度醫學勤務」人員的百分之五，而在一九二一年這個比例也只上升到百分之六點二五。[58]

為了回應這種缺乏擔任高階職務的機會，印度醫生成立自己的協會，像是孟買醫學聯合會（Bombay Medical Union，BMU）以及加爾各答醫學俱樂部（Calcutta Medical Club，CMC）。這些團體有強烈的國族情感，他們活動的主要目標是「提高印度醫療專業的地位和尊嚴」。[59]從十九世紀晚期開始，孟買醫學聯合會和印度國大黨結盟，共同提出要求，反對印度醫療勤務的壟斷。[60]孟買醫學聯合會在一九一三年派出代表前往皇家印度公務員委員會（Royal Commission on the Public Service in India），要求不屬於「印度醫療勤務」的醫師能夠享有同等地位、權利以及薪水，尤其是那些學歷較高的醫師。聯合會代表宣稱，每兩年在倫敦舉辦所謂「公開」的「印度醫療勤務」徵才考試，實際上讓大多數的印度人「不得其門而入」。[61]他們認為問題在於「印度醫療勤務」的殖民性格——主要是一個軍事組織，卻日益「剽取」所有重要的平民職位：「現在該是時候割掉此一勤務的惡性增生，將眾多平民職位從其手中釋放出來，讓才能已獲得肯定的本地俊彥公開爭取。」[62]齊福瑞．梅塔醫師（Dr. Jivraj N. Mehta，一八八七—一九七八）是孟買醫學聯合會很有影響力的成員，也是這場抗爭的領導人物。他在一九一四年於倫敦通過醫學博士的考試，回到印度私人開業。梅塔是塞斯．戈爾丹達斯．森德達斯醫學院（Seth Gorchandas Sunderdas[GS] Medical College）以及孟買愛德華七世紀念醫院（King Edward VII Memorial Hospital）的創辦人，他對甘地的國族主義運動也有積極的興趣。一九三一年九月梅塔伴隨著甘地參加第二次圓桌會議（Second Round Table Conference），並在會議上主張「印度醫療勤務」的印度化。[63]

印度國大黨在一九三八年設立國家規劃委員會（National Planning Commission），為獨立後的印度擘劃社會與經濟重建的藍圖。隸屬於國家規劃委員會下的次級委員會，則由印度醫療勤務的印度醫師索克海（S.S. Sokhey）主持。[64]這個次級委員會負責規劃後殖民的公共衛生和醫療。[65]該委員會理解到貧窮是印度疾病的主因，建議應該以社區衛生服務做為後殖民印度衛生服務的基石，在鄉下地區每一千人就應該要有一名衛生工作者。[66]殖民政府在一九四三年設立衛生調查與發展委員會（Health Survey and Development Committee），由「印度醫療勤務」成員約瑟・波爾（Joseph Bhore）主持。波爾的委員會報告也敦促政府在印度建立更廣泛的公共衛生基礎建設以及中央的研究機構。這促使在印度獨立後，一九五二年在德里成立全印醫藥科學院（All India Institute of Medical Sciences）。[67]

印度獨立昭示了在經濟、衛生與教育等關鍵部門進行國家建設的時期。衛生向來是現代印度的關鍵問題。獨立後的印度協力建立全國性的醫學機構，提供醫療訓練，並且透過改良營養與飲食以及推廣預防接種，改善人民的整體健康。儘管透過計劃經濟在鄉村部門進行實質的投資，醫學的基礎建設仍流於都會導向，數以百萬計的人民沒有適宜或可負擔的醫療照顧。霍亂、瘧疾與狂犬病的流行仍舊造成很高的死亡率，此外，還有兒童死亡率和營養不良的問題。

結論

印度的殖民醫學史反映了印度殖民史許多不同的模式，也照映出殖民醫學更廣泛的軌跡。隨著印度殖民的進展，醫學從沿海地區兼容並蓄的交換，演變為殖民行政與霸權的一部分。在商業年代透過歐洲傳教士、外科醫師、貿易商與印度醫師之間各種模式的交換，殖民地的醫學得以發展。在這些商業交易的過程中，歐洲的貿易公司也成為主導南亞與印度洋的商業與地域強權。到了十八世紀末，殖民地醫院反映了殖民力量與殖民權威在印度的成長。從十九世紀中期開始，當英國在印度建立帝國時，西方醫學成為一般印度人日常生活的一部分。到了二十世紀，殖民醫學有兩個突出的取向：一是國族主義的抵抗與協商，一是殖民衛生關切的國際化。儘管數個世紀以來，西方醫學在印度有如著此豐富的歷史，一大部分的印度人仍舊未能從現代醫學獲益。

註釋

1 Om Prakash, 'Bullion for Goods: International Trade and the Economy of Early Eighteenth Century Bengal', *Indian Economic and Social History Review*, 13 (1976), 159-186.

2 關於孟加拉的稅收對於英國東印度公司的重要性，相關分析參見，Javier Cuenca Esteban, 'The British Balance of Payment, 1772-1820: India Transfers and War Finance', *Economic History Review*, 54 (2001), 58-56.

3 Irfan Habib, *The Agrarian System of Mughal India, 1556-1707* (New Delhi, 1963); M. Athar Ali, *The Mughal Nobility Under Aurangzeb* (London, 1966).

4 Lakshmi Subramanian, *Indigenous Credit and Imperial Expansion: Bombay, Surat and the West Coast* (Delhi, 1996)

5 C.A. Bayly, '"Archaic" and "Modern" Globalization in the Eurasian and African Arena', in Anthony Hopkins, ed., *Globalization in World History* (New York, 2002, pp. 47-73.

6 Sanjay Subrahmanyam, 'Asian Trade and European Affluence? Coromandel, 1650-1740', *Modern Asian Studies*, 22 (1988), 179-188, p. 185.

7 *Sinnappah Arasaratnam, Merchants, Companies and Commerce on the Coromandel Coast, 1650-1740* (Delhi, 1986). Ashin Das Gupta, *Indian Merchants and the Decline of Surat: 1700-1750* (Wiesbaden, 1970).

8 D. K. Bassett, 'British "Country" Trade and Local Trade Networks in the Thai and Malay States, c. 1680-1770', *Modern Asian Studies*, 23(1989), 625-43. 譯註：country traders是不屬於東印度公司的區域商人。

9 Sanjay Subrahmanyam, *Penumbral Vision: Making Polities in Early Modern South India* (Ann Arbor, 2001).

10 關於一八五七年反抗的農民性質，詳細的研究參見，E. Stokes (edited by Bayly), *The Peasant Armed: Indian Revolt of 1857* (New Delhi, 1986).

11 參見Chakrabarti,'"Neither of Meate nor drinke, but what the Doctor alloweth": Medicine Amidst War and Commerce in Eighteenth Century Madras', *Bulletin of the History of Medicine* , 80 (2006), 1-38.

12 *The Gazetteer of Bombay City and Island*, vol. 3(1909), p. 181.
13 參見Chakrabarti, *Materials and Medicine*, pp. 91-2.
14 關於英馬戰爭（Anglo-Maratha Wars）中英國軍事行動的詳細說明，參見Randolf G.S. Cooper, *The Anglo-Maratha Campanigns and the Contest for India: The Struggle for Control of the South Asian Military Economy* (Cambridge, 2003).
15 同上註，p. 118.
16 參見Chakrabarti, 'Neither of meate nor drinke, but what the Doctor allweth'.
17 Holden Furber, *Rival Empires of Trade in the Orient, 1600-1800* (Minneapolis, 1976), pp. 149-50.
18 W.J. Wilson, *History of the Madras Army*, vol. 1(Madras, 1882), p. 6.
19 Furber, *Rival Empires of Trade*, pp. 149-50.
20 Arasaratnam, *Merchants, Companies and Commerce on the Coromandel.*
21 參見Chakrabarti, *Materials and Medicine*, pp. 100-2.
22 同上註，p. 212.
23 'The Madras Medical School', *Madras Journal of Literature and Science*, 7 (1838), 265.
24 同上註。
25 同上註。
26 Stella R Quah, 'The Social Position and Internal Organization of the Medical Profession in the Third World: The Case of Singapore', *Journal of Health and Social Behavior*, 30 (1989), 450-66, p. 456.
27 關於印度醫療勤務的興起，相關研究參見M. Harrison, *Public Health in British India*, pp.6-35.
28 Mark Harrison, *Public Health in British India*, p. 61.
29 十八世紀加爾各答的歷史，參見P.J. Marshall, 'Eighteenth-Century Calcutta' in Raymond F. Betts, Robert J Ross and Gerard J. Telkamp (eds) *Colonial Cities: Essays on Urbanism in a Caolonial Context* (Lancaster, 1984),

pp. 87-104.

30 Susan M. Neilds-Basu, 'Colonial Urbanism: The Development od Madras City in the Eighteenth and Nineteenth Certuries', *Medern Asian Studies*, 13 (1979), pp. 217-46.

31 David B Smith, *Report on the Drainage and Conservancy of Calcutta* (Calacutta, 1869), pp. 1-10.

32 十九世紀印度對於霍亂的控制措施，詳見Harrison, *Public Health in British India*, pp. 99-115.

33 F.W. Simms, *Report on the Establishment of Water-Works to Supply the City of Calcutta, With Other Papers on Watering and Draining the City* [1847-52] (Calcutta, 1853), pp. 152-3.

34 Partho Datta, *Planning the City, Urbanization and Reform in Calcutta, c. 1800-1940* (New Delhi, 2012), pp. 152-3.

35 *Report of the Plague Commission of India*, vol. 5 (London, 1901), pp. 409.

36 M. Harrison, *Public Health*, pp. 81, 155.

37 Prashant Kidanbi, 'An Infection of Locality: Plague, Pythogenesis and the Poor in Bombay, c. 1896-1905', *Urban History*, 31 (2004), 249-67.

38 Ira Klein, 'Plague, Policy and Popular Unrest in British India', *Modern Asian Studies*, 22 (1988), 723-55.

39 Arnold, *Colonizing the Body*, 200-39.

40 同上註，238。

41 Jayant Banthia and Tim Dyson, 'Smallpox in Nineteenth-Century India', *Population and Development Review*, 25(1999), 649-80.

42 阿諾引述了在印度進行「手臂對手臂」的天花疫苗接種的慘痛經驗。參見Arnold, *Colonizing the Body*, p. 142.

43 Niels Brimnes, 'Variolation, Vaccination and Popular Resistance in Early Colonial South India', *Medical History*, 48(2004), 199-228. 也可參閱Dominik Wujastyk, '"A Pious Fraud": The Indian Claims for Pre-Jennerian Smallpox Vaccination', in Jan Meulenbeld and Dominik Wujastyk (eds), *Studies on Indian Medical History* (New Delhi, 2001), pp. 144-58.

44 David Arnold, *Colonizing the Body*, p. 144-58.

45 Nadja Durbach, '"They Might as Well Brand us":Working-Class Resistance to Compulsory Vacciantion in Victorian England', *Social History of Medicine*, 13 (2000), 45-63.

46 參見Chabrabarti, *Bacteriology in British India*, pp. 65-9.

47 同上註，pp. 55-60.

48 Nandini Bhattacharya, 'The Logic of Location: Malaria Research in Colonial India, Darjeeling and Duars, 1900-30', *Medical History*, 55 (2011), 183-202.

49 少數有關印度大農場勞工健康的著作之一是N. Bhattacharya, *Contagion and Enclaves; Tropical Medicine in Colonial India* (Livepool, 2012).

50 Arnold, *Colonizing the Body*, pp. 7-10.

51 同上註，pp. 55-9.

52 Chakrabarti, *Bacteriology in British India*, pp. 49-60.

53 Harrison, Public Health in British India. pp. 226.

54 關於印度食利階級的經濟基礎，詳見Barbara Harris, 'Agriculture Merchants, Capital and Class Formation in India', *Sociologia Ruralis*, 29(1989), 166-79.

55 John Farley, *To Cast out Disease: A History of the International Health Division of the Rockefeller Foundation (1913-1951)* (New York, 2004); Shirish N. Kavadi, '"Parasites Lost and Parasites Regained" Rockefeller Foundation's Anti-Hookworm Campaign in Madras Presidency', *Economic and Political Weekly*, 42 (2007), 130-7 and *The Rockefeller Foundation and Public Health in Colonial India, 1916-1945; A Narrative History* (Pune/Mumbai, 1999).

56 John Iliffe, *East African Doctors: A History of the Modern Profession* (Cambridge, 1998), p.28.

57 E. W. C Bradfield, *An Indian Medical Reviewa* (Delha, 1938).

58 Roger Jeffery, 'Recognizing India's Doctors: The Institutionalization of Medical Dependency, 1918-1939', *Modern Asian Studies*, 13 (1979), 301-26, p. 311.

59 引自 Mridula Ramanna, *Western Medicine and Public Health in Colonial Bombay, 1845-1895* (Hyderabad, 2002), p. 3.

60 同上註，pp. 217-21.

61 *Representation of the Bombay Medical Union to the Royal Commission on the Public Services in India* (Bombay, 1 May 1913), p.1.

62 前引書，pp. 3-4.

63 Jeffery, 'Doctors and Congress: The Role of Medical Men and Medical Politics in Indian Nationalism', in Mike Shepperdson and Colin Simmons (eds), *The Indian National Congress and the Political Economy of India, 1885-1985* (Avebury, 1988), pp. 166-7.

64 Sunil S. Amrith, *Decolonizing International Health: India and Southeast Asia, 1930–65* (Basingstoke, 2006), p. 61.

65 National Planning Committee, *Subcommittee on National Health Report* (Bombay, 1948).

66 Debabar Banerji, 'The Politics of Underdevelopment of Health : The People and Health Service Developmetn in India: A Brief Overview', *InternationalJournal of Health Services 34* (2004), 123–142, p. 127.

67 *Report of the Health Survey and Development Committee* (Delhi, 1946).

CHAPTER 7 醫學與殖民非洲

歷史學者將十九世紀形容為帝國的年代（Age of Empire），歐洲國家在這段時期從原先以航海事業與建立屯墾地為主，轉而在亞洲與非洲建立起大規模的領土帝國。此一描述並不完全精確，因為美洲、西印度與亞洲有一大部分是在十八世紀成為殖民地。上述有關帝國年代之描述與非洲殖民的歷史最為吻合。歐洲的貿易商從十七世紀開始就和非洲的海岸地區維持商業聯繫，特別是在西岸、東岸以及南端，以尋求黃金、象牙，還有最重要的奴隸。然而在十九世紀初，歐洲國家幾乎是突然出現進入非洲內陸的大風潮，帶來一段重大的殖民擴張時期。本章先探討殖民非洲背後的動機；接著檢視在此一領土擴張以及在非洲建立歐洲殖民統治的過程中，醫療所扮演的角色，乃至在多大程度上醫學真的像某些歷史學者所宣稱那般是一種「帝國的工具」。最後則將探討西方醫學如何成為殖民統治的一部分，參與歐洲對非洲文化與社會的探討與理解。至於醫學與非洲殖民的其他歷史面向，則會在後面三章探討。

為何歐洲國家會在十九世紀初期試圖進入非洲內陸？有兩個主要理由，首先是商業與經濟的因素。大英帝國在一八〇七年廢除奴隸貿易，再於一八三三年禁止蓄奴；法國與荷蘭則在一八一八年廢除奴隸貿易，而這兩個國家則在一八三五年與英國結盟推動廢除國際奴隸貿易。奴隸貿易與奴隸制度的廢除，意味著奴隸商要在非洲尋求奴隸以外的其他貿易項目與商業利益。其次，隨著奴隸制度的廢除，歐洲歷史的道德重心從加勒比海島嶼和美洲轉移到非洲。廢除奴隸制度帶來一股人道主義動力，廢除奴隸運動者與傳教士這時試圖將奴隸制從其「根源」廢除，他們相信此一根源就在非洲的心臟地帶。他們認為有兩個因素使得非洲的奴隸制度延續不絕：阿拉伯人的出現及其商業行為，以及非洲文化與社會天生的落後。透過傳播福音以及「基督教商業」（Christian commerce）可以消除這兩個因素。殖民非洲的背景在於歐洲的商業、人道主義與傳教有著共同的利益，要在非洲大陸擴大活動與影響力。

十八世紀，歐洲人主要透過貿易在亞洲與美洲取得影響力和繁榮，這樣的經驗使得十九世紀的歐洲商人、政治人物與傳教士認為商業活動本質上是一種解放與文明開化的力量。另一方面，參與奴隸解放運動的傳教士試圖在非洲內部宣揚福音，驅除阿拉伯人的影響，並將非洲人從傳教士眼中的心靈「奴役狀態」解救出來。就如同十六世紀的西班牙征服者從十字軍的經驗獲得啟發，要在新世界傳播基督教與歐洲文明；十九世紀維多利亞時代的傳教士則受到廢除奴隸運動的激盪，要在非洲傳播基督教與文明。大衛．李文斯頓等傳教士相信，福音傳播能讓非洲人從心靈與肉體的奴役中真正獲得解放。這促使湯瑪斯・佛威爾・布斯頓（Thomas Fowell Buxton）於一八三九年創辦「奴隸貿易根除暨非洲文明開化協會」（Society for the Extinction of the Slave Trade and for the Civilization of Africa）。商人和傳教士在這層意義上具有共同的使命，那就是要推廣「合法的基督教商業」。[1]

阿拉伯人和下撒哈拉非洲的商業與文化關係歷史悠久，從第九世紀到十九世紀，阿拉伯的奴隸貿易是此一商業關係的重要部分。歐洲人從十七世紀開始在非洲西海岸進行跨大西洋的奴隸貿易，其規模更大也更重要；阿拉伯奴隸販子則從非洲東部在印度洋地區進行奴隸貿易，直到一八〇〇年代晚期為止。阿拉伯商人也透過古老的貿易路線在非洲內部地區與非洲統治者結盟，進行象牙、布疋、奴隸與槍枝等貨品的買賣。由於此一漫長的歷史連結，阿拉伯人也有重要的文化貢獻，尤其是在東非。例如這些地區的主要語言斯瓦希里語（Swahili）就深受阿拉伯文的影響，[2]下撒哈拉非洲的飲食、服裝和儀式也有著阿拉伯的影響。[3]在十九世紀的廢除奴隸運動之後，歐洲人認為此一久遠的阿拉伯影響在本質上是負面的，同時也是非洲奴隸制度和落後的根源。

歷史學者由兩個角度研究醫學在非洲殖民所扮演的角色，一是描述醫學如何在殖民過程中成為「帝國的工具」，另一個角度則是探討促進非洲文明開化和傳播歐洲文化與影響力的過程中，醫學所扮演的角色。我先從第一個角度談起。丹尼爾・海緞克（Daniel Headrick）指出，使用奎寧來預防瘧疾（連同蒸汽船與槍砲），讓歐洲人在十九世紀殖民非洲大陸時得到決定性的優勢。[4]奎寧對於保護歐洲人免遭非洲瘧疾奪走生命很重要，但本章也會指出情況不見得總是如此，殖民主義和醫學的關係是更加複雜的。醫學在非洲大陸更廣泛的社會、文化與經濟轉型中所發揮的作用，有助於對非洲的殖民。

進入非洲

在英國，為了推廣新的商業活動而設立了幾家新的貿易公司，舊的奴隸貿易公司則扮演新的角色。麥格雷戈・萊爾德（McGregor Laird）與利物浦數名過去從事奴隸貿易的商人，在一八三二年成立了非洲內陸公司（African Inland Company）。非洲湖區公司（African Lakes Company）在一八八九年成立，其早期目標是以象牙與其他貨品的「正當」貿易來取代中非的奴隸買賣。[5]

在十九世紀初，歐洲人主要從三個地點進入非洲。第一個地點是西非的幾內亞海岸（Guinea coast）；第二個地點是南方的開普敦殖民地；第三個地點是東岸的莫三比克，為葡萄牙商人所使用。[6]歐洲人對這些海岸熟悉已久，從十六世紀開始就在那裡建立起貿易關係以及殖民聚落。最主要的奴隸貿易海岸是幾內亞海岸，從獅子山一直延伸到班寧的非洲西岸，又稱為黃金海岸。奴隸貿易公司在此區購買奴隸運送到西印度群島與南北美洲的大農場販賣。黃金海岸的這段歷史可以回溯到重商主義以及金銀貨幣的歷史。從十六世紀開始，歐洲商人透過黃金才知曉西非，尤其是幾內亞海岸。部分由西非運到歐洲的黃金被鑄造成貨幣，其幣值俗稱為「基尼」（guineas）。貿易商很快就對這個海岸的另一項有利可圖的「商品」感興趣，那就是奴隸。因此幾內亞海岸是歐洲人最熟悉的地區，他們偏好由尼日河（the Niger）這類主要河流旅行到內陸。即便在非洲的其他區域，歐洲人也是偏好透過像是剛果河與尚比西河（Zambezi）等河流來深入、進行探險，以避開濃密的森林、開闊的草原、野生動物與沼澤地帶。

然而要進入非洲並不簡單，首先必須克服的困難是對未知的恐懼，當時的歐洲人對於非洲內部區域仍舊相當不熟悉。整個十七世紀和十八世紀，歐洲人在非洲的主要定居地點在海岸地帶，而海岸地帶以外的廣闊區域仍舊未知。歐洲人認為非洲是無法居住且不文明的「黑暗大陸」，這樣的想像與迷思充斥著這種對未知的恐懼。雖然冒險精神以及渴望散播商業、基督教與文明，皆有助於克服部分恐懼，但疾病與死亡仍然構成真實的威脅。

從十八世紀晚期開始，沿著河流進入非洲的歐洲人承受重大的傷亡。威廉・波特（William Bolt）在一七七七年到一七七九年沿著尚比西河前往德拉瓜灣（Delagoa Bay）的探險，參與的一百五十二名歐洲人當中有一百三十二人死亡；蒙戈・帕克（Mungo Park）在一八〇五年前往尼日河上游的探險，全體隊員只有五人存活，其他人都死於熱病或痢疾；詹姆斯．塔吉上尉（Captain James Tuckey）在一八一六年到一八一七年前往剛果河上游的探險，五十四名歐洲人當中有十九名死亡；萊爾德在一八三三年前往尼日河河谷的探險，四十八名歐洲人當中有三十七人死亡。這些經驗導致人們相信歐洲人無法在西非海岸生存，將該區域稱為「白人的墳墓」（white man's grave）。

為何稱之為白人的墳墓？歐洲人注意到非洲人在該地區遭遇這些熱病時較能存活，因此相信非洲在氣候上以及病理上都不適合歐洲人居住。雖然非洲人免疫力的說法助長了疾病的種族免疫觀念，但相對於瘧疾這個主要殺手而言，非洲人的免疫力並非源自於種族。歐洲探險家和外科醫師當時對於非洲社會與非洲人所罹患的疾病所知甚少。非洲人在童年取得對瘧疾的抵抗力，瘧疾會感染並殺死非洲兒童，如同它感染並殺死歐洲成人一般；只有那些存活下來的非洲兒童才取得抵抗力而存活到成年。時至今日，非洲的瘧疾致死率仍在兒童與嬰兒身上最高。

這些死亡產生對非洲的無形恐懼，原因之一是歐洲醫學模糊的「熱病」觀念。歐洲醫師在這段時間仍然受到席登漢與林德很大的影響，他們將熱帶地區大多數間歇或陣發的病痛，如瘧疾、傷寒、黃熱病與黑熱病（kala-azar），皆用「熱病」這個籠統的名詞稱呼；歐洲人相信這些疾病是由於炎熱氣候的有害瘴氣所引起，他們對這些熱病經常未加細分。

[7]基於這樣的原則，歐洲醫師透過一般的瘴氣理論來解釋歐洲人在非洲的死亡率，認為酷熱、熱病充斥的沼澤、蜂擁的昆蟲以及濃密而沒有路徑的廣大叢林，引起了這樣的熱病與高死亡率。在十八世紀與十九世紀，「熱病」代表著歐洲人冒險進入熱帶時恐懼的大批各種病痛。

早期在非洲西海岸所經歷到的高死亡率，促成托特（H. D. Trotter）與威廉・艾倫（William Allen）兩位隊長在一八四一年率領的尼日河探險。由於廢止奴隸貿易協會（Society for the Abolition of the Slave Trade）的強烈呼籲，英國政府派遣亞伯號（Albert）、韋伯福斯號（Wilberforce）以及蘇丹號（Sudan）這三艘船，探索尼日河與貝努埃河（Benue）並繪製其地圖。這次探險同樣蒙受大量的傷亡，有百分之三十五的英國成員死亡。在參與探險的一百四十五名歐洲人當中，有一百三十人罹患「熱病」而病倒，其中四十人死亡；然而在一百五十八名非洲人當中，只有十一人罹患熱病與一人死亡。[8]

儘管有這麼高的死亡率，一八四一年的尼日河探險仍有其獨特之處：這次探險有數名外科醫師隨行，並且首度在非洲進行奎寧預防性投藥的重要實驗。湯姆森（T. R. H. Thomson）與詹姆斯・麥克威廉（James O. McWilliam）這兩位醫師以奎寧進行有系統的實驗，並且獲得顯著的成果。他們有兩項重要的發現：首先，大多數的死亡是由一種特定的熱病所造成；其次，服用正確劑量的奎寧可以有效預防這種熱病。[9]湯姆森在探險前後進行了廣泛的實驗，進而發現在旅程初期所給予的奎寧不是劑量太少就是太不規律。他指出只有每天服用六到八顆的奎寧才能取得最好的保護效果。他在自己身上做實驗，在非洲停留時即便經常待在岸上也沒有罹患熱病。但是當他回到英格蘭而停止服用奎寧，隨後就罹患了瘧疾。[10]湯姆森是第一位在重要期刊出版用奎寧做預防性投藥來對抗瘧疾的文章，雖然其他的海軍外科醫師曾經報告過類似的經驗。[11]

一八四七年海軍外科醫師亞歷山大・布萊森（Alexander Bryson）在英國研究尼日河探險所累積的相關證據，指出規律使用奎寧預防性投藥與死亡率和罹病率之間有著密切關聯。根據他的研究，英國海軍採取奎寧做為主要的預防性投藥，並且下令將這作法擴大到登岸的部隊。[12]在一八四八年底，陸軍軍醫署署長也對西非所有總督下達同樣的通告，建議他們使用奎寧進行預防性投藥。於是，在黃金海岸的英國部隊攜帶一瓶奎寧做為對抗熱病的預防性投藥服用，成了普遍的做法。然而，這時醫師對熱病（其中最常見的是瘧疾）的病因及其傳播模式（透過昆蟲病媒）的科學知識甚少，要到大約半個世紀後，萬巴德（Patrick Manson）與朗納德・羅斯（Ronald Ross）的發現之後，才對此有所認識。一八九〇年代之前，殖民地的公共衛生報告並未單獨列出瘧疾的案例，而是列在「熱病」這個廣泛的範疇之下。支持使用奎寧的醫療意見，純粹是基於這些實驗所提供的統計學證據。

奎寧與「帝國的工具」

運用奎寧做預防性投藥，標示著貿易的年代與帝國的年代之間的連結。如同我們在第二章所見，法國科學家卡方杜與佩爾蒂埃使用在祕魯與玻利維亞森林中發現的金雞納樹皮，在一八二〇年生產出奎寧。儘管發現奎寧可治療瘧疾，但醫師仍將其用於各種熱病，包括間歇熱與復發熱。他們相信奎寧之所以是種有效療法，在於它具有很強的滋補特性，因長期居住在熱帶氣候或因暴露於瘴氣而衰弱的身體，可服用奎寧而復原。奎寧也當成酊劑（tincture）及消毒劑（antiseptic）使用。[13] 隨著尼日河的探險以及之後的醫學實驗，奎寧被視為是針對間歇熱的特定治療方法。

在此同時，熱帶殖民地對金雞納樹皮的需求日益增加，但其取得仍舊是個問題；於是，一八五〇年代展開新一波對金雞納樹的殖民生物探勘。歐洲國家掀起一股大熱潮，試圖從祕魯的森林取得金雞納樹皮，然後在殖民地的大農場種植。正如雷．迪斯蒙（Ray Desmond）所描述：「例如英國和荷蘭這些國家，瘧疾是其熱帶殖民地的風土病，金雞納樹皮成為令人垂涎的植物。」[14] 英國地理學家克萊門茨．馬卡姆（Clements Markham，一八三〇—一九一六）在一八六一年從玻利維亞與祕魯取得金雞納樹的樹苗，並引進至印度的尼爾吉里丘陵（Nilgiri hills）的農場種植。[15] 荷蘭人在一八六〇年代同樣在東南亞展開大規模的金雞納樹種植。到了二十世紀初，全世界有百分之八十的金雞納在亞洲生產。

由於廣泛使用奎寧的預防性投藥，以及採取更好的衛生與居住設施等其他預防措施，歐洲人在非洲的死亡率從一八五〇年代開始下降。正如科廷所指出，在一八一九年到一八三六年之間，駐紮在西非海岸的歐洲士兵平均死亡率，充員兵是千分之四百八十三，而軍官則是千分之二百零九。而在一八八一年到一八九七年之間，西非每年的平均死亡率已經大幅地降低，黃金海岸是千分之七十六，拉哥斯（Lagos）則是千分之五十三，他將此歸功於奎寧的預防性投藥，以及廢除放血這類有害的治療方法。[16]

在發現奎寧預防瘧疾的效力之後，奎寧在十九世紀變成一種神奇的藥物。英國公眾對於歐洲人在熱帶的健康與存活原本充滿悲觀，奎寧引進了樂觀，提供歐洲殖民非洲背後的動力。英國殖民者與公眾一般的印象是奎寧的預防性投藥使得他們能夠進入非洲。雖然這樣的樂觀主義並沒有完全消除「白人墳墓」的形象，但在殖民非洲大陸的過程中，這有助於引進新的希望與動力。

尼日河成為英國從西進入非洲內陸的主要路徑，英國對西非的殖民快速展開，英國部隊在一八五一年占領拉哥斯，於一八六一年在當地建立新殖民地。商人也取得成功，麥格雷戈．萊爾德的貿易公司派遣另一支由拜基醫師（W. B. Baikie）率領的探險隊，在一八五四年進入尼日河。探險隊溯尼日河與貝努埃河而上，深入過去歐洲人未能到達的地方，而且在回到海岸線時沒有任何一名成員死亡。這些成功鼓舞了傳教士沿著尼日河進入非洲內部，這是基督教傳教士在殖民非洲的過程扮演重要角色的開端，這點本章稍後會再加以討論。整體而言，自一八五〇年代起出現的變遷彰顯了非洲殖民的特色。在商業時代，貿易商和船員是歐洲殖民主義的行動者；在十九世紀，醫師、旅行家和傳教士則是歐洲殖民非洲的先鋒。海緞克和科廷論稱，快速的殖民導致十九世紀晚期的「瓜分非洲」。雖然使用奎寧做預防性投藥等醫學因素並未直接促成瓜分，但從十九世紀中葉開始，歐洲人在非洲的死亡率降低確實加速了殖民。

然而，對於在醫學與殖民之間建立簡單直接的因果關係，我們必須非常審慎。正如威廉·柯恩（William Cohen）所指出，奎寧預防性投藥對殖民非洲的影響有可能受到高估。死亡率的下降並未對十九世紀法國帝國主義在非洲的擴張發揮如此關鍵作用。情況毋寧是相反的，先是法國人成功打造帝國，才帶來海外法國人生命損失的降低以及採行更好的醫療照護。[17]在十九世紀末之前，法國人並未以奎寧進行常規的預防性投藥，而且整個十九世紀法國人在非洲的死亡率一直很高。一八八〇年代法國人在上蘇丹（Upper Sudan）的死亡率高達千分之八百。法國在一八九五年遠征馬達加斯加，兩萬一千六百人的總兵力損失了五千五百九十二人。在其他地方也觀察到類似的數字，這些死亡大多是瘧疾造成的。[18]有其他不同的原因使得奎寧的採用如此緩慢。就我們所知，當時瘧疾和其他幾種熱病混淆不清，法國醫師只零零星星地使用奎寧。法國人通常用奎寧來治療瘧疾，而非預防性投藥，這降低了效力。也有許多法國士兵不遵從服用奎寧的命令，因為它是一種很苦又有副作用的藥物。

儘管有著高死亡率，法蘭西帝國仍舊在非洲擴張。柯恩看出十九世紀在非洲的殖民模式，延續了十八世紀稍早在亞洲與美洲的殖民擴張，後者也是在歐洲部隊有著高死亡率的情況下發生的。就法國的殖民擴張而言，關鍵不在於醫學進步，而是較為優越的軍事組織、策略與武器。這使得歐洲人領導的小型部隊能夠成功進行征服，而法軍在戰場的死亡人數則相當低。[19] 柯恩對於死亡率和帝國主義之間關係的論點，正好與科廷相反；其實是殖民征服之後，才降低了歐洲人的死亡率。在征服領土並且控制了部分原住民人口之後，法國人從事遠征時能夠雇用大批的原住民士兵與挑夫。此外，在殖民地生活與作戰一段時期之後，有助於法國部隊適應非洲的風土，最後導致較低的死亡率，這點也延續了十八世紀的殖民主義模式。[20]

殖民擴張也為歐洲人帶來更多的資源和更好的設施。例如當法國人首度進入蘇丹時，他們徒步前進，以致發生大量感染與高死亡率。稍後法國陸軍有辦法徵召騾子，讓歐洲人騎乘行進。隨著道路網絡的鞏固，交通獲得改善，確保了藥物與食物的規律補給，也能將病患與傷者送往殖民地的醫院，甚至後送法國。住屋的改善意味著歐洲部隊生活在衛生條件更佳的軍營中，而不用住在帳篷裡，得以遠離孳生蚊子的沼澤。

有關醫學是否是「帝國的工具」的辯論過程中，試圖斷定醫學在殖民主義中發揮的作用。帝國主義是個複雜的歷史過程，而現代醫學經常是帝國主義的產物，而非只是其觸媒。將非洲殖民的歷史連結到貿易年代的歷史，正如金雞納與奎寧的歷史所清楚顯示，醫療與藥物常是歐洲人透過殖民主義而能夠取得的資源與產物，接著又應用於進一步的殖民征服。死亡率和帝國主義的關係，要比簡單的因果關係更為複雜。在法國殖民非洲的過程中，殖民的擴張與鞏固確保了更多的資源，最終帶來歐洲軍隊死亡率的改善。通常這種改善來自於成功的軍事征服，這使得歐洲部隊能夠取得更好的資源，如飲食、住屋以及歐洲部隊的本土化，而這又降低了歐洲軍隊在殖民地的死亡率。

注意到這種複雜性使得我們能了解，醫學在非洲殖民主義下一階段的醫療傳教史中發揮的作用。基督教傳教士前往非洲傳播福音和現代醫學等歐洲文明福祉。醫療成為非洲與歐洲文化接觸互動的重要場所，西方醫學在這樣的過程中成為非洲社會、文化與經濟生活的一部分。

非洲與醫療傳教士

醫療傳教士是誰？如第一章和第二章所指出，從十六世紀起，基督教傳教士參與了歐洲對美洲與亞洲的殖民過程。從西班牙征服的時代開始，傳教士進行宣教、建立植物園、為罹病與飢餓的人提供醫療和食物，並且和當地人談論上帝、自然與靈性。在戰爭、饑荒與疫病流行的時候，傳教機構通常是人們尋求庇護與獲得慰藉的主要場所。傳教士在殖民地扮演多樣的角色，他們為當地人施行歐洲醫療時也學習當地的做法。傳教士（經常相當侵略性地）傳播基督教並壓抑當地的做法，但他們也為原住民提供庇護與希望。十九世紀的非洲和這樣的歷史有其延續性，但也有斷裂之處。

非洲遭受殖民時，正值歐洲種族與文化的優越感張揚之時。隨著殖民主義在十九世紀的擴張，歐洲醫師與傳教士覺得有必要將醫學傳遞給受到殖民的民眾，因此在十九世紀，歐洲醫學不再只是歐洲人用來拯救炎熱氣候下的歐洲生命，也成為被殖民者的醫學。傳教士執行將歐洲醫學帶給非洲人的任務，其活動反映了歐洲文明與醫療較為優越的觀念。傳教士也認識到以醫學為手段常是傳播宗教的最好模式。醫療傳教士的角色結合了靈性治療與醫學治療，同時也成為殖民力量與原住民社會的橋樑。在歐洲醫學整合到非洲社群日常生活的過程中，醫療傳教士也和非洲醫者競爭，帶來混種的醫學傳統，這點會在第十章討論。因此醫學是十九世紀基督教傳教士非洲大業的一部分。正如梅根·馮恩（Megan Vaughan）所言，由於傳教士的角色廣泛，非洲人認為他們有別於殖民部隊或政府醫官。[21]

泰倫斯·蘭傑（Terrence Ranger）指出，醫療傳教士在非洲的活動有四個主要特徵，首先傳教士將其活動描繪為活出基督的事功，從而在非洲創造出醫療和基督教的密切連結（譯者按：新約福音書記載許多耶穌治癒病人的事蹟，醫療傳教士自認為是追隨耶穌的榜樣）；其次他們能夠深入原住民社區內部工作；第三，此種宗教與醫療的連結有助於建立西方醫學的效力，不過是以拋棄傳統信仰與療法為代價；第四，透過醫院與診所這類的現代機構，將「時間感、工作紀律與保持清醒」等現代觀念深植於非洲健康照護體系中。[22]

在這一節，我將簡短探討十九世紀最著名且具有偶像地位的醫療傳教士大衛·李文斯頓（一八一三—一八七三）的生涯與事業。他屬於蘇格蘭公理會（Congregationalist），在格拉斯哥攻讀神學與醫學，接著他加入倫敦會（London Missionary Society, LMS），並確信有必要深入非洲內地將基督教引介給非洲人，同時將他們從奴隸制度解放出來。李文斯頓想要使用醫學來治療非洲人的苦難，他在展開「尚比西探險」時概述了這些意圖。[23]

李文斯頓成為非洲醫療傳教與探險的前鋒，他在一八四一年抵達南非開普敦，當時歐洲人對非洲下撒哈拉內陸大部分地區都一無所知。李文斯頓停留在非洲的前十年間，以開普敦殖民地北方的傳教站為據點，從那裡對非洲內部數度展開探險。每次探險結束回到開普敦後，就將他的書信與採集寄回英國。在一八四二年他展開為期四年的探險，追索從尚比西河上游到海岸線的道路。這彌補了歐洲人對於中非與南非的知識大漏洞。在一八四九年到一八五一年之間，他穿越喀拉哈里沙漠（Kalahari Desert），接下來的一場旅程則抵達尚比西河上游。李文斯頓在一八五五年發現一座壯觀的瀑布，將之命名為維多利亞瀑布。他在一八五六年五月抵達尚比西河在印度洋的河口，然後從鄰接印度洋的東岸抵達鄰接大西洋的西岸，成為第一名橫越南非的歐洲人。他在英國短暫停留之後，在一八五八年又回到非洲擔任官方探險家，接下來五年，他為英國政府在東非與中非進行探險。一八六六年一月他再次回到非洲，由尚吉巴（Zanzibar）出發尋找尼羅河的源頭。

李文斯頓對於歐洲「發現」非洲貢獻良多。他渴望發現尚比西河的源頭，成為第一個在非洲內陸旅行的歐洲人，為中非與南非的大片區域繪製地圖，並且蒐集有關其自然世界與居民的資訊。李文斯頓的探險標示著歐洲人在非洲的「發現的年代」（Age of Discovery），他將非洲的植物標本寄到邱園，將動物標本寄至大英博物館；倫敦的這些機構則進行研究與展示。李文斯頓在尚比西以及在他橫跨喀拉哈里的旅程中寄回內容豐富的地理報告。[24]他的敘述有助於歐洲人備製這些地區的地圖，為下一波的殖民部隊與移民做準備。他的收藏、冒險故事以及地圖鼓舞了其他旅行家進行類似的探險，而為殖民非洲開路。菲利克斯·拽佛（Felix Driver）指出，李文斯頓和亨利·史丹利（Henry M. Stanley）的探險有助於倫敦皇家地理學會宣揚地理學知識的英雄特質與帝國性格。[25]

除了造就帝國的地理學之外，李文斯頓對非洲的主要貢獻是將商業、基督教與醫學連結在一起。他在穿越尚比西盆地的旅程中，熱切地尋找如何開發此地區的商業潛能。他寫的《傳教旅行與研究》（*Missionary Travels and Researches*）一書討論了尚比西河谷具有價值的自然資源，提到了煤礦和染料，以及像是菸草、咖啡、棉花與蔗糖等具有出口潛能的農產品。[26] 李文斯頓相信尚比西盆地可以成為英國用來種植棉花的新領地，而能夠取代英國紡織工業對於美國棉花的依賴。在此同時，他將整個非洲大陸形容為「生了病」（sick），苦於奴隸制度對道德和身體所造成的後果，因此非洲需要基督宗教與商業所帶來的重生。他相信結合歐洲的商業、宗教與醫療可以用來「治療」這個大陸。這在接下來的年頭成為歐洲前往非洲的醫療傳教士的格言（參見圖七．一）。

李文斯頓於尚比西盆地的探險與傳教活動之後，在一八七五年到一八七六年之間，於尼亞沙湖（Lake Nyasa）以及希雷高地（Shire highlands）分別建立了利文斯敦尼亞（Livingstonia）以及布蘭泰爾（Blantyre）這兩個蘇格蘭傳教站，這兩處接下來在英國日後占領尼亞沙蘭（Nyasaland）與馬拉威的過程中發揮重要作用，因為這兩個傳教站開啟了與當地的接觸、蒐集當地資訊並散播歐洲的影響。布蘭泰爾鎮成為商業中心，尤其是對英國的象牙貿易。到了一八七八年，「倫敦會」在坦加尼喀湖（Lake Tanganyika）、英國海外傳道會（Church Mis-

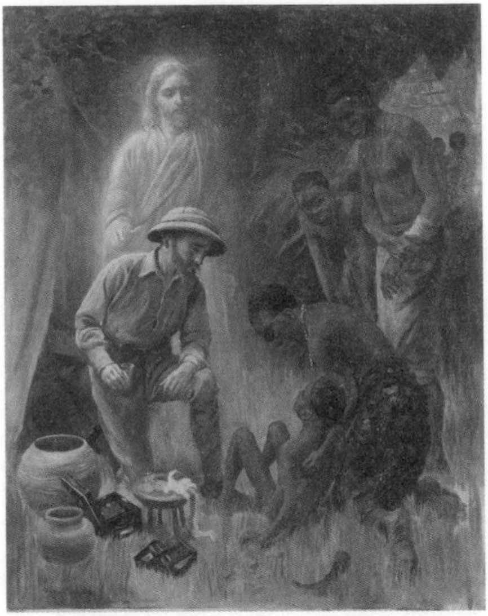

圖七・一｜醫療傳教士照顧生病的非洲人，Harold Copping作，The Wellcome Library，London提供。

sionary Society）在布干達（Buganda）各自展開傳教與醫療活動。中非另一個重要的英國醫療傳教機構是一八七五年創立的中非大學傳教會（Universities' Mission to Central Africa，UMCA），其據點位於馬拉威湖沿岸。中非大學傳教會第一位全職醫官羅伯・霍華醫師（Dr Robert Howard）結合基督教的虔誠與醫療照護，擴大傳教活動的角色。儘管傳教士計畫引進基督教和西方醫學，但他們在協調非洲與西方的治療系統時卻帶來了「醫療多元主義」（medical pluralism）。[27]

歷史學者分析傳教士在非洲殖民時期所扮演的霸權角色。[28]泰倫斯・蘭傑對中非大學傳教會在坦尚尼亞的歷史研究指出，雖然一般認為它是慈善和家父長式的醫療照護機構，對非洲人的福祉有深切的關懷，並且反對當時正在摧殘非洲經濟與生態的工業資本主義力量；然而，就擴張英國對非洲大陸的殖民影響力而言，中非大學傳教會仍發揮重要作用。

傳教士將其活動呈現為基督教治療，而能夠讓西方醫療與基督教深入當地社區。他們協助建立西方生物醫學的有效性，並且在非洲健康照護體系中設立醫院與診所等現代機構，取代傳統的信仰與做法。[29]非洲的傳教醫院是基督教能夠進行宣教的地點，也是殖民時期主要的健康照護機構，這些醫院有許多是從舊教堂改建而成。傳教士經常由於醫師的短缺而親自治療病人和開藥，除了早晚進行禱告以及在周日舉行禮拜等一般宗教活動之外，傳教士利用醫院來達成宣教的目的。非基督教的病人通常也被安排在已信教者旁邊來鼓勵進行宗教對話和改宗，醫院的牆面則用聖經圖像來裝飾。[30]

因此非洲的傳教活動和帝國主義是攜手並進的，傳教士協助探查與剝削非洲的自然資源，同時也建立起歐洲文化和經濟的霸權。歐洲傳教士與非洲接觸並加以影響，醫療是這個過程中不可或缺的一部分。傳教士所從事的醫療也凸顯出他們在非洲歷史上扮演的複雜角色。一方面，像是李文斯頓這樣的人，透過地理探險與發展出地方連繫而為歐洲殖民鋪路。透過醫療和宣教，他們也協助建立歐洲的文化影響力。因此這裡有個弔詭的情境，傳教是要將非洲人從奴隸狀態中解放出來，結果卻促成他們遭到殖民與壓迫。

然而在此同時，傳教士經常反對殖民剝削當地社群，他們的傳教站是人道關懷的重要地點，也在非洲更全面的經濟與社會轉型中表現出非洲人的行動力。傳教士的醫藥和醫院為這個日益受到殖民戰爭與剝削所蹂躪的大陸提供些許的醫療。醫療傳教士透過在非洲的工作和在歐洲的募款活動，建立與當地社區的連結，而且他們從整體的觀點來思考治療和健康，這樣的經驗成為二十世紀服務非洲乃至其他殖民地的國際慈善組織與衛生機構之先驅。

西方醫學與非洲的「異己性質」

現在回到殖民醫學中差異（difference）的問題。歐洲醫學在非洲有種道德高調，自認為既要治療非洲人的身體，也要啟蒙非洲人的靈魂。在此同時，十九世紀主流的醫學與種族多起源論的觀點，認為非洲人天生和歐洲人不同而且是較為低等的種族。這帶來新的問題：有可能對非洲人進行如此徹底的改造嗎？這是可欲的嗎？雖然殖民非洲的兩個前提是非洲經濟的現代化以及非洲人心靈的文明教化，但是到了二十世紀初期，面對非洲快速的經濟轉變，以及引進現代教育與醫療所帶來的某些後果，使得醫師和行政官員面臨道德兩難。現代化在非洲導致了什麼？為了回答這個問題，探索與理解此種「異己性質」（otherness）就成為殖民醫學的重要關切。

梅根·馮恩對非洲瘋狂史與精神醫學史的分析，探討了這種兩難。要了解馮恩的著作更廣泛的知識脈絡，我們將先簡短介紹傅柯（Michel Foucault）對歐洲史上瘋狂的分析。傅柯在《瘋癲與文明：理性時代的瘋狂史》（*Madness and Civilization: A History of Insanity in the Age of Reason*）一書中論稱，從十七世紀開始，在理性的年代（the Age of Reason，法國學者稱之為「古典時代」〔Classical Age〕）瘋狂在歐洲被視為「非理性」（unreason），或者瘋狂是理性、啟蒙與「正常」心靈的「異己」（other）或對反（opposite）。傅柯論稱，較早的時期對於瘋人或精神失常者有較大的接納與容忍。精神失常者被視為是某種接近神聖理性的智者，因而受到社會的接納。[31]然而，十八世紀以一種更加臨床的方式來看待瘋狂，視之為理性心靈或理性的「異己」。瘋人在全歐洲都遭到排斥，並且被監禁在新創立的精神病院，遠離公眾視線。精神正常與失常的區分成為歐洲啟蒙的根本特徵。根據傅柯的解釋，精神科學的出現是精神正常的世界救贖精神失常者的一種嘗試。

根據馮恩的看法，歐洲精神醫學對瘋狂與理性的這種區分，在殖民非洲時造成問題。歐洲人將非洲人視為文化上與種族上的野蠻人，或是現代、科學與工業化的歐洲人之「異己」。因此對他們而言，一名正常的非洲人也是如孩童般不成熟與非理性的，故其在現代理性的典範中是瘋狂的。由於歐洲人強調非洲人及其疾病天生就與歐洲人不同，所以他們相信非洲人的瘋狂也和歐洲人的瘋狂不同。問題在於非洲人的瘋狂是怎樣的不同以及如何加以治療。

在傳教士的幫助之下，殖民當局於一九一〇年在馬拉威成立松巴精神病院（Zomba Lunatic Asylum），原本的設計是依循歐洲的方式將瘋人與其他人隔離，但這個計畫很快就遭遇困境。薛立（H. M. Shelley）與華生（W. M. Watson）兩位精神病院醫官在一九三五年寫了一份報告，他們注意到非洲人出現越來越多瘋狂的狀況。這構成了「問題」。為何非洲會出現這種瘋狂增加的情況呢？這兩位精神科醫師認為非洲有兩種形式的瘋狂。一種是「本土」形式的瘋狂，這是非洲人心靈天生的不理性。另一種則是西方文明所帶來較為現代的瘋狂，非洲人由於無法應付現代性而發瘋。當時對非洲文化、習俗與傳統做研究的人類學認為，巫術等非洲習俗根本就是不理性的，上述的精神醫學結論與之不謀而合。接觸歐洲人使得非洲人和自身（「單純」）的現實與生活方式脫節，使得他們更加錯亂與瘋狂，殖民行政官員責怪傳教士教育當地人而摧毀其「原始的純真」（primitive innocence）。

理解非洲人這兩種形式的瘋狂，成為殖民行政官員的當務之急。他們必須決定「正常的」標準與習俗，以督導天生非理性且越來越瘋狂的非洲人。然而，界定這樣的習俗卻是一大挑戰，歐洲人如何能夠解釋並管理如此不同的文化行為呢？更進一步的問題是，原本認為可以治療這種天生非理性的方法，像是教育與經濟變革，結果卻導致非洲人現代形式的瘋狂。

殖民醫學——尤其是殖民精神醫學——因而置身在殖民治理的核心，殖民醫師為殖民管理政策獻策。他們對非洲人進行的精神醫學與神經學研究，有助於現代醫學與科學的種族研究。奈洛比的馬薩里精神病院（Mathari Mental Hospital）院長戈登醫師（Dr. H. L. Gordon）與肯亞的精神科醫師卡羅瑟斯（J. C. Carothers），促成東非精神醫學學派（East African School of Psychiatry）的出現；該學派結合生理學與心理學來分析非洲的文化與心性。他們結合對非洲人腦部與心靈的神經學研究與心理學研究，以辨識非洲人在種族上的低劣之處。在此同時，這些精神科醫師解釋現代教育為何會讓非洲人變得疏離而叛逆。由於無法理解非洲人對英國抗議與叛亂的政治性質，卡羅瑟斯將一九五二年到一九六〇年肯亞人反抗英國殖民統治的茅茅叛變（Mau Mau Rebellion），解釋為非洲人這種新形式的瘋狂。[32]稍後他被肯亞殖民政府聘請來對茅茅俘虜進行「再教育」，要將他們轉變為順服的子民。心理學家認為，治療這種瘋狂的辦法是讓非洲人保持純淨無瑕、遠離文明。因此，在一百多年後，殖民官員所想到的解決辦法，恰好和一八三〇年代殖民非洲大陸的前提互相矛盾。

正如馮恩所指出，對於非洲的瘋狂與歐洲的瘋狂理解上的真正差異，在於非洲的瘋狂被視為是集體的問題而非個人的問題。歐洲的理性時代將瘋人視為偏離常態的個人，非洲的瘋狂則被視為是集體的常態。被認定發瘋的非洲人並不像歐洲的瘋人那樣遭到嚴密的監控，或是關入精神病院。非洲並未出現十八世紀歐洲那樣的「大監禁」（great confinement），[33]在非洲，焦點比較是放在一般的治理，政府很樂意見到非洲家庭照顧自己的「瘋子」；政府所面對的兩難是要決定究竟現代性是問題的解方，或是造成問題惡化的因素。

歐洲的精神醫師也在北非面臨類似的瘋狂挑戰，雖然其歷史情境不同。正如本書在導論中討論到的薩伊德，他指出，歐洲的東方主義認為阿拉伯人和理性、已經啟蒙的歐洲人截然不同。法國殖民於二十世紀初也在摩洛哥、突尼西亞與阿爾及利亞建立精神病院。這些法國機構成為重要的研究地點，並發展出研究「阿拉伯心靈」（Arab mind）的殖民精神醫學「學派」。尚—米歇・貝給（Jean-Michel Bégué）以及安東・普侯（Antoine Porot）等法國精神醫師的結論認為，阿拉伯人天生暴力、有犯罪傾向且反覆無常。普侯發展的阿爾及利亞精神醫學學派提出的理論認為，阿爾及利亞人天生幼稚且缺乏好奇心，其結論認為阿拉伯人是「正常地異常」（normally abnormal），這和英國精神科醫師在馬拉威對非洲人所下的結論一樣。[34]法國精神病院也成為施展殖民權力的地點，展現法國在北非的文明開化使命。他們提出的前提認為，阿拉伯／穆斯林／東方的心靈無法從事理性思考。[35]

瘋狂在非洲殖民史占有重要的位置，因為該地的殖民主義立基於非洲「異己性質」的觀念。這也解釋了為何在殖民與後殖民的非洲研究中，瘋狂與巫術是如此重要的主題；治療非洲的瘋狂既是歐洲殖民的動機也是其宿命。瘋狂代表了歐洲人眼中非洲人的「異己性質」。

然而這種異己性質和差異的概念充滿著深刻的內在矛盾。約翰・法比安（Johannes Fabian）在《我們失心瘋：中非探險的理性與瘋狂》（*Out of Our Minds: Reason and Madness in the*

Exploration of Central Africa）一書指出，十九世紀在非洲的德國與比利時旅行家把非洲人當成是野蠻而不理性的，但其實自己卻常常陷入不同的瘋狂狀態——有時是藥物引起，有時是疾病和疲勞引起。這常導致他們以殘酷而非理性的暴力行為來對付非洲人。[36]

非洲人行動力的問題，內在於非洲瘋狂與異己性質的歷史。非洲的異己性質和瘋狂的相關觀念成為非洲殖民主義的慣常用語，而非洲人自己則為了各種不同目的而採用並堅持這些身分。非洲人經常主動使用殖民的瘋狂分類，將標籤貼到怨恨的對象身上，並將之關入病院。[37]這些分類在這樣的過程中，也受到重新界定與改寫。茱莉・帕爾（Julie Parle）研究納塔爾與祖魯地區從一八六八年到一九一八年之間的精神醫學與瘋狂，強調非洲人和印度人等非歐洲人的行動力，界定了南非的瘋狂診斷分類與治療模式。一方面，帕爾將南非的瘋狂史以及納塔爾政府精神病院（Natal Government Asylum, NGA）的建立，定位於該地區更廣泛的經濟與社會變遷：一八七〇年代的經濟不景氣、金礦與鑽石礦的開採，以及印度與非洲的移工導致精神健康問題的增加。另一方面，醫師與傳教士面對不同形式的精神疾患時，殖民精神醫學的內部出現了混淆，其診斷經常游移不定，有時認定是精神失常，有時又認定是犯罪。這樣的模糊曖昧使得原住民對瘋狂的觀念與治療模式，得以在納塔爾政府精神病院裡被整合進去。帕爾因此論稱，納塔爾政府精神病院不該被視為是「西方的」機構，而是當地人用來控制與治療他們當中的精神失常者。[38]在研究與治療非洲瘋狂的過程中，心理科學與精神醫學採納了來自於人類學與種族病理學的觀念以及另類的精神失常觀，進而發生轉變。歷史學家指出，歐洲醫師認為巫術等非洲的醫療與文化實作是非洲人非理性的證據，然而在此同時，歐洲人和非洲人也用醫學、文化與犯罪的術語來分類並重新發明這些醫療與文化實作。[39]我們可以看到，非洲殖民時期的瘋狂史和十八世紀西印度的伏都教（Voodoo）與奧比巫術（Obeah）的歷史相互對應之處。

結論

歐洲人來到非洲是希望能將歐洲的商業、宗教與文明傳遍整個大陸。這個任務並不簡單。打從一開始，死亡、疾病以及對未知的恐懼就阻礙其進展。歐洲的軍隊、商人和傳教士藉助醫療、科技以及殖民的狂熱和技巧來克服這些難題。接下來在引進現代性、文明與商業的過程中，文明教化使命所帶來的後果有些便展現在他們面前，成為另一種兩難。之所以有這種兩難，部分是因為現代性與進步的觀念本身在歐洲就有爭論，也因為十九世紀的歐洲人將非洲人視為完全不同的種族。因此他們不確定是否能在非洲達成現代性，甚至不確定這是否應該追求。此外，歐洲人在引進這些變遷時失去了一些行動力，非洲人則自己承擔起改革其土地與文化的任務。歐洲人試圖將非洲從其侷限中釋放出來，卻在這片大陸面對自身的限制與失敗。儘管有著這些兩難與困境，殖民依然強而有力地挺進——到了第一次世界大戰時，幾乎整個下撒哈拉非洲都遭到殖民。這改變了非洲大陸：基督教快速傳播且受到歡迎，現代醫學獲得廣泛使用，大農場、城市、礦場與工業改變了非洲的地景。

非洲的醫學史敘述了這片大陸物質與心理轉變的輪廓，也揭露了帝國主義的裂縫與弔詭。殖民的軍隊、政治人物、屯墾者和傳教士試圖改變非洲的文化、農業與經濟（下一章會做詳細討論）；在相當大程度上他們做到了，雖然改變的軌跡有時並未遵循原先預期的目標。在這過程中，西方醫學連同基督教成為非洲社會、文化與經濟生活的一部分。由於非洲醫學史研究的關注重點在此，因此有關都市公共衛生以及地方行政等相關課題的著作就相對較少，而這些主題則是印度殖民醫學史的主要關切。

註釋

1 Henry Rowley, The Story of the Universities' Mission to Central Africa, 2nd edition (London, 1867), p. 3.

2 David Robinson, *Muslim Societies in African History* (Cambridge, 2004), pp. 27-88. Ali A. Mazrul, 'Black Africa and the Arabs', *Foreign Affairs,* 53 (1975), 725-42.

3 Lyndon Harries, 'The Arabs and Swahili Culture', *Africa: Journal of the International African Institute,* 34 (1964), 224-9.

4 Daniel Headrick, *Tools of Empire; Technology and European Imperialism in the Nineteenth Century* (Oxford, 1981) Chapter 3: 'Malaria, Quinine and and Penetration of Africa', pp. 58-82.

5 有關十九世紀英國貿易公司的詳細研究，參見Geoffrey Jones, *Merchants to Multinationals: British Trading Companies in the Nineteenth and Twentieth Centuries* (Oxford, 2002).

6 葡萄牙人從十六世紀開始便出現在非洲東海岸，然而到了十九世紀他們不再是殖民非洲的關鍵因素。

7 要等到一八八〇年代隨著阿方斯．拉佛杭（Alphonse Laveran）發現了瘧疾寄生蟲，才辨識出瘧疾是一種特定的疾病。

8 William Allen, and T.R.H. Thompson, *A Narrative of the Expedition Sent by Her Majesty's Government to the River Niger, in 1841,* vol. 1 (London, 1848), Appendix (Part 4).

9 James Ormiston MCWilliam, *Medical History of the Expedition to the Niger, during the Years 1841, 2, Comprising an Account of the Fever Which Led to its Abrupt Termination* (London, 1843).

10 Curtin, *The Image of Africa: British Ideas and Action, 1780-1850,* vol. 2 (Madison & London, 1973), pp. 355-6.

11 T.R.H. Thomson, 'On the Value of Quinine in African Remittent Fever', *Lancet* (28 February 1846), 244-5.

12 Bryson, 'Prophylactic Influence of Quinine', *Medical Times and Gazette,* 7 (1854), 6-7. 參見Curtin, *The Image of Africa,* p. 356.

13 Andreas-Holger Maehle, *Drugs on Trial: Experimental Pharmacology and Therapeutic Innovation in the Eigh-*

teenth Century (Amsterdam, 1999), pp. 264-75.

14 Ray Desmond, *The European Discovery of the Indian Flora* (Oxford, 1992), p. 222.

15 Markham, *Peruvian*, pp. 34-5.

16 Curtin, *The Image of Africa*, pp. 361-2.

17 Cohen, 'Malaria and French Imperialism', 23-36.

18 同上註，pp. 23-4

19 同上註，p. 31.

20 同上註，p. 32.

21 Vaughan, 'Healing and Curing: Issues in the Social History and Anthropology of Medicine in Africa', *Social History of Medicine*, 7 (1994), 283-95, pp. 294-5.

22 Ranger, 'Godly Medicine', p.259.

23 Lawrence Dritsas, 'Civilising Missions, Natural History and British Industry', *Endeavour*, 30 (2006), 50-4, p. 50.

24 Timothy Holmes (ed.), *David Livingstone: Letters and Documents 1841-1872* (London, 1990), p. 5.

25 Felix Driver, *Geography Militant: Cultures of Exploration and Empire* (Oxford, 2001).

26 David Livingstone, *Missionary Travels and Researches in South Africa* (London, 1899), pp. 180-4, 241, 262-83, 359-93, 410, 430. Holmes (ed.), *David Livingstone: Letters and Documents, 1841-1872*, p. 47.

27 Charles Good, *The Steamer Parish: The Rise and Fall of Missionary Medicine on an African Frontier* (Chicago & London, 2004).

28 Ranger, 'Godly Medicine'. 參見 Vaughan 'The Great Dispensary in the Sky'.

29 Ranger, 'Godly Medicine', p. 259.

30 Vaughan, *Curing their Ills*, pp. 62-5.

31 Foucault, *Madness and Civilization: A History of Insanity in the Age of Reason* (London, 1967).

32 J.C. Carothers, *The Psychology of Mau Mau* (Nairobi, 1954).

33 Vaughan, *Curing their Ills*, p. 101.

34 Richard Keller, 'Madness and Colonization: Psychiatry in the British and French Empires, 1800-1962', *Journal of Social History*, 35 (2001), 295-326, p.315.

35 這裡的討論主要取材自Keller, *Colonial Madness: Psychiatry in French North Africa* (Chicago, 2007).

36 Johannes Fabian, *Out of Our Minds: Reason and Madness in the Exploration of Central Africa* (Berkeley, 2000).

37 Vaughan, *Curing their Ills*, pp. 106-7.

38 Julie Parle, *States of Mind: Searching for Mental Health in Natal and Zululand, 1868-1918* (Scottsville, 2007).

39 參見Henrietta L. Moore and Todd Sanders (eds), *Magical Interpretations, Material Realities: Modernity, Witchcraft and the Occult in Postcolonial Africa* (London & New York, 2002)一書所收錄之文章，以及Luise White, *Speaking with Vampires; Rumor and History in Colonial Africa* (Berkeley & London, 2000)。

CHAPTER 8 帝國主義與熱帶醫學

至第一次世界大戰之前，歐洲殖民強權在熱帶世界取得龐大的殖民地。一八七八年，歐洲國家控制了全世界百分之六十七的熱帶世界，到了一九一四年則超過了百分之八十四。[1]擴張最大的是英國，在一八七四年到一九〇二年之間，大英帝國領土增加了一千兩百三十萬平方公里，其中大多是在非洲，但也包括亞洲與太平洋島嶼。[2]此一龐大的帝國擴張帶來投資健康照護的需要，主要針對的是熱帶地區的歐洲部隊和平民。從十九世紀晚期開始，伴隨著以大英帝國為主的帝國擴張，同時在熱帶地區展開新的醫學投資、研究與調查，並常以熱帶醫學之名為人所知。荷蘭、比利時、德國與法國等歐洲帝國強權也加入發展，熱帶醫學逐漸成為一門新的醫學專科。到了二十世紀，所謂的熱帶醫學是一個複合體，而且在某種程度上是一種形態不定的醫學傳統。一方面，熱帶醫學整合了歐洲人兩百多年來的殖民主義在熱帶氣候下取得的各種醫學、環境與文化的經驗和洞見；另一方面也整合了新出現的病菌理論和寄生蟲學（研究寄生蟲和寄生蟲疾病的醫學專門領域），而將醫學注意力從疾病環境轉向寄生蟲與細菌。因此熱帶醫學可以界定為十九世紀末發展出的醫學專科，其立基的觀念是：某些疾病是由熱帶地區特有的病原或是在當地流行的病原所引起。

熱帶地理和病原之間的關聯是如何創造出來的？為何熱帶被視為是特別病態的地區？歷史學者對於這些複雜的問題有著漫長的辯論，我將透過考察熱帶醫學的歷史發展和存有論來加以探討。

何謂熱帶醫學？

熱帶醫學主導了十九世紀帝國醫學史的書寫。沃博伊斯（Michael Worboys）在一九七六年寫道：「過去七十五年間，西方針對第三世界的醫學與健康政策的主要科學表現一直是熱帶醫學。」[3]他指出有三個因素促成熱帶醫學的誕生：新科學的出現與其社會機構層面以及十九世紀晚期帝國主義的影響。其他學者則研究了英國熱帶醫學與帝國主義的各種面向，這類熱帶醫學史很明顯地有三個特徵。首先，主要焦點放在十九世紀晚期與新帝國主義的年代；其次，這類歷史通常以著名的科學家和醫師的研究工作為基礎，如萬巴德（Patrick Manson）、朗納德・羅斯（Ronald Ross）及里奧納德・羅傑斯（Leonard Rogers）；第三，他們指出熱帶研究是在廣闊的地理區域進行，涵蓋了從印度北部阿薩姆到迦納首都阿克拉

（Accra）整個受到歐洲控制的熱帶區域。[4]

「熱帶醫學」這個名詞也帶來問題，它假定包含亞洲、非洲與部分美洲的整個熱帶都是相似而一致的地理區域。至於針對特定地區的熱帶醫學史為何還很難寫出來，原因之一是熱帶醫學的主要倡議者其醫療研究工作有著無所不在的性質。萬巴德的事業橫跨了中國、蘇格蘭與倫敦。羅斯的工作一路從倫敦、奈特利（Netley）、馬德拉斯、維吉亞納格藍（Vizianagaram）、毛淡棉（Moulmein）、緬甸到安達曼群島（Andaman Islands）等地蒐集瘧疾的病媒。在羅斯發現了瘧蚊是瘧疾寄生蟲的昆蟲病媒之後，他持續前往西非、蘇伊士運河、希臘、模里西斯（Mauritius）以及賽普勒斯進行田野調查。這個獨特的醫學專科概念也立基於以宗主國為中心的科學典範，在這樣的典範之下，這些科學家試圖將該醫學專科定義為在倫敦、柏林與利物浦訓練前往殖民地服務之醫師的專門機構，這使得特定地區的熱帶醫學史很難被凸顯出來。熱帶醫學在印度或非洲等熱帶殖民地則不是那麼獨特的醫學專科，這點和歐洲有所不同。

另一個問題是那些研究英國熱帶醫學的歷史學者追索著這些人的事業，把焦點放在他們研究的領域，意即寄生蟲學。英國熱帶醫學把焦點放在寄生蟲學是出自於某種專業的權宜之計，如威廉・拜能（William Bynum）所指出：

> 一般認為細菌學是法國或德國的科學，英國人找到的安慰是我們還可以殖民熱帶醫學。除了細菌之外還有其他生物可以研究，不只如此，其傳染途徑通常要比溫帶氣候由水、食物、牛奶或空氣所傳播的疾病來得遠為複雜。[5]

於是從表面看來熱帶醫學似乎根本就是寄生蟲學。但實際情況不必然如此，這段時間在熱帶進行的許多研究並不屬於寄生蟲學，有幾位英國的帝國科學家同時研究細菌學和寄生蟲學。因此，我們對於在熱帶殖民地實際操作的熱帶醫學的真實性質，還有不少理解上的落差。

這就提出了「熱帶醫學是什麼和不是什麼」的問題。在英殖印度或下撒哈拉非洲實際操作的醫學的性質為何？都可以界定在熱帶醫學這個大帽子底下嗎？熱帶醫學在概念上很難界定為一個獨特的科學專科，因為它自身沒有明確的研究方法論。正如我們所知，熱帶醫學是在機構成長的幫助下發明出來的傳統，這個過程尤可見諸羅斯分別在一九〇五年與一九一四年出版的兩篇文章。在第一篇文章中，他對熱帶醫學的定義相對含糊。他承認「熱帶醫學這個名詞並不意味只是熱帶疾病的治療」。[6]它所意涵的是一種「醫學的科學」（science of medicine），更重要的是，熱帶醫學是為帝國服務的醫學，而疾病在帝國中是「文明的大敵」。[7]一九一四年倫敦與利物浦的熱帶醫學校已經開始在英國和殖民地展開研究，羅斯則為熱帶醫學提出在治療特色上更為明確的定義。他強調寄生蟲學者的角色：「這個運動實際上是由老一輩的寄生蟲學者所展開，而非細菌學學者」。[8]但他所勾勒出來的特定傳承基本上是利物浦與倫敦這兩所學校的創建史，而非寄生蟲學這門科學的歷史或任何獨特的研究方法論。這是有理由的，因為十九世紀晚期的科學家並不太特別區分「病菌」（germ）與「寄生蟲」這樣的字眼，而是交雜地使用。[9]當時的科學思想尚未區分細菌與寄生蟲；視兩者皆生存於活體中且能夠在實驗室裡培養。[10]科學家辯論牠們起源與生命史的性質，而非爭辯牠們到底是病菌還是寄生蟲。[11]柯霍擴張其細菌學的領域而包含熱帶的其他疾病，特別是瘧疾與昏睡病。他甚至前往巴達維亞進行瘧疾研究。[12]他於一九〇九年在普魯士科學院（Prussian Academy of Sciences）的演講，提出一個更為廣泛的定義：「細菌學並沒有精確的定義，而是在這名義下概括不同的知識領域，因為它們都使用相同或類似的方法，而且有共同的目標，那就是研究傳染病並加以對抗。」[13]即使如此，當代的科學家也使用「瘧疾病菌」（malaria germs）這樣的說法，並且視瘧疾為一種「病菌疾病」。[14]

因此要了解熱帶醫學比較有用的辦法，並不是將它視為單一而特定的科學傳統，而是視為幾種新的和既有的醫學研究傳統的組合，而且在根本上是連結了從十九世紀晚期起在熱帶建立或是為了研究熱帶而建立的各種研究機構。《溫暖氣候與西方醫學》這本論文集突顯了：若要理解熱帶醫學，必須超越個人，而且要理解「熱帶醫學之父」萬巴德之前的熱帶醫學。這本書收錄的文章描繪了萬巴德與羅斯之前的熱帶醫學史。[15] 讓焦點超越萬巴德與羅斯，並且重新省思在熱帶殖民地實地操作熱帶醫學的歷史，這是很重要的。這會有助於我們理解不同的研究方法與動機為何在殖民地共存的理由，能夠對熱帶的熱帶醫學有更好的理解。有兩個因素對於了解熱帶醫學史是很重要的：歐洲醫學在炎熱氣候地區漫長複雜的歷史傳統，及其與十九世紀帝國主義的關聯。

熱帶醫學的起源

就我們所知，二十世紀英國醫學中的熱帶醫學，其實有一個更早而不一樣的起源，那就是從十八世紀中期開始英國對於熱帶地區健康、衛生與氣候的觀念。[16] 正如稍早幾章所指出，透過林德的著作我們看見，面對炎熱氣候的歐洲醫學強調環境與氣候的因素，並且建立起炎熱氣候和瘴氣及腐敗的連結。這些概念在風土適應（acclimatization）的辯論裡起了關鍵作用——此一辯論是關於如何理解炎熱的氣候對歐洲人體質的影響，以及白種人能否在熱帶生存。到了十九世紀，悲觀取代了早先歐洲人在熱帶風土適應的普遍樂觀主義，非洲這類熱帶地區也變得像是「白人的墳墓」。十九世紀晚期病菌學說的出現，以及霍亂、鼠疫和傷寒的病菌與疫苗之發現，為熱帶的醫學研究帶來新希望，卻也讓對熱帶疾病的理解變得複雜。十九世紀初期，熱帶環境對歐洲人而言似乎充滿了有害的氣體，而到了十九世紀晚期則似乎充滿了看不見的病菌。在此同時，儘管強調病菌是造成腐敗與疾病的因素，瘴氣的觀念卻仍在熱帶地區延續下來，因此在熱帶出現了結合病菌學說與瘴氣觀念的一種新醫學思想。

德國衛生學者麥克斯・馮・佩騰柯佛（Max von Pettenkofer，一八一八—一九〇一）在他的病菌生態理論中強調，必須將環境與氣候因素整合到病菌學說中。他主張所謂的X、Y、Z這三種因素必須都發揮其功能，才會導致霍亂疫情。X是特定病原，通常在土壤中發現；Y是地方與氣候的先決條件，讓病原得以轉變成為具有傳染力的瘴氣；Z則是個人對疾病的易感性（susceptibility）。佩騰柯佛主要認為病菌必須在適當條件下發生轉變或「發酵」，才會變得有感染力而引起疫情。缺乏這些條件，病菌就無法引起疾病。當柯霍在一八八三年發現霍亂菌時，佩騰柯佛斷言病菌（X）需要適當的土壤組合並和地下水交互作用（Y），而是否能成為病原還有賴於個人的易感性（Z）。佩騰柯佛為了展現其信念曾經做過著名的示範，他在一八九二年喝下含有培養出來的純霍亂菌株的水，目的在於證明在沒有適當的氣候條件與個人感受性的情況下，霍亂無法散播。雖然佩騰柯佛覺得有點不舒服，卻沒有出現霍亂症狀。他的結論是，由於霍亂和印度的特定環境有關，所以無法成為歐洲的風土病。這和十九世紀印度的英國醫療人員之主流看法一致，他們相信霍亂是一種

「地方」的疾病（disease of 'locality'）。[17]

由於佩騰柯佛強調疾病的傳播或傳染性有賴各種的地方因素，他的理論被稱為「偶發的接觸感染論」（contingent contagionism）或是「地方論」（localism）。此一學說對於理解熱帶的疾病特別重要，因為它連結了之前希波克拉底理論有關空氣、水與地方的觀念和晚近的病菌學說，強調熱帶的氣候和水是疾病散播的理想條件。殖民醫學官員熱烈接受佩騰柯佛的著作成果。[18]在熱帶殖民地工作的科學家與醫師，這時候相信熱帶的炎熱氣候是病菌與寄生蟲生長的理想環境。儘管柯霍和巴斯德在其病菌學說中提出病菌的普遍性，認為病菌可以在任何地方生存與活動，但熱帶殖民地仍被視為是骯髒、不衛生、易於產生疾病且特別有利於病菌的地方。熱帶被視為是病菌與寄生蟲的儲藏所。

法國實驗室在瘧疾研究上有了突破。拉佛杭（Charles Louis Alphonse Laveran）這位法國軍醫在一八八〇年於阿爾及利亞發現導致瘧疾的原蟲（單細胞的寄生蟲），他說服巴斯德以及艾米爾．胡（Emile Roux）等法國細菌學者，瘧疾不是由細菌引起而是原蟲引起。一九〇一年，他描述了造成非洲昏睡病的錐體蟲。拉佛杭在一九〇七年因為這方面的研究而獲得諾貝爾獎。

即使發現了寄生蟲，科學家還是得解釋它是如何從一個人傳染到另一個人。線索來自於英國醫師萬巴德稍早與瘧疾無關的研究。萬巴德在亞伯丁大學取得醫學學位，並且在亞洲與非洲等大英帝國的不同領土旅行。他的淋巴絲蟲病研究在一八七七年指出，絲蟲是由蚊子傳染的。[19]他的發現從兩個方面來說相當重要，首先，這開啟了將瘧疾連結到蚊子這種病媒的可能，其次，這將病媒及其生存的環境條件帶入熱帶地區的醫學研究焦點。繼拉佛杭和萬巴德的發現之後，寄生蟲和病媒成為熱帶醫學的焦點。

羅斯建立起瘧疾寄生蟲和蚊子病媒之間的正式關聯。羅斯是印度醫療勤務的醫官，他在一八九七年辨識出瘧蚊（*Anopheles mosquito*）是將瘧疾寄生蟲傳染至宿主的病媒。他也闡明了瘧原蟲（*Plasmodium*）的生命史，他發現寄生蟲生存於蚊子胃壁某些有黑點的細胞中，[20]他更進一步追蹤到寄生蟲從該處移動到蚊子的唾腺，這點有力支持了瘧疾是經由蚊子叮咬傳染的假說。羅斯在一九〇二年贏得諾貝爾獎，他是第一個因為醫學研究而獲得此一獎項的英國人。

瘧疾寄生蟲和病媒的發現，標示著熱帶醫學這門現代專科的出現，結合了對寄生蟲的實驗室研究以及在熱帶不同地區對病媒所做的田野調查。醫師和科學家如今相信透過醫學的介入，可以預防甚至消滅熱帶地區的風土疾病。發現特定疾病的微生物或寄生蟲或其病媒，可以帶來疾病的撲滅。這為歐洲在熱帶的帝國野心帶來了新的樂觀主義，也在某種層度上將之從十九世紀籠罩的氣候悲觀主義中拯救出來。

熱帶醫學獨特之處在於，它是由兩個不同的醫學領域融合而發展出來。一方面整合了過去兩百多年來歐洲人在殖民地所取得的各種醫學、環境與文化經驗和洞察。另一方面將醫學的注意力從致病的環境，轉移到寄生蟲與細菌的病菌理論。融合這兩種傳統，標示著以能對付病菌與病媒的新信心，回歸到疾病的地理決定論。這也導致一種表面看來相互矛盾的病菌學說與地理學。[21]

此一新專科的重要特徵之一是隨之而來的機構發展，萬巴德在一八九九年建立倫敦熱帶醫學校；羅斯也試圖在這個新興領域揚名立萬，於一八九八年創辦利物浦熱帶醫學校。其他在非洲有重大利益的殖民國家，也建立類似的熱帶醫學機構，比利時國王利奧波德二世（King Leopold II）在一九〇六年於安特衛普（Antwerp）創立一所「熱帶疾病學校」；德國於一九〇〇年在漢堡創辦航海與熱帶疾病研究所（Institute for Maritime and Tropical Diseases），由伯納．諾奇特（Bernhard Nocht）擔任第一任所長；里斯本的熱帶醫學校在一九〇二年創立；阿姆斯特丹於一九一〇年成立了皇家熱帶研究所（Royal Tropical Institute）；美國則於一九〇三年在費城成立美國熱帶醫學學會（American Society of Tropical Medicine），該學會的主要焦點是對美國造成重大威脅的黃熱病，學會早年的領導人物則是在古巴與巴拿馬運河對抗黃熱病的行動中扮演積極角色的威廉．高加斯（William Gorgas）。

然而，在熱帶殖民地卻沒有類似的機構及知識發展。首先，這段期間在印度或非洲乃至任何其他殖民地，都沒有成立任何熱帶醫學研究機構，直到一九二〇年才設立了加爾各答熱帶醫學校（Calcutta School of Tropical Medicine），這離此一學科在歐洲建立已經有相當一段時間了。加爾各答熱帶醫學校的成立不只是為了因應熱帶疾病，更和折衝印度政府、「印度醫療勤務」官員以及受西方教育的印度醫師彼此不同的利益有關。[22]此外，這所學校一直是個孤立的醫學研究機構，研究焦點也不完全放在熱帶疾病，在校長邱布拉（R. N. Chopra）的領導下，加爾各答熱帶醫學校有很大一部分的研究是和當地藥物有關。因此熱帶醫學這門學科機構上的發展地點並不在熱帶，而其發展的動力則來自帝國的野心。

儘管建立起熱帶醫學機構以及出現醫學的專科化，殖民地的醫學研究仍舊是混種的傳統，結合了病菌理論與病媒研究、實驗室醫學與田野調查，以及巴斯德派科學家和寄生蟲學家的密切合作。

熱帶醫學的混種傳統

正如第九章將討論到，隨著亞洲、非洲與南美洲建立巴斯德研究所，細菌學在熱帶地區的醫學研究變得日益重要。巴斯德的科學以及巴斯德研究所的全球網絡在殖民醫學中帶來重大的道德要求和機構的行動力，甚至連印度這樣的英國殖民地亦如此。[23]這點意味著我們必須放棄根據國別來簡單劃分的十九世紀熱帶醫學，像是傾向於把寄生蟲學歸於英國，而把細菌學歸於法國和德國。了解熱帶醫學的混種性格是相當重要的。

從一九〇〇年開始，印度在卡紹利（Kasauli）、庫奴爾（Coonoor）以及夕隆（Shillong）等地建立巴斯德研究所。這些巴斯德研究所受到歡迎，並且在這個殖民地擔負大部分的醫學研究和疫苗接種。在這些研究所工作的英國科學家並不必然擁有熱帶醫學訓練或是認同熱帶醫學。英國在一八九〇年代左右前往熱帶地區服務的著名醫學科學家，像是里奧納德・羅傑斯、大衛・山普（David Semple）、喬治・藍柏（George Lamb）、哈維（W.F. Harvey）以及庫明斯（Stevenson Lyle Cummins）等人，都是在奈特利的陸軍醫學校接受阿莫羅斯・萊特（Almroth Wright）的訓練，而不是由羅斯或萬巴德訓練出來。萊特是位醫師和病理學家，他的專長並不是熱帶醫學；在他手下工作的英國科學家常被稱為「萊特的人」，他們在印度和非洲對傷寒、結核病、狂犬病以及毒蛇咬傷進行重要的研究。[24]其他在印度的實驗室從事研究的醫學科學家，像是巴克萊（A. Barclay）、克勞佛德・羅伊（W.A. Crawford Roe）、肯尼斯・麥克勞德（Kenneth McLeod）以及里昂斯少校（Major R.W.S. Lyons），則是在柏林、巴黎或里爾（Lille）的細菌學研究室接受訓練。

十九世紀晚期、二十世紀初期在印度進行的醫學研究，並不屬於一般的熱帶醫學領域。印度的巴斯德研究所主要立基於巴斯德的細菌學傳統，焦點放在研究霍亂、鼠疫、狂犬病以及傷寒，並製造疫苗。在此同時，印度對痲瘋的治療，仍舊是結合了西方和傳統的方法。馬德拉斯醫療勤務的外科醫師杜格爾（Dougall）在一八七〇年代早期發展出使用古芸香油（gurjon oil）的療法，在二十世紀初期仍舊受到歡迎。在一九四〇年代引進磺胺藥物之前，大風子油（chaulmoogra oil）這種當地藥方也一直是痲瘋病的主要療法。[25]針對天花的努力則集中在疫苗生產和撲滅計畫，並發展出儲藏與運輸疫苗的方式，而非把天花當作熱帶醫學的研究主題。[26]

二十世紀，印度的醫學研究並非只專注於病媒，對於霍亂這個印度主要熱帶疾病的研究，其實並未遵循萬巴德和羅斯以辨識病媒為關鍵的研究方法論。正如哈里森所描述，霍亂仍舊是個被神秘所籠罩的疾病：「沒有一種疾病比『流行性霍亂』（epidemic cholera）來得更重要，但也沒有對任何一種疾病的認識是如此之少。」[27]當時也出現各種理論來談霍亂的原因，非傳染論者強調大氣因素，或歸咎於月亮的影響、大流行的波動以及當地空氣的構成。[28]正如第五章所指出，英國醫師提出一連串的環境因子，指認印度是霍亂的故鄉。

霍亂研究的突破來自於細菌學。柯霍在埃及發現了霍亂菌之後，他主持德國的霍亂委員會（German Cholera Commission）。委員會成員在一八八三年來到加爾各答蒐集證據，並且在罹患此一疾病的患者腸道中，大量發現一種特定的細菌。然而，印度醫療人員的主流觀點認為，霍亂基本上是一種「地方」（locality）的疾病。[29]差不多在同一時間，巴黎巴斯德研究所的哈夫金（Haffkine）開始進行霍亂的細菌學研究。他在一八九二年以法文發表一篇論文，指出透過對動物注射減毒過的霍亂菌，可以誘發動物的免疫力。[30]該研究的新聞很快傳播開來，甚至連印度前任總督達弗林勛爵（Lord Dufferin）也注意到。達弗林寫信給倫敦的印度部國務卿，要求讓哈夫金可以在眾人眼中霍亂的「故鄉」進行研究。哈夫金在一八九三年來到加爾各答。在對他自己與四名印度醫生進行接種之後，哈夫金也說服孟加拉霍亂地帶的一些村民前來接受預防接種。細菌學者確實將霍亂這個重大熱帶疾病視為研究主題。[31]

印度的瘧疾研究確實是熱帶醫學專家的焦點，它是以宗主國為中心的計畫，也是國際研究計畫的一部分，並由倫敦與利物浦所推動。正如之前所提到，儘管萬巴德和羅斯都與殖民地有關聯，但他們主要是國際性的人物，並沒有在印度或非洲進行任何實質的田野研究或實驗室研究。在印度唯一進行過的實質瘧疾研究是山謬爾・里卡德・克里斯多佛斯（Samuel Rickard Christophers）於中央研究所（Central Research Institute）對瘧蚊所做的研究。克里斯多佛斯是由皇家學會（Royal Society）在一九〇〇年派往印度，進行撲滅瘧疾的實驗。在印度彌安彌爾（Mian Mir）的拉合爾軍營（Lahore Cantonment）進行初步的研究之後，他的結論是大規模發送奎寧進行預防投藥措施，要比在熱帶地區進行以地方知識為基礎的抗瘧疾衛生工作來得更有效。[32]二十世紀在殖民地與非洲的主要瘧疾撲滅計畫，起先是由國聯衛生組織推動，後來則是由世界衛生組織推動。

印度的黑熱病（kala-azar）這種由沙蠅（sand fly）傳播的利什曼原蟲（*Leishmania donovani*）感染引起的寄生蟲疾病，或許最符合熱帶醫學研究的正軌，屬於以寄生蟲為基礎的英國研究傳統。然而，研究的突破是來自於英格蘭的奈特利，而不是加爾各答或利物浦。威廉・賴什曼（William Leishman）在一八八七年加入陸軍醫療勤務，於一八九〇年派往印度並在當地停留七年，他在一九〇〇年紀錄到在加爾各答附近發現、被稱為登登熱（dum-dum fever）的黑熱病的寄生蟲。他於一八九九年調回奈特利，在該校發現了這種寄生蟲。然而，賴什曼的研究成果要到一九〇三年才出版，那年印度醫療勤務的查爾斯・唐諾凡准校（Lieutenant-Colonel Charles Donovan）在馬德拉斯確認了此一發現。印度醫療勤務的成員羅傑斯成功將發現的黑熱病寄生蟲培養至纖毛階段，並將之類比於昏睡病，認為以靜脈注射酒石酸銻鉀（tartar emetic）會是有效的治療方法。

在非洲對名為「昏睡病」的錐蟲病（trypanosomiasis）的研究，是典型的混種傳統，由細菌學家和寄生蟲學者一起進行。蘇格蘭細菌學者大衛・布魯斯（David Bruce）在一八九五年發現布氏錐蟲（*T. Brucei*）是牛錐蟲病的病因。他在一九〇二年提出證據，認為昏睡病是由采采蠅（tsetse fly）所傳染。昏睡病後續的醫學研究和調查深受德國和義大利醫學研究者的影響，而這些研究者來自各式各樣的醫學背景，如微生物學、藥理學以及獸醫學。德國軍醫斐德利克・卡爾・克萊恩（Friedrich Karl Kleine，一八六九—一九五一）於一九〇九年證明布氏錐蟲的傳染循環。比利時醫師阿馮斯・布魯登（Alphonse Broden，一八七五—一九二九）以及德國海軍醫師漢斯・奇曼（Hans Ziemann，一八六五—一九〇五），分別於一九〇四年與一九〇五年發現其他兩種致病的錐蟲剛果錐蟲（*T. congolense*）和間日錐蟲（*T. Vivax*）。義大利細菌學者阿杜・卡斯特蘭尼（Aldo Castellani）在一九〇二年前往烏干達，並且發現昏睡病的原因和傳染方式；他隨後在一九〇五年發現引起莓疹病的螺旋體（Spirochaete）細菌。柯霍也在坦尚尼亞的維多利亞湖西北邊進行錐蟲病研究。

因此殖民地的醫學研究，並沒有依循二十世紀初期建置的熱帶醫學的嚴格路線，也不是單從任何學派或傳統的研究議程所衍生。熱帶醫學是在宗主國強力主導、但多樣的參與之下所產生，密切參與的研究者包括奈特利的陸軍醫學校、巴黎與里爾的巴斯德研究所、柯霍的柏林傳染病研究所（Institute for Infectious Diseases of Berlin）、英國預防醫學研究所（British Institute of Preventive Medicine）、熱帶醫學校以及《柳葉刀》和《英國醫學期刊》（*British Medical Journal*）等科學期刊，乃至具有不同科學傳承與專業的人。由於這種醫學上的曖昧性，我們必須從政治與帝國的脈絡來找出熱帶醫學的根本性格，因為熱帶醫學是專門為帝國的目的與利益服務而產生的科學專科。

熱帶醫學與「新帝國主義」

透過「新帝國主義」之名為人所知的十九世紀晚期帝國主義脈絡，可以理解熱帶醫學的根本性格。以下我主要以英國殖民非洲的脈絡來探討這種帝國主義。大英帝國於這段期間在非洲擴張，以龐大的軍事與民政建制來鞏固在印度的地位。英國人將其在非洲的擴張定義為「建設性帝國主義」（constructive imperialism），它的基本觀念是，帝國主義的出發點是被殖民者的利益，並且對殖民地資源做合理利用。要了解建設性帝國主義為何會成為非洲殖民主義的重要成分，就必須研究十九世紀晚期英國在非洲擴張的歷史與性質。

屬地體系（protectorate system）是這段期間在非洲擴張帝國領域與建立殖民統治的重要模式。殖民屬地的觀念來自於十九世紀殖民宰制的複雜歷史。主要的概念是在不同殖民地點以不同方式實施間接與非正式的統治。在印度是產生於土君王國（princely states）的間接統治脈絡；在拉丁美洲的發展脈絡則是對市場、生產模式與「邊陲經濟」的控制，而無須進行政治控制，又稱為非正式帝國。十九世紀在印度進行領土擴張的主要途徑之一，是整合當地既有的政體——即所謂的「土君王國」。通常英國東印度公司會保有一名當地統治者來充當傀儡行政元首，並且指派一位英國居民或是政治特派員，透過提供率直的「建議」來控制該國事務。直接的領土擴張於一八五七年終止後，英國人主要使用間接統治的概念來維持土君的效忠，並透過土君來取得該國數量可觀的人民之效忠。

十九世紀下半葉，英國人企圖在非洲擴張領土時，大量採用了這套印度體系。[33]奈及利亞總督弗瑞德瑞克・盧吉（Frederick Lugard，一八五八－一九四五）在一八八〇年代負責將印度的方法運用到奈及利亞與烏干達。他的同僚高爾第（G.T. Goldie）在解釋其皇家尼日公司（Royal Niger Company）的擴張時，訴諸英國在印度的帝國經驗：「透過當地分封的王侯來進行間接統治」。[34]因此英國人控制了經濟與軍事事務，而非洲的酋長則享有「有限的」行政自主。

非洲所發展出來的屬地體系，其經濟基礎是仿效拉丁美洲的非正式帝國。根據約翰・加拉格（John Gallagher）與朗納德・羅賓森（Ronald Robinson）這兩位歷史學者的研究，維多利亞時期的私人商業利益標示著英國帝國主義的轉向——從正式而直接的政治控制，轉向用非正式的方式控制其他國家的關鍵部門，像是控制經濟以便強化自身的商業與經濟利益，而無須採取直接的政治控制。私人企業試圖將獨立的邊緣地區轉變為維多利亞英國的延伸，而構成非正式帝國。[35]這種形式的帝國控制最明顯見諸於英國對拉丁美洲的經濟投資（特別是阿根廷、巴西與秘魯），但也明顯見諸土耳其與中國。

英國在非洲的擴張，發生於世界各地的間接統治與非正式帝國成長的時期，這導致非洲屬地體系的建立，同時間還有所有歐洲殖民強權依循的「勢力範圍」（sphere of influence）

的帝國政策。「勢力範圍」這套體系和屬地體系類似，歐洲強權控制經濟、法律與裁判部門，而當地的酋長則擁有相對的自由來實施其文化和儀式習俗，並管理部落地區。

一八八〇年代起，英國、荷蘭、法國、比利時、德國和義大利等歐洲強權為了在非洲大陸取得領土而展開大競逐，在此脈絡中發展出屬地以及勢力範圍的體系，這場競逐通常稱為「瓜分非洲」(Scramble for Africa)。從一八四〇年代起，英國和法國在非洲緩慢地擴張其領土，比利時一八七六年起在剛果，德國於一八八〇年代在東非與西非取得政治與經濟影響力。因此非洲的政治地圖發生快速轉變，一八八〇年剛果河以北的區域成為法國的屬地，突尼西亞在一八八一年變成法國屬地，英國在一八八二年占領埃及，而義大利則開始殖民厄利垂亞。一八八四年創建英屬與法屬索馬利亞，同年也創建德屬西南非、喀麥隆、德屬東非（肯亞）與多哥（Togo），而西班牙則宣稱西非的里約奧羅（Río de Oro）是其屬地。在非洲尋求勢力範圍的歐洲強權彼此間的緊張情勢升高，為了因應這個形勢，德國首相俾斯麥在一八八四年到一八八五年間舉行柏林會議，共有十四個歐洲國家參與。

歐洲國家在柏林會議建立了瓜分非洲大陸的基本規則，所有的歐洲國家都可以在尼日河與剛果河等主要河流自由航行。會議也訂下宣示屬地的規則，規則是歐洲殖民者必須證明對該區域的有效占領，發展出勢力範圍。柏林會議將過去事後才宣稱的屬地與勢力範圍規則浮上檯面，以此做為在非洲擴張與鞏固殖民的主要架構。柏林會議明定，殖民強權可以透過外交照會的方式宣稱下撒哈拉的屬地，即便沒有真正擁有那塊土地也沒關係。因此，雖然維多利亞時代在非洲的擴張，是如同加拉格與羅賓森所說的是由當地局勢所決定，但也必須謹記除了這些當地的臨時狀況之外，還有更為廣大而凌駕地方之上的帝國體系，由不同的帝國在亞洲與非洲共享的利益與結構所構成。

在柏林會議之後，「屬地」一詞為歐洲強權廣泛使用，用以指稱對所謂缺乏明確政治組織的土地所取得的控制。如今在正式化的屬地體系下，歐洲強權容許當地非洲酋長與統治者擁有名義上的政治權力，他們可以保有當地的政治體系和習俗，而歐洲強權與移民則控制了該區域根本的經濟利益與經濟活動。

在柏林會議之後，歐洲強權彼此締結雙邊條約，界定不同歐洲國家的勢力範圍。在東非，德國的勢力範圍和英國和葡萄牙的勢力範圍區隔開來。在西非，英國的勢力範圍和德國以及法國的勢力範圍區分開來。在非洲赤道地帶，法國的勢力範圍則是介於剛果自由邦（Congo Free State）與西班牙勢力範圍之間。在東北非，英國、法國與義大利的勢力範圍也劃分清楚。這不只是將政治邊界正式化（而這經常決定了未來非洲民族國家的邊界），同時也確立了勢力範圍體系是一種維持殖民控制的主要模式。[36]

勢力範圍體系與屬地體系兩者成立的前提，都是歐洲國家相信透過殖民非洲，他們能經由中介的過程來傳播文明開化與現代性。在此同時，歐洲強權也能夠剝削這個地區的經濟資源。正如我們在第七章所見，歐洲人對非洲的殖民受到強大道德義務所形塑，他們認為要在非洲引進（包括現代科學醫學在內的）現代文明、對自然資源的商業利用和大規模的國際貿易。這樣的做法也包含很強的基督教與傳教成分，因為歐洲人相信阿拉伯／伊斯蘭貿易與文化所帶來的影響，是造成非洲落後和奴隸制度的主因。建設性帝國主義就在勢力範圍的觀念下發展出來，成為帝國年代為領土與商業擴張所提出的道德辯護。

熱帶醫學與「建設性帝國主義」

在帝國的年代，西方醫學連同正式的（西式）教育、現代經濟、商業與工業化，都被視為是殖民主義良善面的根本要素。這促成帝國政策與醫學研究的結合，以及熱帶醫學這門專科的誕生。約瑟夫．張伯倫（Joseph Chamberlain）在一八九五年成為英國殖民部部長，他認為在熱帶進行疾病控制與醫學干預是帝國使命不可或缺的一部分。透過他的努力，政治力與經濟力推動了熱帶醫學的制度化。他任命萬巴德擔任殖民部的醫學顧問，並以官方看法和資源支持萬巴德努力建立的熱帶醫學校。這也是萬巴德的自我期許：他在各醫學院的許多演講都指出，一般醫學院畢業的醫師並沒有治療熱帶疾病患者的經驗。張伯倫使用公款以及私下募得的款項來資助倫敦熱帶醫學校，他也任命由英國研究者組成的團隊，前往非洲進行田野研究。張伯倫在倫敦熱帶醫學校年度晚宴所做的主席演講，詳細說明熱帶醫學的「建設」目標：

> 我自己想不出有任何比熱帶醫學更有意思的科學研究主題和慈善事業，予以支持是我們對帝國的義務，不論個人的政治立場為何，都應如此……近年來隨著我們領土的擴張、科學知識的增加、機會的增加以及我所謂的帝國良心的覺醒，我所說的義務也增加了。我們必須負起責任的龐大人口不斷增加，我們對他們也就有這樣的義務；對於冒著健康與生命的危險來維護國家榮譽與利益的同胞，我們更有這樣的義務……非洲在上半個世紀已經揭露在世人眼前，在所謂的「競逐非洲」，我們是不可能不得到應得的一份。[37]

萬巴德發揮關鍵作用，讓張伯倫領導下的殖民部注意到昏睡病與瘧疾這類熱帶疾病。[38]倫敦與利物浦的熱帶醫學校數度派遣遠征隊前往非洲進行醫學調查。到了一九〇二年，對昏睡病疫情的控制成為烏干達殖民行政政策的一部分，在接下來的二十年，田野調查扮演了重大角色。[39]英國病理學家約瑟．杜頓（Joseph E. Dutton）在一九〇一年利物浦熱帶醫學校的甘比亞調查之旅發現人體血液中的錐蟲。

亞洲與非洲的熱帶醫學在實作上有所不同，主要是由於歐洲殖民主義與醫療在這兩個地區進展的差異。從十八世紀起，西方醫學在亞洲殖民地以較為漸進且透過協商的方式來介入，而從十九世紀晚期開始，熱帶醫學在非洲則是一種更為革命性且具有侵犯性的醫學傳統。這樣的差異最明顯地見諸兩地殖民醫療勤務的歷史，以及它們在熱帶醫學推廣所扮演的角色。在南亞與非洲的殖民醫療勤務，依循的是兩種非常不同的模式。[40]正如第六章所指出，在南亞，印度醫療勤務是由十六世紀英國東印度公司的軍事與商業傳統中緩慢出現，而且同時控制了平民與軍方的醫療勤務。

另一方面非洲的殖民醫療勤務，隨著殖民統治在十九世紀晚期的建立而更為快速發展。直到十九世紀末，殖民勤務仍缺乏組織而保留一種事後拼湊的特質，並且主要是為歐洲的移民和官員服務。不列顛東非公司（Imperial British East Africa Company）的醫師早年只為歐洲家庭提供健康照護，要到十九、二十世紀之交，在張伯倫強調「建設性帝國主義」之後，才使得殖民部成為英國殖民治理的重要一環，並將殖民醫學延伸至當地人的健康照護。非洲的殖民醫療勤務創造出建設性帝國主義與熱帶醫學之間的連結。張伯倫從一九〇〇年開始重組殖民勤務，他和萬巴德將倫敦熱帶醫學校與殖民醫療勤務的活動結合。[41]在非洲有兩個主要的英國殖民醫療勤務：為奈及利亞、象牙海岸、獅子山共和國與甘比亞服務的「西非醫療勤務」（West African Medical Service, WAMS）建立於一九〇二年，以及為肯亞、烏干達、坦尚尼亞服務的「東非醫療人事處」(East African Medical Staff, EAMS)。倫敦的殖民部對非洲醫療勤務的行政管理十分緊密，控制了聘僱、待遇、升遷與分發；各殖民地的總督也扮演重要的角色。「東非醫療人事處」成立於一九二一年，張伯倫則對「西非醫療勤務」特別在意，其聘僱帶有種族色彩，主要是由宗主國加以管理。[42] 對那些想要到非洲工作卻對醫療傳教活動不感興趣的醫師而言，殖民勤務提供了很好的機會。雖然待遇普通而且工作經常很繁重，驅策這些官員的是這樣的信念：他們能透過醫學將西方文明的好處帶給非洲。

東非醫療人事處在烏干達組織了昏睡病的調查（一九〇一—一九〇四）。非洲殖民勤務真正的擴張出現在一九三〇年代，先是在一九三二年創立了殖民行政勤務（Colonial Administrative Service），接著在一九三四年創設殖民醫療勤務（Colonial Medical Service）。由於這些改組以及非洲調查（African surveys）對熱帶醫學的重大投資，到了一九三〇年代非洲醫療勤務的待遇和研究設施都優於印度醫療勤務，而在一九四〇年代又創立了更加專門的部門。[43] 隨著非洲成為熱帶醫學的主要運作地區，印度醫療勤務的成員羅傑斯宣稱：「在英國管理下的非洲廣大熱帶地區，要遠比印度更需要醫療研究工作者。」[44]

從一八九〇年代開始，由專家在亞洲與非洲進行了幾次瘧疾與錐蟲病的調查。歷史學者指出，這兩種疾病之所以吸引歐洲人的注意，不只是因為它們是最慘重的流行病，更因

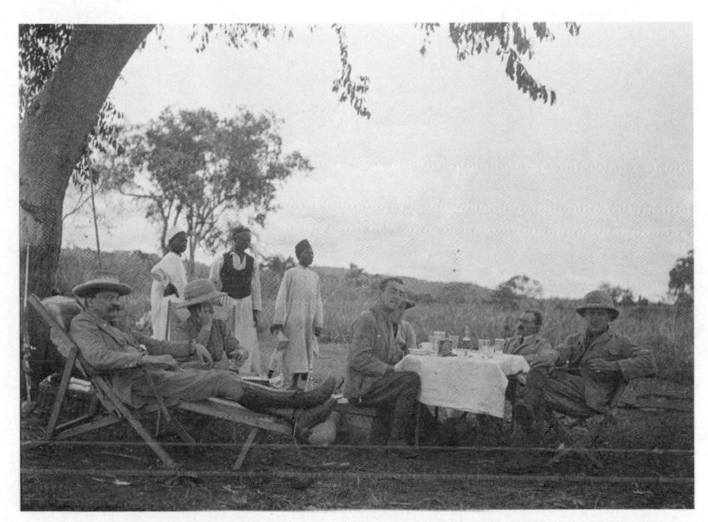

圖八・一｜烏干達與尼亞薩蘭（Nyasaland）昏睡病調查委員會的成員，一九〇八年至一九一三年。The Wellcome Library，London提供。

為同時威脅到宗主國的利益和殖民地的經濟利益。45

這些調查徵召了拓荒者、醫療傳教士、探險家與獵人所組成的異質團體，探索、調查與繪製歐洲國家瓜分之下非洲廣大土地的地圖。這些調查提供田野研究的機會，促使歐洲醫學科學家「遠離他們都市中的實驗室，而前往地球上『異國情調』的地區，沉浸於『莽原』的旅行冒險」（參見圖八・一）。46

歐洲人在一八六〇年代首度遭遇昏睡病，或稱錐蟲病。錐蟲病是由錐蟲（Trypanosoma）這種寄生原蟲所引起，會侵襲中樞神經系統，最後導致昏迷與死亡。歐洲醫師不熟悉這種神經病症的病因，於是使用形容非洲人懶惰的種族術語來加以描述，稱之為「黑人昏睡」（Negro lethargy）。[47]在一九〇〇年代初期，昏睡病由北薩伊（又稱為比屬剛果）往北方傳播，經由尼羅河朝向蘇伊士運河蔓延，進而威脅到重要的帝國經濟利益，因此展開對昏睡病的科學研究。比利時、英國與德國的政府數度進行昏睡病調查，有時還聯手出擊。英國殖民部、外交部以及熱帶醫學校組織昏睡病的國際研討會並出版研究材料。在一八九九年到一九〇五年的烏干達昏睡病流行期間，阿杜．卡斯特蘭尼、喬治．卡麥可．羅（George Carmichael Low）以及克斯貝特．克里斯提（Cuthbert Christy）所組成的三人團隊，於一九〇二年在該地區進行研究。卡斯特蘭尼在這段期間發現了錐蟲這種寄生蟲。[48]把剛果當成帝國冒險場所的比利時國王利奧波德抓住機會，邀請來自利物浦熱帶醫學校的專家在剛果進行實驗，同時也利用該校的調查在國際上宣傳其殖民主義的恩慈性質。包括達頓、托德（J.L. Todd）以及克里斯提等英國科學家，在一九〇五年於剛果自由邦（Congo Free State）探索了整條剛果河以及盧亞拉巴河（Lualaba）大多數流域，並對此一疾病進行檢查與研究。利奧波德利用這個機會在非洲建立起熱帶醫學的一個重要面向：醫學研究，尤其是田野研究，是殖民主義不可或缺的要素和必要的辯護。[49]

英國、法國和德國當局同樣在亞洲與非洲進行瘧疾調查，在羅斯發現瘧蚊是瘧疾寄生蟲的病媒之後，瘧蚊調查於荷屬東印度與整個馬來群島展開。國聯衛生組織在巴爾幹半島、義大利、印度、南非以及史瓦濟蘭也進行類似的調查。此外也進行種族研究，探討瘧疾寄生蟲在馬來人、北非人以及下撒哈拉非洲人身上的表現。[50]

熱帶醫學與殖民的負擔

在熱帶醫學進行田野調查的同時，現代農業與大農場正在非洲擴張，礦場正在開採，道路與鐵路也正在建造。這些事情都用殖民的負擔（colonial burden）這樣的修辭加以包裝，訴說歐洲將現代性與文明開化引進黑暗大陸。對殖民者而言，熱帶醫學連同經濟與文化的現代性，是他們贈送給非洲的禮物。

然而，錐蟲病、瘧疾以及熱帶地區盛行的其他疾病的歷史，幫助我們理解殖民主義本身的社會史與經濟史。歷史學者將疫病與經濟發展的歷史過程連結起來，指出疾病與現代性的關係甚為複雜。帝國認定是歐洲文明與經濟動力去除了亞洲與非洲的熱帶病痛，歷史學者挑戰此一說法，同時指出「瘧疾阻擋發展」的預設有其謬誤；然而即使到了後殖民時期，認為瘧疾疫情構成經濟成長路障的理論，仍舊形塑了開發中國家的衛生政策。[51]實際上往往是歐洲殖民主義導致了瘧疾和錐蟲病這類疾病的散播。[52]

瘧疾在印度的傳播加快，影響的地理範圍也擴大，這和十九世紀的森林快速砍伐、鐵路擴張與生態變遷有關。[53]同樣地，十九世紀印度的飢荒，尤其是一八七六到一八七八年的馬德拉斯飢荒，是在更廣泛的社會變遷脈絡下發生的，涉及到食物短缺、營養不良、食用有害的「飢荒食物」（famine food）、移民以及霍亂、痢疾、瘧疾與天花等流行病的傳播所構成的複雜因素。[54]

藍道．帕卡德（Randall Packard）指出，南非史瓦濟蘭的瘧疾與整體農業政策的改變和鄉村貧窮化有關。雖然瘧疾出現在該地區已經有很長的時間，然而是季節性發生，而且只造成少量死亡。瘧疾在殖民時期的頻率與嚴重性增加可以歸因於該地區人口變遷與政治經濟局勢。由於人口的增加以及殖民政權對使用優良農地（中等高度草原）設下限制，許多史瓦濟蘭人（the Swazi people）在殖民時期遷徙到高地草原與低地草原（the Highveld and Lowveld）等容易乾旱的岩石區，這導致史瓦濟蘭人越來越無法靠自己的土地維生，接著有越來越多人從事薪資勞動，其原因也和礦場的成長以及該地區引進玉米種植有關。玉米種植又連結到全球貿易與不景氣，使得史瓦濟蘭人暴露於乾旱的循環、農作物損失、經濟條件下降、食品價格上漲、飢荒以及一九二三年、一九三二年、一九三九年、一九四二年和一九四六年的瘧疾大流行。[55]不只瘧疾如此，帕卡德在《白色瘟疫，黑人勞工》（*White Plague, Black Labor*）一書指出，南非更廣泛的社會與經濟轉變導致結核病在非洲人口的傳播。該書研究十九世紀中，結核病如何連同工業化與勞動力遷徙等而在南非疫情升高。金礦的成長以及之後的農業擴張，吸引了不同地區大量的勞工前往城市，導致過度擁擠的住屋、低工資、不良食物與缺乏衛生設施，而這樣的條件很適合結核病的快速增加。帕卡德指出，黑人勞工由於缺乏適當的醫療照護與食物，加上可怕的生活環境，罹患結核病的情形比白人勞工更嚴重。[56]愛滋病這個現代流行病在非洲的散播也連結到非洲的變遷，包括大農場的成長、勞工遷徙以及社會體系的動盪。[57]

瑪莉涅茲·里昂斯（Mariynez Lyons）指出，利奧波德國王的「文明教化使命」，在剛果發展出的大農場裡，於採集橡膠時使用的暴力剝削作法，讓勞工暴露於昏睡病的感染。大農場對勞工施加越來越大的壓力，要他們採集更大量的橡膠，迫使他們遠離家園在森林中一待就好幾天以採集野生橡膠。這使他們經常暴露於昏睡病病媒采采蠅的環境中。另一方面，重稅與勞力剝削促成大規模的勞工移動，不受管制的人口移動導致昏睡病的傳播，在北尼羅河盆地尤其如此。[58]

這些著作擷取一九七〇年代與一九八〇年代的史學趨勢，將疾病放在更大、更長期的經濟、社會結構和生態轉變中來加以考察。這些研究也提出關於前殖民時期非洲生態體系的洞見。約翰·福德（John Ford）認為，英國帝國政策改變了非洲廣大區域的生態；這是錐蟲病疫情擴散的關鍵因素。福德此書是第一本將生態史與疫病史連結起來的重要著作，書中研究探討病媒、宿主與寄生蟲在東非、羅德西亞（現在的辛巴威）與奈及利亞等不同地區的關係。福德論稱，前殖民時期的非洲成功將昏睡病局限於在少數人口。更重要的是，他研究前殖民時期非洲社會如何創造出「無人煙之地」(no-man's land)，阻礙疾病傳播。殖民農業政策擾亂了生態平衡，導致昏睡病傳播。[59]之後有關前殖民時期坦尚尼亞生態史的研究，也支持了福德關於殖民主義到來之前，這些區域存在著生態平衡的看法。人類和牛隻透過多年來和病媒的緩慢接觸，取得了對疾病的抵抗力，也限制了昏睡病的散播。[60]大規模遷徙破壞了這樣的平衡，使得從未受過感染的人口暴露於疾病而導致其流行。

另一本具有影響力的著作，是海格・傑克舒斯（Helge Kjekshus）的《東非歷史上的生態、控制與經濟發展》(*Ecology, Control and Economic Development in East African History*，一九七七)，主張從一八九〇年代起，殖民主義在坦尚尼亞帶來「生態浩劫」以及一系列環境與健康的災難，引進了牛瘟這類同時感染牛隻和野生動物的疾病。森林的砍伐也導致旱災以及舊有遊牧體系和生活方式的摧毀。[61]

這些著作具有創意而敏銳地使用熱帶醫學的生態前提（熱帶醫學認為熱帶疾病是由熱帶氣候和環境所引起），以及「建設性帝國主義」的經濟前提，將熱帶疾病放回到砍伐森林、病媒孳生、採礦、建立大農場、興建道路、勞工移動以及地景改變等生態與經濟的脈絡。這樣做的同時，也指出熱帶地區疾病發生的增加是殖民主義的產物。這些著作成功地去除十九世紀與二十世紀乃至二十一世紀認為熱帶地區長年充滿疾病的觀念，因此，所謂殖民的負擔其實是殖民主義的產物。

在此同時某些著作，特別是福德與傑克舒斯的作品，則讓歷史學者負起另一種歷史重擔。他們的論點大致以帝國末世論為基調，其基本假定是前殖民時代的文化、經濟與生態是穩定的。「家戶自足」（Ujamaa）這類的後殖民運動便企圖回歸此種觀念。[62]

結論：熱帶醫學的熱帶為何？

所以熱帶醫學的「熱帶」為何呢？這關係到「熱帶」究竟是什麼的問題。熱帶是那些自十七世紀以來因其豐饒的自然環境而讓歐洲人著迷的地區，也是歐洲人大膽追尋冒險與財富的地方。這些熱帶地區在這個過程中大多成為歐洲的殖民地。「熱帶疾病」這個名詞本身可能就是個誤稱，很多歸類為熱帶疾病的傳染病，像是瘧疾、霍亂、痲瘋與登革熱，在歐洲與北美都曾經是地方疾病。在已開發國家，這些疾病大多已受到控制或被撲滅。歷史研究也指出，無論在歐洲或是殖民地，缺乏食物、營養不良、環境因素、缺乏乾淨的飲水和醫療大多曾經或仍舊導致這些疾病。它們之所以在西方消失，主要是因為豐富的食物供應、消除貧窮與建立公共衛生措施，而帶來更好的住屋與衛生，以及汙水排放的改良和清潔飲水的供應。因此可以斷言，熱帶氣候與環境在本質上並沒有病態之處。

熱帶特別不衛生這樣的想法在某種層次上支持了熱帶醫學。這種觀念始於十八世紀，隨著歐洲殖民主義在熱帶地區的成長而建構出來。然而，熱帶地區仍舊苦於疾病和營養不良也是事實。為何會如此？這個問題很難回答，但部分答案在於歐洲與殖民地在殖民時期分流的歷史。此分流乃在於歐洲及其殖民地在經濟財富上的差距、殖民地對於工業化歐洲的經濟依賴，以及疫病在歐洲消失而在熱帶再度興起。

做為一個研究的專科，熱帶醫學這門專科的發展，其基本前提是：熱帶與其他區域是不一樣的。然而，熱帶醫學的發展也是要確保熱帶能變成更適合歐洲人居住而能永續的殖民地，同時也感受到這些地區需要經濟與社會的轉型。這開啟了變遷、流行病與預防措施的循環。如今熱帶醫學不再是一門帝國科學，在二十世紀與二十一世紀熱帶醫學是由國際衛生組織推行。隨著帝國的終結，世界衛生組織這類機構接收了熱帶醫學，成為消滅營養不良、建立醫學基礎設施以及控制疫病和推廣教育的努力之一。

註釋

1 主要的讀物，參見 Charles Prestwood Lucas, *A Historical Geography of the British Colonies: Part 2 and 4* (Oxford, 1888-1901). 此書稍後的版本是 E. Benians, J. Holland Rose and A. Newton (eds), *The Cambridge History of the British Empire* (9 vols., Cambridge, 1929-59).

2 R. Hyam, *Britain's Imperial Century, 1815-1914: A Study of Empire and Expansion* (Batsford, 1976), p. 104.

3 Michael Worboys, 'The Emergence of Tropical Medicine: A Study in the Establishment of a Scientific Speciality', in G. Lemaine et. al. (eds). *Perspectives on the Emergence of Scientific Disciplines* (The Hague and Paris, Mouton, 1976), pp. 75, 76-98.

4 例如，參見 P. Manson-Bahr, *Patrick Manson: The Father of Tropical Medicine* (London, 1962), Douglas M. Haynes, *Imperial Medicine: Patrick Manson and the Conquest of Tropical Disease, 1844-1923* (Philadelphia, 2001), W.F. Bynum and Caroline Overy (eds) *The Beast in the Mosquito: The Correspondence of Ronald Ross and Patrick Manson* (Amsterdam, 1998), Helen Power, 'Sir Leonard Rogers FRS (1868-1962), Tropical Medicine in the Indian Medical Service', thesis submitted to the University of London for the degree of Doctor of Philosophy, 1993.

5 W.F. Bynum, *Science and the Practice of Medicine in the Nineteenth Century* (Cambridge, 1994), pp. 149-50.

6 Ronald Ross, 'The Progress of Tropical Medicine', *Journal of the Royal African Society*, 4 (1905), 271-89, p. 271.

7 同上註所引用，p. 272.

8 Ross, 'Tropical Medicine – A Crisis', *BMJ*, 2771 (7 February 1914), 319-21, p. 319.

9 Charles Cameron, ' An Address on Micro-Organisms and Disease', *BMJ*, 1084 (8 October 1881), 583-86, p. 584; Vandyke H. Carter, 'Notes on the Spirillum Fever of Bombay, 1877', *Medical and Chirurgical Transactions, 61* (1878), 273-300; Charlton H. Bastian, 'The Bearing of Experimental Evidence upon the Germ-Theory of Disease', *BMJ*, 889 (12 January 1878), 49-52; W.M. Crowfoot, 'An Address on the Germ-Theory of Disease', *BMJ*,

1134(23 September 1882), 551-4.

10 Eliza Priestley, 'The Realm of the Microbe', *The Nineteenth Century, 29* (1891), 811-31, pp. 814-15.

11 William Roberts, 'Address in Medicine', *BMJ*, 867 (11 August 1877), 168-73.

12 'Professor Koch's Investigations on Malaria: Second Report to the German Colonial Office', *BMJ*, 2038 (10 February 1900), 325-27. 科霍對熱帶疾病的研究，相關分析參見Christoph Gradmann, 'Robert Koch and the Invention of the Carrier State: Tropical Medicine, Veterinary Infections and Epidemiology around 1900', *Studies in History and Philosophy of Biological and Biomedical Sciences,* 41 (2010), 232-40.

13 引自R. Münch, 'Robert Koch', *Microbes and Infection*, 5 (2003), 69-74, p. 69.

14 Patrick Manson, 'The Life-History of the Malaria Germ Outside the Human Body', *BMJ*, 1838 (21 March 1896), 712-17; 亦可參見*BMJ* 1880 (January 9, 1897), 93-100, p.94. 也可參見Crowfoot, 'An Address on the Germ-Theory of Disease'.

15 'Introduction: Tropical Medicine before Manson', in Arnold (ed.) *Warm Climates and Western Medicine*, pp. 1-19.

16 Harrison, *Public Health in British India*, pp. 36-59. 亦可參見該作者的'Tropical Medicine in Nineteenth-Century India', *British Journal for the History of Science*, 25 (1992), 299-318.

17 Mark Harrison, 'A Question of Locality: The Identification of Cholera in British India, 1860-1890', in Arnold (ed.), *Warm Climates and Western Medicine*, pp. 133-59.

18 Jeremy D. Issacs, 'D D Cunningham and the Aetiology of Cholera in British India, 1889-97', *Medical History*, 42 (1998), 278-305, pp. 281-2.

19 Manson 'On the Development of *Filaria sanguinis hominis*, and on the Mesquito Considered as a Nurse', *Journal of the Linnean Society of London, Zoology*, 14 (1878), 304-11.

20 Ross, 'On Some Peculiar Pigmented Cells Found in Two Mosquitos Fed on Malaria Blood', *BMJ,* 1929 (18 December 1897), 1786-1788; Ross, 'Observations on a Condition Necessary to the Transformation of the Malaria

Crescent', *BMJ*, 1883 (30 January 1897), 251-55.

21 之所以矛盾是因為如我們在下一章所見，法國的巴斯德派相信病菌是無所不在的——病菌的生命力不受特定區域或氣候所決定。

22 Helen J. Power, 'The Calcutta School of Tropical Medicine: Institutionalizing Medical Research at the Periphery', *Medical History*, 40 (1996), 197-214. 也可參見Power, 'Sir Leonard Rogers FRS (1868-1962), Tropical Medicine in the Indian Medical Service'.

23 對細菌學在殖民印度時的角色，詳細的說明參見Chakrabarti, *Bacteriology in British India*, 特別是該書的第一章和第二章。

24 Worboys, 'Almroth Wright at Netley: Modern Medicine and the Military in Britain, 1892-1902', in Cooter, Harrison and Sturdy (eds), *Medicine and Modern Warfare*, pp. 77-97.

25 Jane Buckingham, *Leprosy in Colonial South India: Medicine and Confinement* (New York, 2002), pp. 107-33.

26 Bhattacharya, Harrison and Worboys, *Fractured States*, pp. 146-230.

27 Harrison, *Public Health in British India*, p. 99.

28 W.J. Moore, 'The Causes of Cholera', *Indian Medical Gazette*, 20 (1885), 270-3.

29 Harrison, 'A Question of Locality, pp. 133-59.

30 W. M. Haflkine, 'Le cholera asiatique chez la cobbaye', *Comptes Rendus desSéances et Mémoires de la Société de Biologie*, 44 (1892), 635-37.

31 Ilana Löwy, 'From Guinea Pigs to Man : The Development of Haffkine's Anticholera Vaccine', *JHMAS*, 47(1992), 270-309.

32 N. Bhattacharya, *Contagion and Enclaves*.

33 關於印度間接統治的經驗如何影響非洲的屬地體系，詳細的分析參見Michael H. Fisher, 'Indirect Rule in the British Empire: The Foundations of the Residency System in India (1764-1858)', *Modern Asian Studies*, 18 (1984),

393-428.

34 同上註所引用，p. 426.

35 J. Gallagher and R. Robinson, 'The Imperialism of Free Trade', *Economic History Review*, 6 (1953), 1-15.

36 Leuan Griffiths, 'The Scramble for Africa: Inherited Political Boundaries', *The Geographical Journal*, 152 (1986), 204-216, pp. 204-5.

37 引自'Tropical Medicine', *Amrita Bazar Patrika* (30 May 1905), 7.

38 Haynes, *Imperial Medicine*.

39 Maryinez Lyons, *The Colonial Disease; A Social History of Sleeping Sickness in Northern Zaire, 1900-1940* (Cambridge, 1992), p. 71.

40 關於殖民醫療勤務在印度興起的細節，參見本書第六章。

41 Anna Crozier, *Practising Colonial Medicine: The Colonial Medical Service in British East Africa* (London & New York, 2007), pp. 3-4.

42 Ryan Johnson, '"An All-white Institution": Defending Private Practice and the Formation of the West African Medical Staff', *Medical History*, 54 (2010), 237-54.

43 Crozier, *Practising Colonial Medicine*, p. 5.

44 Leonard Rogers, *Happy Toil: Fifty-Five Years of Tropical Medicine* (London, 1950), p. 256.

45 參見Lyons, 'Sleeping Sickness in the History of Northwest Congo (Zaire)', *Canadian Journal of African Studies*, 19 (1985), 627-633, pp. 628-9.

46 Lyons, *The Colonial Disease*, p. 66.

47 同上註引用。

48 同上註，p. 71.

49 同上註，p. 74.

50 Edmond Sergent, ' Address Delivered by Dr. Sergent on the Occasion of the Award of the Darling Medal to Dr. Swellengrebel', Geneva (17 September 1938) http://whqlibdoc.who.int/malaria/CH_Malaria_266.pdf.

51 關於疾病和經濟發展的關係，詳細的關係參見Packard, '"Malaria Blocks Development" Revisited: The Role of Disease in the History of Agricultural Development in the Eastern and Northern Transvaal Lowveld, 1890-1960', *Journal of Southern African Studies*, 27 (2001), 591-612.

52 有關錐蟲病研究的史學大趨勢，相關分析參見James Giblin, 'Typanosomiasis Control in African History: An Evaded Issue?', *The Journal of African History*, 31 (1990), 59-80.

53 Watts, 'British Development Policies and Malaria in India 1897-c.1929', *Past and Present*, 165 (1999), 141-81; Klein, 'Death in India:1871-1921', *Journal of Asian Studies*, 32 (1973), 639-59.

54 Arnold, 'Social Crisis and Epidemic Disease in the Famines of Nineteenth Century India', *Social History of Medicine*, 6 (1993), 385-404.

55 Packard, 'Maize, Cattle and Mosquitoes', pp. 189-212.

56 Packard, *White Plague, Black Labor; Tuberculosis and the Political Economy of Health and Disease in South Africa* (Berkeley & London, 1989).

57 Mike Mathambo Mtika, 'Political Economy, Labor Migration, and the AIDS Epidemic in Rural Malawi', *Social Science & Medicine*, 64 (2007), 2454-63.

58 Lyons, *The Colonial Disease*, pp. 33-4.

59 John Ford, *The Role of Trypanosomiases in African Ecology: A Study of the Tsetse Fly Problem* (Oxford, 1971).

60 Juhani Koponen, *People and Production in Late Precolonial Tanzania: History and Structures* (Helsinki, 1988).

61 Helge Kjekshus, *Ecology, Control and Economic Development in East African History* (London, 1977).

62 關於傑克舒斯對於坦尚尼亞村落化運動的執著，參見Kjekshus, 'The Villagization Policy: Implementational Lessons and Ecological Dimension', *Canadian Journal of African Studies,* 11 (1977), 262-82.

CHAPTER 9 細菌學與文明開化使命

新帝國主義的特徵，是在熱帶地區擴張領土的同時也將之病理化，認定這些區域是不健康的。在這個脈絡下，「文明」（civilization）一詞取得各種不同的意義。正如前兩章所指出，「文明開化使命」是十九世紀晚期非洲殖民主義的共通主題。本章則會探討，隨著病菌學說的興起而發展出文明開化使命的另一面向。我的焦點主要放在法蘭西帝國，但也會探討其他的帝國脈絡。

文明開化是十九世紀法國帝國主義不可或缺的一部分。當法國在非洲與亞洲開始擴張其帝國領土時，文明開化使命成為其官方教條的一部分。法國官員宣揚法國人負有教化其治下之人的特殊使命，此即為「文明開化使命」。[1]這個特殊的使命具有世俗的內涵，其精髓在於控制主宰自然、社會、文化習性和環境，以理性克服無知。[2]巴斯德的殺菌法與疫苗製造將細菌、微生物加以減毒的原理，代表了科學對自然與疾病的主宰，也是法國的理性戰勝其眼中殖民地的無知。

在英國的殖民脈絡中，文明開化使命則和李文斯頓這類傳教士的活動更緊密地結合，他們相信現代文明必須透過基督教引進非洲；在法國，文明開化使命則比較是連結到世俗的共和國原則。法國的「共和國公民身分」與其說是地緣政治的概念，毋寧更是種意識形態，那是十九世紀晚期企圖在殖民地散播文明與共和國理念的使命下發展出來的。[3]此一科學使命從一八七〇年代開始驅策法國帝國主義，衛生和醫學則扮演了重要的角色，細菌學尤其如此。

法國和英國的殖民開化使命的確有共同特徵，像是強烈的道德高調、歐洲文化與種族的優越感、在殖民地傳播歐洲文明的宗教動機或科學動機，並為此人道事業而在歐洲動員資金進行投資。從十七世紀開始，法國的耶穌會士也移居到法蘭西帝國各處。在十九世紀，法國傳教士所扮演的角色和英國傳教士非常相似：他們經營學校、醫院與孤兒院，並且和當地人有密切接觸。[4]

然而，基督教的傳教活動和世俗的任務仍是文明開化使命的兩個不同面向。我在本章將考察世俗的文明開化使命。首先，我會把焦點放在病菌學說的興起，然後是法國巴斯德研究所的全球擴張。接著我會考察文明開化的觀念如何呈現於引進病菌學說至殖民地各種不同的領域，如公共衛生行政、疫苗接種運動與商業活動。

十八世紀下半是法蘭西帝國相對沒落的時期，主要因為七年戰爭所遭到的損失。十九世紀初期，隨著法國殖民非洲與部分的亞洲而出現帝國復興。這個階段始於拿破崙在一七九八年入侵埃及，這是現代時期歐洲第一次入侵阿拉伯世界。根據薩伊德的看法，入侵埃及是現代帝國主義與東方主義的轉捩點。[5]拿破崙為何要入侵埃及呢？首先是因為英國主宰了西半球，他必須向東擴張其帝國。其次，拿破崙童年時代就受到東方吸引，在成為法國的統治者之後，他以亞歷山大大帝的形象自況，後者在西元前三三一年進入埃及。在十八世紀晚期，埃及古老的過去成為法國知識分子感興趣的課題。拿破崙入侵埃及時帶著科學家、考古學者、語言學者和文獻學者，這並不是一般軍事入侵通常會配備的人員。他的入侵也和發現古埃及有關。拿破崙抵達埃及不久就用阿拉伯文宣布，他是要將埃及人由鄂圖曼帝國的暴政下解放。拿破崙和其他的法國帝國主義者認為，入侵埃及不只是軍事力量的勝利，也是法國的啟蒙運動勝過東方的專制主義。因此入侵埃及試圖達成兩種征服：征服土地與征服心靈。這標示著法國文明開化使命的開端。

在拿破崙戰爭造成的空檔和拿破崙時代終結之後，法國殖民北非的第二階段始於一八三〇年入侵阿爾及利亞。接下來是在亞洲的擴張以及在一八六〇年代占領印度支那。一八七〇年建立的第三共和（法國從一八七〇年持續到一九四〇年的共和政府），展開了法國殖民主義在非洲與亞洲最具侵略性的階段。法國在一八八四年與一八八五年間占領了越南，在一八八一年將突尼西亞納為保護屬地，並且在中非與西非擴張。到了十九世紀末則殖民了塞內加爾、幾內亞、馬利、象牙海岸、貝南（Benin）、尼日、查德以及剛果共和國。

法國科學在大革命之後有一段沒落時期，到了十九世紀晚期，遠離帝國戰場的法國科學歷經了一段「黃金時代」，主要是隨著巴斯德式科學的興起而出現了實驗室研究的復興。直到十九世紀初期，醫師都還是藉由瘴氣和體液來理解疾病。到了一八三〇年代，科學家找到證據，顯示酵母是一種小球體，能夠繁殖，因此具有生物的性質。[6]在新式顯微鏡與實驗室的協助下，科學家透過實驗發現「生命的新世界」。到了一八六〇年代法國微生物學者路易・巴斯德確定了發酵必須借助於細菌這種生命形式，發酵的變化具有生命的動態特徵。他主張對牛奶、酒或食物進行局部滅菌可消滅其中大部分的微生物和酵素，使之能夠安全食用並改善保存。他在一八六四年示範在牛奶裝瓶前先以高溫高壓加熱。這個對牛奶、酒、農產品與食物進行部分滅菌的過程，稱為巴斯德滅菌法（pasteurization），現在已經受到廣泛使用。

巴斯德接著主張細菌也引起人類和動物的疾病。這被稱為病菌學說，於一八八〇年代在法國和德國的醫學傳統下大幅發展。他主張疾病是由病菌或微生物所引起，而非瘴氣、環境或體液所造成。德國醫師柯霍率先設計一系列的試驗來確認疾病的病菌學說。他在一八七五年首先應用其設下的判準來證明炭疽熱這種感染牛隻的疾病，是由炭疽桿菌（*Bacillus anthracis*）這種細菌所引起。炭疽熱是當時歐美農業與皮革業的主要憂慮。這些判準今天仍用來決定新發現的疾病是否是由某一特定微生物所引起。

另一方面，巴斯德結合病菌的辨認與部分滅菌法的研究，發展對抗細菌的疫苗。巴斯德在一八七〇年代將此一免疫方法應用於炭疽熱，在一八八一年成功製造出炭疽熱疫苗。然而，他最重要的突破是在一八八五年發展出治療狂犬病的疫苗，這種令人恐懼的疾病是從狗和野生動物傳染到人身上。巴斯德認為若要用實驗的方法繁殖狂犬病病毒，目標應該放在神經系統上面。他和他的合作者透過讓病毒多次感染兔子來加以減毒。從剛死於狂犬病的兔子身上取出一條條新鮮的脊髓物質，並在消毒過的乾燥空氣中暴露一段時間，接著將脊髓組織研磨成粉，懸浮於消毒過的培養液中。此一溶液被用來製造疫苗。狂犬病疫苗的發現促成一八八八年在巴黎成立第一所巴斯德研究所，巴斯德在那裡為來自歐洲各地的人進行疫苗接種。

從一八八〇年代開始，疫苗與巴斯德滅菌法成為巴斯德科學的兩大支柱，影響了法國的公共衛生政策、獸醫學、農業與食品工業。巴斯德研究所在歐洲進行狂犬病、炭疽熱、結核病與鼠疫的疫苗接種，並參與食品保存、農業、酪農與肉品生產的公共衛生工作，以及飲食與營養標準的決定。巴斯德研究所很快地傳播到世界各地，特別是法國的殖民地，而病菌學說與疫苗則成為帝國醫學的一部分。

病菌學說標示著一種決裂，一種和以體液學說與瘴氣論為基礎的既有醫學分道揚鑣，其歷史重要性就在於此。如今疾病的因果關係變得更為特定，而不再訴諸多重或多元的解釋。病菌學說認為病菌是真正的敵人，可以透過細菌學來辨認與消滅；病菌學說也將實驗室置於公共衛生政策的核心。實驗室也是殖民地的西方醫學與現代性的新制度與新象徵。病菌學說還帶來對人體的新看法：早期將人體視為環境的一部分，在病菌學說之後，身體與環境是否和諧就不再重要，這點特別影響了置身熱帶環境之歐洲人的看法。如今人體（尤其是某些人的身體）似乎是充滿著細菌，必須接種疫苗或加以隔離。這建立了病菌學說的普世性：世界上任何地方的任何疾病都可以找出致病的病菌，並可以用疫苗加以撲滅。這也容許更為侵入性的公共衛生措施，國家和醫師可以將抗原注入公民或其他人的身體。

病菌學說挑戰了醫學的主要信條，在殖民醫學裡引進新的焦點，該學說認為熱帶的疾病是由病菌所引起的，而非炎熱或瘴氣。它也為殖民醫學帶來新的信心：熱帶氣候、瘴氣乃至於白種人在熱帶氣候下的退化皆不足為懼。接下來將探討這種信心在帝國的歷史中是多麼地有效和重要。

病菌與文明

我將就病菌與文明的關係來探究帝國主義下的病菌史。病菌學說發現特定的病原是特定疾病的成因，提供了新的可能性以及迫切性去消滅疾病。然而，醫師和衛生官員從未完全接受病菌學說。即便在病菌學說已經確立之後，盛行於熱帶地區或歐美窮人的疾病仍和數個世紀前一樣，和骯髒連結在一起。例如，一八九〇年代的霍亂被形容為「由骯髒的人帶到骯髒地方的骯髒疾病」。[7]

一八七〇年代的酵素學說（zymotic theory）認為疾病是由分解與退化所造成，而創造了新的連結，將病菌學說與稍早的腐敗觀念關連在一起，並納入原先和骯髒腐敗相連結的道德價值觀，認為骯髒與病菌都會助長疾病。[8]醫師相信道德瘴癘和物質瘴癘是相對應的；道德汙穢和身體汙穢同樣令人擔憂。[9]就衛生與道德而言，新的病菌都代表了汙穢。病菌的「人類帶原者」（human carrier）理論認為，即便是最健康的人也可能在體內帶有病菌而感染他人，但本人卻沒有顯示出任何的疾病症狀，這重申了要根據種族和階級來進行醫學隔離。因此消滅病菌也成為一種清潔行動，清理掉汙穢、不乾淨的習慣與偏見，甚至隔離不受歡迎的種族與族群。另一方面，巴斯德學派的科學家、公共衛生官員、疫苗接種者和政府，認為消滅熱帶疾病或窮人的疾病不僅是針對病菌進行疫苗接種，也是改革社會與文化的行動。汙穢與病菌的觀念在熱帶殖民地被賦予新的意義，帝國的醫療人員採取道德十字軍姿態，對抗殖民地和熱帶的病菌、疾病與偏見。細菌學在殖民地成為科學與工業現代性的新象徵，巴斯德滅菌法和疫苗接種在殖民地許諾了商業與工業的進步，因此消滅病菌經常象徵著消滅野蠻。

在亞洲、非洲、澳洲及南美洲的不同殖民脈絡下，「文明」一詞取得了不同的意義。就階級、種姓與種族而言，它反映了一個群體或社群將其文化優越感強加在另外一群人身上，使得前者能夠決定後者的生活條件和經濟活動。病菌為政治、經濟與社會的歧視和隔離提供科學上的有效性。例如，十九世紀晚期在巴西里約熱內盧，該城的菁英使用「文明」與「病菌」等名詞來保護自己的特權，區隔城市的窮人。先是將窮人等同於汙穢與疾病的帶原者，接著將他們從市中心驅離，改變其日常習慣，大規模強迫接種疫苗。[10]而里約城中日益增長的隔閡有更大的帝國背景。巴西是「非正式帝國」的一部分，高度依賴外國對成長中的可可與橡膠大農場進行投資，這同時導致移工和都會菁英的增加以及貧富差距擴大。對國際資本的需求導致里約快速成長，國際資本提供資金並且規畫和督導經濟轉型，不僅里約熱內盧甚至整個巴西都是如此。城市菁英藉由「文明」一詞「改革」窮人的生活。由巴黎的巴斯德研究所訓練出來的奧斯華多．克魯茲（Oswaldo Cruz）擔任公共衛生總長，採取清潔城市的新措施，引進對都會窮人的疫苗接種。[11]一九〇二年克魯茲在里約建立細菌學研究所，並在城中展開嚴格的疫苗接種規定，且限制窮人進入城市某些區域，讓窮人遠離富人的視線。

在澳洲，「文明」用來標示白人居民和亞洲移民之間的分隔線。澳洲政府在二十世紀發動了一位記者所謂的「對外國病菌的戰爭」，基本上這是對中國移民的戰爭。在政府對

「白澳」（White Australia）的想像與規劃中，中國移民被視為是危險病菌的不潔儲主。當鼠疫於一八九〇年代在中國爆發時，這樣的觀念變得非常明顯。[12] 隨著細菌理論的興起，澳洲的檢疫系統變得更為嚴格與更侵擾。移民與病菌被視為是同義詞，澳洲政府為了保護邊界不受入侵，甚至在一九二〇年代介入美拉尼西亞與波里尼西亞島嶼的公共衛生事務。澳洲的衛生官員如此做，就是認為島民「原始」而容易受到病菌侵襲，需要現代科學衛生措施。[13] 澳洲醫師在太平洋島嶼建立預防衛生措施，自認為是在將文明帶到這些島嶼。

病菌與文明在巴勒斯坦指涉的是現代性與東方主義之間的分隔。李奧・波姆（Leo Böhm）這位猶太復國主義醫師在二十世紀初期發起運動，要在巴勒斯坦設立巴斯德研究所，這個運動是要將「曠野」文明化並轉變為現代國族。他的努力受到世界猶太復國主義組織（World Zionism Organization）的支持與鼓勵。該組織的成員抱持同樣觀點，認為猶太人要在巴勒斯坦復國，有賴現代科學與科技的應用。由歐洲一些猶太醫師與博士所組成的「猶太醫師與自然科學家巴勒斯坦衛生權益促進協會」（the Association of Jewish Physicians and Natural Scientists for the Sanitary Interests in Palestine）對此也加以支持。波姆在巴勒斯坦發動對抗瘧疾的戰爭，他認為瘧疾是現代文明的禍根。他也教導人們健康衛生的習慣以及檢疫制度的好處。[14]

帝國中的病菌

病菌學說的傳播以及在殖民地引進疫苗接種，恰巧同時發生三個重要的歷史變化。首先，在細菌學發展成一門專科的時候，熱帶已被認為是個不健康的區域。這又因為巴斯德和柯霍的病菌概念以及細菌的發酵作用，而取得更強的說服力。先前是將熱帶地區的腐敗現象連結到炎熱，病菌學說則對此提出新的解釋與意涵。這既為歐洲人殖民定居熱帶提供新的樂觀主義，卻也引發對殖民地病菌的新恐懼。正面來說，它有助於挑戰熱帶疾病的氣候決定論，藉著疫苗的幫助，如今有可能成功消滅疾病。在此同時也出現了一系列問題，例如在炎熱的氣候下疾病的表現是否不同？病菌在熱帶是否更具毒性？以及疫苗在熱帶的高溫之下是否會失去效力？

其次是歷史的巧合，正當細菌學在一八八〇年代與一八九〇年代突飛猛進時，霍亂與鼠疫數度在不同的熱帶殖民地爆發，殺死上百萬人，而且經常威脅歐洲與北美洲的貿易和邊界。[15]「第三場鼠疫全球大流行」於一八八〇年代始於中國，很快就散播到全球。鼠疫於一八八二年從中國（廣西）的北海散播到廣州（一八九四）及香港（一八九四），在一八九六年抵達印度孟買，肆虐當地直到十九世紀結束。鼠疫散播到馬達加斯加（一八九八）、埃及（一八九九）、南美洲（巴拉圭，一八九九）、南非（一八九九—一九〇二）以及舊金山（一九〇〇）；也傳播到澳洲（一九〇〇—一九〇五）以及俄國（一九〇〇—一九二七）。「第五場霍亂全球大流行」起源於印度的孟加拉地區並橫掃亞洲、非洲、南美洲以及法國與德國的部分地區。在一八九三年到一八九四年間，霍亂在俄國奪走了二十萬條人命；在一八八七年到一八八九年之間，在日本奪走了九萬條人命。「第六場霍亂全球大流行」在一八九九年到一九二三年之間傳播全球。它在印度殺死了超過八十萬人，然後散播到中東、北非以及蘇聯和歐洲部分地區。

這些全球大流行的爆發連結了病菌和熱帶，在歐洲的科學與通俗論述留下強烈的印象，認為有必要在熱帶進行細菌學的介入；這主要是為了保衛當地歐洲人的生命與商業利益。鼠疫和霍亂的爆發嚴重挑戰殖民地既有的衛生預防措施的效力。病菌學說和細菌學似乎是新希望，可以驅散這些恐懼，並提供鞏固帝國擴張的新力量。巴斯德主義為殖民醫學對抗流行病提供關鍵的道德與制度的指令。細菌學成為消滅熱帶地區疾病的動力之一，要讓這些地方適合歐洲人居住，並且在殖民地引進現代的農業與工業。

細菌學研究和疫苗生產在熱帶快速發展，特別是鼠疫和霍亂的研究。柯霍於一八八三年辨識出霍亂弧菌，接下來華德馬．哈夫金（Waldemar Haffkine）於一八九三年在巴黎研發霍亂疫苗。鼠疫桿菌的發現及其疫苗的歷史則更具爭議。亞歷山大．耶爾森（Alexandre Yersin）這位瑞士醫師以及北里柴三郎這位日本細菌學者，在一八九四年各自宣布找到引起鼠疫的微生物。他們分別代表細菌學的兩個不同學派，在亞洲進行研究競爭；北里在德國接受柯霍的訓練，耶爾森則加入亞伯特・卡麥特（Albert Calmette）在印度支那主持的法國巴斯德研究所。耶爾森在一八九五年於芽莊（Nha Trang）創辦印度支那第二家巴斯德研究所。耶爾森和北里於一八九四年六月都在香港研究腺鼠疫，這場疫情在南中國傳播並且奪走超過四萬條人命。兩團隊間彼此競爭，而兩者同時在一八九四年宣稱找到引起鼠疫的細菌。同樣地，耶爾森、拉斯提格（A. Lustig）與哈夫金在一八九七年的鼠疫全球大流行期間，各自發展出不同的疫苗，相互競爭。

一八七〇年代晚期與一八八〇年代對於不同疾病病菌之搜尋，特別是在熱帶地區的搜尋，伊蘭娜・羅維（Ilana Löwy）形容是「微生物獵人」（microbe hunters）的勝利。除了鼠疫、霍亂、狂犬病與炭疽熱之外，細菌學家成功發現並培養許多致病細菌：斑疹傷寒（一八七九）、痲瘋（一八八〇）、肺炎（一八八二）、結核病（一八八二）、白喉（一八八三－一八八四）、破傷風（一八八四）、馬爾他熱（一八八六）以及腦膜炎（一八八七）。找出這些病因也開啟了發展特定治療用抗毒血清的道路。[16]在熱帶「追獵」微生物的想法跟殖民地的狩獵運動息息相關。柯霍在前往非洲時成為野生動物獵人，一九〇六年到一九〇七年他在非洲的昏睡病研究之旅，打獵也是他從事的活動。他在旅程中射殺並解剖了一些動物，表面上是要找出錐蟲的動物宿主，但實際上柯霍獵殺任何他所碰到的動物，像是蒼鷺、老鷹、鱷魚與河馬。

[17]這位德國細菌學家熱衷在非洲進行研究，他對當地自然世界的著迷與恐懼，反映了歐洲殖民主義在非洲大陸的侵略冒險性質。野生動物與病原皆被視為非洲令人厭惡而危險的野性，必須加以消滅。

這些微生物獵人大為擴展細菌學的領域。細菌學者在水、土壤以及動物與人體中搜尋，發現新的病菌。柯霍於一九〇二年在特里爾（Trier）進行傷寒研究時，提出了「帶原者狀態」（carrier state）的理論。他認為健康的個人可以完全沒有疾病的跡象，但仍舊在他們的膽囊或腸子裡帶有傷寒菌，而可能感染其他人。柯霍用這個理論來解釋為何傷寒在某些人群中一直有傳染力，而具有風土病的性質。布魯諾．拉圖（Bruno Latour）的論點是，將人視為病菌的帶原者，有助於傳播巴斯德的觀念，因為任何個人都可能是病菌的帶原者，因此都是巴斯德式分析的對象。[18]根據的拉圖的說法，巴斯德式的人口是由「有病會感染別人的人、健康但危險的微生物帶原者、免疫的人、接種過疫苗的人等等」所構成的。[19]這標示著細菌學研究的兩個重要轉變。一方面，人體就是病菌的所在而成為研究的焦點；另一方面，這對二十世紀的種族病理學和熱帶醫學有重大影響。柯霍關於錐蟲病這類熱帶疾病的研究，進一步推展這個命題而導致非洲人被等同於疾病的帶原者。[20]在東歐，猶太人則被視為是傷寒的帶原者而遭受粗暴的衛生措施。[21]

將細菌學研究引進熱帶的第三個重要特徵，是其政治脈絡。細菌學發展的同時，帝國主義也到達一個新而關鍵的階段：新帝國主義時期。[22]柏林會議（一八八五）明訂此後對非洲的殖民不用戰爭或流血，只要展現該地是歐洲強權的經濟與文化勢力範圍即可。法蘭西帝國很有效地用殖民地的巴斯德研究所來達成這個目的。這些巴斯德研究所透過其獸醫研究和巴斯德滅菌法保護了殖民地的經濟利益，也經由為當地人注射預防疾病的疫苗而展現其人道主義聲譽。巴斯德研究所成為法國殖民霸權與影響力的重要輔助。

法國巴斯德研究所在殖民地的擴張

巴斯德研究所在巴黎建立之後不久，法國就在其東南亞、非洲與古巴的殖民地建立類似的機構，例如在越南的西貢（一八九一）、芽莊（一八九五）、河內（一九二五）、大叻（一九三二）、順化，還有遼國的永珍（一九五三）、金邊（一九五三）、突尼西亞（一八九三）、阿爾及利亞（一九〇〇）、摩洛哥的丹吉爾（Tangier，一九一〇）、卡薩布蘭加（Casablanca，一九二九）、塞內加爾的聖路易（一八九六）、剛果的布拉薩維爾（Brazzaville，一九〇八）、幾內亞的金地亞（Kindia，一九二二）、馬達加斯加（一八九八）以及哈瓦納（一八八五）。其他的殖民國家追隨此一趨勢也設立巴斯德研究所。在印度這類的英國殖民地，英國人建立了數個細菌學研究室，首先是浦納（Poona）的帝國細菌學研究室（一八九〇）、亞格拉（Agra）的細菌學研究室（一八九二）、孟買的鼠疫研究室（一八九六），以及在印度的卡紹利（Kasauli，一九〇〇）、庫奴爾（Coonoor，一九〇七）、仰光（一九一六）、夕隆（Shillong，一九一七）與加爾各答（一九二四）的巴斯德研究所。在巴勒斯坦也有一間巴斯德研究所。巴西、古巴與阿根廷等邊緣地區以及澳洲的屯墾殖民地也設立了這類研究所。[23]

法國的巴斯德研究所擔負明確的政治使命，並且和以法國為基地的殖民遊說團體、機構與行動者所構成的網絡密切合作，以便在殖民地傳播巴斯德式科學。隨著法國的殖民擴張，在一八七〇年代於巴黎形成了一個具有影響力的殖民遊說派系（*Parti colonial*）。這個團體由來自各領域與不同組織的個人所形成。它是法國主要的殖民利益團體，推動領土的擴張與促使法國在殖民地進行更多的經濟投資。到了一八九〇年代，尤其在尤金·艾堤昂（Eugène Étienne）的領導下，這個遊說派系的組織更加正式化。

艾堤昂對於法國科學在殖民地的擴展很有影響力。位於法國的殖民學院（Ecole Coloniale）創設於一八八九年，負責為殖民官員提供科學與工程的課程。艾堤昂建立起殖民學院和殖民遊說派系的關係。「殖民學院」也為來自殖民地的學生提供這些課程的訓練，發揮在殖民地推廣法國的科學、語言、衛生與科技的重要作用。[24]

在艾堤昂的領導下，殖民遊說派系針對各主要殖民地或殖民地群設立委員會，例如一八九五年設立的馬達加斯加委員會、一九〇一年的法屬亞洲委員會以及一八九〇年的法屬非洲委員會。這些委員會宣傳殖民地的商業機會，強調法國殖民官員、醫師、工程師與傳教士的成就，並提出投資殖民地基礎建設的要求。[25]西貢、突尼斯以及摩洛哥之所以創設法國巴斯德研究所，就是在巴斯德學派的科學家與殖民遊說派系密切合作下的成果。殖民地的巴斯德研究所則在法蘭西帝國的農業、獸醫學與公共衛生等領域促進殖民遊說派系的利益。

巴斯德研究所也和一八九〇年成立的「法國殖民衛生勤務」（French Colonial Health Service, CHS）密切合作，該勤務成立的時間就在巴黎的巴斯德研究所建立後不久。巴黎的巴斯德研究所經常為「殖民衛生勤務」的人員進行微生物學訓練，這些人在非洲與印度支那服務。任職「殖民衛生勤務」而前往印度支那的卡麥特，就是在巴黎的巴斯德研究所接受訓練的。「殖民衛生勤務」的首長在設立西貢的巴斯德研究所時，諮詢了巴斯德本人的意見。耶爾森是在殖民衛生勤務的請求下，於一八九四年由巴黎前往西貢進行針對鼠疫的細菌學研究。

殖民地的巴斯德研究所由於和法國的這些委員會與網絡有著重要的連結，而帶有強烈的母國中心特色。巴黎與里爾對這些機構有強大的控制，它們代表法國的文明開化使命以及第三共和時期法國帝國主義的中央集權趨勢。[26]巴黎的巴斯德研究所視其殖民的分支為邊陲，其任務是以巴黎與里爾所完成的「純」研究為基礎，在當地進行運用研究，並且執行母國的文明開化指令。

巴斯德研究所與法國的文明開化使命

法國殖民的巴斯德主義以及在海外建立巴斯德研究所，是巴斯德式科學之向外傳播的一段戲劇性插曲，巴斯德式科學喚起了轉變殖民地經濟、文化與健康的想法，其方案重點是引進疫苗與巴斯德滅菌法，作為法國的帝國恩典與文化開化使命。[27]法國文明開化使命的意義來自於對法國文化與共和理念優越性的信念。一七八九—一八四八，法國大革命與後續發展推翻了君主專制，在名義上將權力交給公民。在法國殖民主義中深深植入法國種族優越、文明優越與進步的觀念（法國人認為進步的觀念帶來共和國的創建）。到了十九世紀末，細菌學帶來另一場「革命」，所帶來的好處使得法國官員、科學家與帝國總督能以文明開化使命和散播法蘭西恩典之姿駕臨殖民地。文明開化使命成為在殖民地引進法國現代性的運動。

法國巴斯德研究所採用「使命」一詞，意指其海外擴張是人道主義活動，延續了稍早從一八四〇年代就開始的醫療傳教活動。如今科學家自命為新的傳教士。另一方面，殖民地為法國細菌學提供展開使命的新領域；新的疾病提供新的範圍，讓細菌學者應用其科學成果。新的使命是要在殖民地撲滅疾病和偏見。巴斯德研究所在人與動物的身體、土地、文化這三條陣線發動文明開化使命。

巴斯德研究所在非洲與亞洲的殖民地展開大規模的疫苗注射，起先是狂犬病疫苗，很快就擴張到結核病、傷寒、鼠疫與蛇毒乃至其他疾病。

殖民地的巴斯德研究所是由幾位卓著的巴斯德人（巴斯德的學生或追隨者）所經營。查爾斯．尼可（Charles Nicolle）主持突尼西亞的研究所、亞伯特．卡麥特負責印度支那的研究所，耶爾森則負責芽莊的研究所。他們在殖民地進行研究並發現新的細菌和疫苗。他們也為當地人進行疫苗注射。卡麥特發現了卡介苗（Bacillus Calmette-Guérin vaccine, BCG）以及抗蛇毒的血清治療，耶爾森發現了鼠疫桿菌，而尼可則在北非引進馬爾他熱（又稱為地中海熱）的疫苗接種。

一九二〇年代在印度支那引進預防結核病的卡介苗疫苗接種，是該地區法國帝國文明開化使命的一部分。[28]由於結核病侵襲肺部，在歷史上這疾病被連結到敗壞的空氣、不衛生的生活環境、骯髒與貧窮，而且也是對文明的一大威脅。[29]法國當局在堤岸市（Cholon，西貢的一部分）使用卡介苗疫苗，以便將「醫療文明」引進印度支那。[30]法國在印度支那的整體文明開化使命當中，結核病成為目標之一，而卡介苗則成了焦點。

從一八七〇年代開始，隨著法國占領該地區，他們在學校的課表引進衛生課程，教師也受到指示要檢查學生及其家庭的清潔狀況。在卡介苗發明後不久，一九二〇年代發動一場更密集的社會運動。首先是印度支那的總督高納克醫師（Dr. Cognacq）對當地人的生活方式與生活條件展開全面的研究。此外，當地巴斯德研究所的科學家也對當地兒童的習慣進行有系統的研究，搜尋感染的來源。堤岸市立男童學校的學生受到密切的研究，也記錄了他們家庭的健康細節。當地人很快也加入對抗疾病。法國細菌學者在一九二四年於該城引進對嬰兒的卡介苗預防接種，並伴隨著政府的宣導活動，試圖說服當地人疫苗接種的好處。透過科學家、醫師以及行政官員的協調努力，堤岸市的預防結核病運動以及卡介苗接種運動成為一場灌輸「文明」習慣與現代性的運動。

在其他的法國殖民地，尤其是在北非，疫苗接種是強制的，目的是要保護法國移民的生命，當地人接種了狂犬病、結核病、鼠疫與天花的疫苗。而北非多出一個需要考量的因素，那就是朝聖客的來訪；法國殖民政府視此為一大威脅，因此他們引進對朝聖者的疫苗接種。北非當地醫師將疫苗接種以及其他的法國醫藥，整合到他們自己的醫學，促進當地文化和社會對法國醫學更廣泛的吸收。[31]

將殖民地景現代化的計畫大規模施行於殖民的農業與工業。十九世紀晚期帝國主義的動力之一，是要在殖民地的農業、礦業與工業等部門找出經濟資源並加以利用。細菌學以及巴斯德滅菌法是這個議程的一部分。在印度、斯里蘭卡、巴達維亞、巴西、阿根廷、古巴與南非的礦場、工廠與大農場，除了針對傷寒、霍亂、流行性感冒以及鼠疫等疾病對勞工進行疫苗接種，細菌學也用來推廣殖民的經濟利益。在東南亞，法國人利用巴斯德研究所設計出來的滅菌方法，保護對酒、菸草、鴉片、蠶絲與米等產品的壟斷。由於酒和鴉片的貿易是法國在印度支那殖民經濟的重要稅收來源，巴斯德學派研究米和鴉片的發酵有助於法國殖民產業。[32]

在非洲，法國巴斯德研究所對獸醫學與農學的研究進行重大投資，以便保護殖民地的農業經濟。此外也透過疫苗接種來保護法國移民與殖民地官員的生命。在突尼西亞這個法國屬國，突尼斯的巴斯德研究所於一八九三年開幕，由巴黎巴斯德所研究訓練出來的查爾斯・尼可（一八六六—一九三六）擔任所長，主要任務是幫農業部分析影響製酒的疾病。除此之外，該實驗室也生產並注射對抗狂犬病、天花、白喉與斑疹傷寒的疫苗，並且為醫院與診所進行實驗室檢驗。[33]突尼斯與摩洛哥的巴斯德研究所透過推廣疫苗接種，以及在農業實施巴斯德滅菌法，在整個地中海地區的經濟活動中扮演重要角色。法國的巴斯德學派試圖將地中海地區的巴斯德研究所組成同盟，和該地區的商業與工業結盟，協調合作進行研究。尼可從突尼斯的巴斯德研究所運籌帷幄，曾被稱為「地中海的皇帝」。[34]

巴斯德研究所經濟上和醫學上的影響力超越法國的正式帝國，希臘雅典發展出類似的機構，由法國細菌學家或是法國機構訓練的當地醫師所主持。鄂圖曼帝國的統治者為了土耳其的工業化，而諮詢巴黎的巴斯德研究所。即便在印度、南美洲與中美洲等地，無論是要因應黃熱病、霍亂與流行性感冒等影響勞動人口的疾病，或是推廣獸醫學研究與促進農業，細菌學都扮演重要的經濟角色。[35]

除了促進與保護殖民地的經濟利益進而改變殖民地的地景之外，細菌學也有助於在殖民地建立起歐洲的文化優越性。三個過程形塑了細菌學與病菌學說在殖民地所扮演的霸權角色。首先是，出現了細菌學就是「科學醫學」的觀念，標示著和傳統體液學說與氣候觀念的決裂，以及廣泛使用實驗方法來研究疾病、生產疫苗與血清。其次是，一八八〇年代在下撒哈拉非洲的殖民主義出現了「屬地」的觀念。正如我們在第八章所見，這是在所謂「瓜分非洲」的脈絡下所發生的。第三則是，十九世紀晚期歐洲殖民主義與巴斯德主義的霸權角色。

正如我們所見，巴斯德式的「使命」和基督教宣教是有所不同的，後者的發展奠基於在非洲傳播福音與根除奴隸制度。然而，巴斯德研究所和基督教宣教這兩種使命常享有共同的元素。儘管巴斯德研究所的科學與文明開化使命有著明顯的世俗性質，在法蘭西帝國卻經常採取一種強烈的道德意涵和天主教的象徵主義。巴斯德的門徒將他呈現為先知或是「朝聖先輩」（pilgrim father）。像艾米爾・胡（Emile Roux）這類直接受巴斯德訓練、稍後在法國殖民地主持巴斯德研究所的人物，「展現了他傳承的證明：他（法國殖民地的巴斯德學派」是由先知最早的同伴之一所訓練出來的。」[36]

殖民地的巴斯德科學也使用強烈的征服隱喻。殖民地的巴斯德學派科學家將其推動的機構與活動當成對熱帶病菌的征服，而這些病菌又等同於殖民地的髒亂與落伍。殖民地的巴斯德研究所通常坐落於繁忙的殖民地城市中心，在此法國的細菌學家與軍醫英勇地對熱帶疾病乃至熱帶的現實開戰。例如厄尼斯特・康賽爾（Ernest Conseil）以及愛彌爾・賽堅特（Emile Sergent），在滿意其行動的結果之後，便宣稱突尼斯和阿爾及爾已經成為「衛生化」與「巴斯德化」的城市。[37]法國細菌學家向當地人宣揚自己是如何透過疫苗接種來對抗致命疾病、拯救生命，而這是法國帝國主義所帶來的好處。像查爾斯・尼可這類的巴斯德學派，將自己描繪為北非的傳教士，把落伍的國家帶向現代文明。

因此殖民地的細菌學具有霸權的性格，這和新帝國主義的道德「建設性」基調是完全相符的。法國政治人物與帝國行政官員認識到巴斯德在法國殖民主義中發揮的作用。十九世紀晚期的法國政治人物和歷史學家加百列・阿諾陶（Gabriel Hanotaux）形容巴斯德是「現代殖民的大師」，並且宣告「科學醫學所從事的殖民，成為法國科學最高貴的輔佐」。[38]

法蘭西帝國巴斯德主義對身體、心靈與土地這三種模式的文明開化使命，其互動在阿爾及利亞最為明顯。儘管嚴格說來，阿爾及利亞並不是個「熱帶」國家（它在北迴歸線以北，位於溫帶區），但法國科學家和細菌學者仍經常在文化與流行病學上將它視為熱帶醫學的領域。此種熱帶的觀念充斥著法國對阿拉伯的東方主義觀念，而科學家越來越將阿拉伯的文化、社會價值與行為視為文明的對立面。在十九世紀最後的數十年間，法國科學家用「異國的病理學」（exotic pathologies）來指稱阿爾及利亞、突尼西亞與摩洛哥。在北非的巴斯德研究所工作的法國科學家，視當地人為「病毒的儲主」（virus reservoirs），迫切需要巴斯德式細菌學的現代烙印。[39]

到了十九世紀晚期，透過法國啟蒙與「同化」來重振北非阿拉伯文化的拿破崙式願景，大體而言已經消失了。阿爾及利亞當地人生活的區域和法國人隔離，他們也很少就讀法國／歐洲學校。在阿爾及爾開設的巴斯德研究所，透過將歐洲現代性引進阿拉伯世界而提供新的希望。經由巴斯德研究所而開啟新的文明開化使命，由醫師和科學家充當先鋒。就如同在印度支那，阿爾及利亞的法國科學家受到病菌與疫苗接種的巴斯德式普世性所啟發，對疾病的原因展開研究。他們拒絕十八世紀關於炎熱氣候的醫學觀念，這樣的觀念蘊含著區域特殊性和氣候宿命論；相對地，這些法國科學家著手擴展巴斯德式科學的普世性，將之延伸到炎熱氣候，成為細菌學的新典範。

艾德蒙・賽堅特（Edmond Sergent）與艾提昂・賽堅特（Etienne Sergent）兩兄弟都接受過法國微生物學的訓練，他們在一九一二年加入阿爾及爾的巴斯德研究所。賽堅特兄弟帶著鮮明的使命：在阿爾及利亞延續早前拉韋朗的瘧疾研究工作，進而將法國恩慈的福祉延伸到這個國家。[40]在二十世紀初，他們沿著阿爾及利亞的鐵路網展開瘧疾研究計畫，包括清除運河兩岸的雜草、消滅孑孓以及在死水水面上灑油等折衷的方法。他們也對當地的阿爾及利亞人進行大量的研究，將當地人視為是「帶菌者」，正如歷史學者穆朗（Moulin）所形容，當地人「被等同於病菌本身」。[41]他們也將味道很苦的奎寧藥塗上巧克力，發送給當地兒童，試圖更加推廣。在他們看來，消滅瘧疾寄生蟲以及透過法國的科學與工業對阿爾及利亞進行大規模的現代化，都需要借重巴斯德的科學，直接介入阿爾及利亞人的身體。

一九二七年，法國殖民當局將三百六十英畝充斥著瘧疾的溼地連同鐵路路線，分配給賽堅特兄弟當作田野實驗室進行抗瘧工作。這兩兄弟展開研究，試圖證明巴斯德式的抗瘧工作能夠轉變阿爾及利亞的地景與文化習性。在當地勞工的協助下，他們開挖廣延的排水系統、種植樹木，在停滯的死水中引進會吃孑孓的魚。他們引進糧食作物與牲口來取代濕地，說服阿爾及利亞農民前往當地定居，教導他們現代農耕法，種植數英畝的葡萄園（葡萄對於法國殖民政府有很大的經濟利益）。賽堅特兄弟藉由這樣的作為而宣稱，他們借助巴斯德的科學已經將「野蠻的」濕地「人性化」。[42]

結論

隨著病菌學說的興起，實驗室研究成為現代醫學不可或缺的一部分。在實驗室中為了辨識病菌、分析其生命史以發展出有效疫苗而做的實驗，強化或取代了醫師用以理解疾病的診斷技能與方法。巴斯德及其追隨者發揮了重要作用，將此一影響傳播到現代生活不同層面。在法國，巴斯德的科學透過一套網絡傳播，這網絡包括公共衛生運動、醫療專業、農業與工業，進而形塑了法國的公共衛生、農業實作與經濟。拉圖將巴斯德的影響力在法國的霸權式散播形容為「法國的巴斯德化」。[43]

在殖民地，從臨床醫學到實驗室醫學的轉變則更具革命性與更激進。巴斯德式的科學與細菌學在殖民地的傳播是為了服務兩個主要目的：對身體的殖民與對心靈的殖民，這兩者都和文明開化使命有關。疫苗接種與巴斯德滅菌法都標示著帝國醫學與科學對人類和動物的身體，以及農業實作前所未有的深度介入。這有助於將（往往是強制性的）疫苗接種建立成為全球衛生的基本元素。

另一方面，實驗室醫學標示著醫學成為「西方醫學」的另一個重要時刻。在亞洲與非洲，當地醫學並沒有對應於實驗室醫學的事物，這點大不同於體液說或瘴氣說。雖然有幾個當地的傳統很快就做出回應，並且將病菌學說與疫苗接種整合到他們的醫療實作與宇宙觀（參見第十章），然而從十九世紀晚期起，實驗室界定了醫學何以是現代的與西方的。此時也是帝國主義的新階段，發揮形塑作用的不僅限於商人的活動與軍隊的征服。新帝國主義確立了歐洲的科學與醫學是現代性關鍵的一面，受到世界不同地區的國家與社群所渴望。正如我們所見，其影響非常廣泛，還散播到並未受到帝國正式控制的南美洲與澳洲。

註釋

1 A.L. Conklin, (Stanford, 1997), p. 1.

2 同上註，pp. 5–6。

3 M. Ticktin, 'Medical Humanitarianism in and between France: Breaking Down or Patrolling Borders?' in Alison Bashford (ed.), (Basingstokes, 2006), pp. 116–165.

4 關於傳教士在法國帝國所扮演的角色，參見以下論文集，Owen White and J.P. Daughton (eds.), (Oxford, 2012).

5 Said, , p. 80.

6 Stig Brorson, 'The Seeds and the Worms: Ludwik Fleck and the early history of germ theories', , 49 (2006), 64–76.

7 Ernest A. Hart, 'Cholera: Where it comes from and how it is propagated', , 1696 (1 July 1893), 1–4, p. 1.

8 Hamlin, 'Providence and putrefaction: Victorian sanitarians and the natural theology of health and disease', , 28 (1985), 381–411.

9 Felix Driver, 'Moral Geographies: Social Science and the Urban Environment in Mid-Nineteenth Century England', , 13 (1988), 275–87.

10 Teresa A. Mead, 'Civilizing', , 1889–1930 (Philadelphia, 1997).

11 同上註，pp. 89–90。

12 Alison Bashford 'At the Border: Contagion, Immigration, Nation', , 33 (2002), 344–58.

13 Alexender Cameron-Smith, 'Australian Imperialism and International Health in the Pacific Islands', , 41 (2002), 57–74.

14 Nadav Davidovitch and Rakefet Zalashik, 'Pasteur in Palestine: The Politics of the Laboratory', , 23 (2010), 401–25.

15 Samuel K. Cohn, '4 Epidemiology of the Black Death and Successive Waves of Plague', , 27 (2008), 74–100; and R. Pollitzer, 'Cholera Studies: 1. History of the disease', , 10 (1954), 421–461, p. 449.

16 Löwy, 'Yellow fever in Rio de Janeiro', p. 145.

17 Christoph Gradmann (translated by Elborg Forster), (Baltimore, 2009), 222–4.

18 Bruno Latour, (Cambridge, Mass, 1988), 80–6.

19 Latour, (Milton Keynes, 1987), pp. 115–6.

20 Gradmann, 'Robert Koch and the Invention of the Carrier State: Tropical Medicine, Veterinary Infections and Epidemiology around 1900', , 41 (2010), 232–40.

21 Paul Weindling, (Oxford, Oxford University Press, 2000), p. 6.

22 J. Cain and A.G. Hopkins, 'Gentlemanly Capitalism and British Expansion Overseas II: New Imperialism, 1850–1945', , 40 (1987), 1–26.

23 Löwy, 'Yellow fever in Rio de Janeiro', 144–163; Bashford, '"Is White Australian possible?" Race, colonialism and tropical medicine', , 23 (2000), 248–71; Steven Palmer, 'Beginnings of Cultural Bacteriology: Juan Santos Fernandez, Medical Research, and the Search for Scientific Sovereignty, 1880–1920', , 91 (2011), 445–68.

24 Michael A. Osborne 'Science and the French Empire', , 96 (2005), 80–7.

25 Robert Aldrich, (Basingstoke, 1996), 100–1.

26 關於第三共和時期法國帝國主義及其強烈的文明開化使命感，更詳細的敘述請參閱 Conklin, , 59–72.

27 Anne Marie Moulin, 'Patriarchal Science: The Network of the Overseas Pasteur Institutes', in Patrik Petitjean, Catherine Jami and Moulin (eds.), (Dordrecht, 1992), pp. 307–22; Moulin, 'Bacteriological Research and Medical Practice in and out of the Pasteurian School', in Ann La Berge, and Mordechai Feingold (eds.), (Amsterdam/Atlanta, 1994), pp. 327–49.

28 Laurence Monnais, 'Preventive Medicine and "Mission Civilisatrice": Use of the BCG Vaccine in French Colo-

nial Vietnam between the Two World Wars', , 2 (2006), 40–66.

29 Harrison and Worboys, '"A Disease of Civilization": Tuberculosis in Africa and India', in Lara Marks and Worboys (eds.), (London, 1997), pp. 93–124.

30 Monnaies, 'Preventive Medicine and "Mission Civilisatrice"', p. 64.

31 Ellen Amster, 'The Many Deaths of Dr. Emile Mauchamp: Medicine, Technology, and Popular Politics in Pre-Protectorate Morocco, 1877–1912', , 36 (2004), 409–28.

32 Annick Guenel, 'The Creation of the First Overseas Pasteur Institute, or the Beginning of Albert-Calmette's Pastorian Career', , 43 (1999), 1–25.

33 Kim Pelis, 'Prophet for Profit in French North Africa: Charles Nicolle and Pasteur Institute of Tunis, 1903–1936',, 71 (1997), 583–622.

34 Pelis, (Rochester, NY, 2006), p. 121.

35 Hana Löwy, 'Yellow fever in Rio de Janeiro'; Palmer, 'Beginnings of Cuban Bacteriology'; Mariola Espinosa, 36

Moulin, 'Patriarchal Science', 310–11.

37 Moulin, 'Bacteriological Research', 342.

38 引自Osborne, 'Science and the French Empire', p. 81。

39 Moulin, 'Tropical without Tropics: The turning point of Pasteurian Medicine in North Africa', in D. Arnold (ed.), , pp. 160–180, p. 161.

40 John Strachan, 'The Pasteurization of Algeria?', , 20 (2006), 260–275, p. 268.

41 Moulin, 'Tropical without Tropics', p. 172.

42 Strachan, 'The Pasteurization of Algeria?'.

43 Latour, .

CHAPTER 10 殖民主義與傳統醫學

殖民社會並非只是被動地接受現代醫學。亞洲、南美洲與非洲的本土醫師、醫療助手與病人以具有創造力的方式因應現代醫學，經常以獨特的方式來界定其應用，在這個過程中也改變了他們原有的療法。殖民地的傳統醫療和現代醫學進行協商，在二十世紀以另類醫療的樣貌登場。

歐洲商業與文化的主導地位，導致歐洲醫學自十八世紀末以來在殖民地一枝獨秀。歐洲的醫療傳統和實作是殖民體制的一部分。隨著殖民影響力和權力的擴散，取得主導地位的是歐洲式的醫院、疫苗、奎寧這類的藥物，以及只提供西方醫學學位而且只認可西方醫學的歐洲醫學院。歐洲人從十七世紀開始就在熱帶蒐集醫藥樣本，他們經常從當地藥物萃取材料用在自己的醫藥當中，卻阻撓使用當地傳統醫療。相反地，他們引進自己的藥物並且鼓勵歐洲人和當地人使用歐洲醫藥。歐洲殖民當局也以法律禁止奧比（obeah）與伏都教（voodoo）等傳統做法，認為這類醫療和巫術及魔法有關。除此之外，歐洲殖民當局還控制了大學醫學教育、醫學學位和證照制度。這些做法經常導致傳統形式醫療的邊緣化。

然而，這只是故事的一半。儘管遭到邊緣化，當地醫療形式仍然存活於被殖民的人口當中，甚至欣欣向榮。傳統醫療的現代演化史，必須檢視兩個重要的歷史過程。首先是發明傳統（invention of tradition），其次是當地人行動力所發揮的作用。

發明傳統

歐洲人將當地醫療傳統視為郎中伎倆，但同時他們也對當地藥物成分、藥用植物或藥材具有很高的興趣。如第二章所指出，歐洲人出於對自然史和異國藥物的興趣而記錄、分類與編纂這些物質與植物。印度與北非的本土醫學有著豐富的文本基礎，歐洲人閱讀與翻譯（以梵文或阿拉伯文寫下的）這些古典醫學文獻，以了解這些醫療傳統的古典根源。當時歐洲人也在古希臘文與拉丁文裡搜尋自身醫學的文獻根源，對自我的重新認識和對印度和北非醫學文獻之翻譯與閱讀合而為一。[1] 殖民地的本土醫療工作者對於西方醫學的引進與主導地位也有所回應，他們編纂與標準化自己的醫學，從中選擇某些與現代做法和處方相對應的藥物與做法，引進疫苗以及來自生物醫學的新醫療物質與技術，並且製作當地藥物的藥典。透過這樣的在地行動，亞洲、南美洲與非洲的本土醫療被「發明」為新型態的傳統醫學。史學方法研究各領域如何「發明傳統」，有助於了解這個複雜的歷史過程。

霍布斯邦（Eric Hobsbawm）與蘭傑（Terence Ranger）編輯的《被發明的傳統》（*The Invention of Tradition*，一九八三），引進了新的方式來對傳統進行歷史理解。[2]此書指出許多貌似傳統而咸認有古老傳承的做法，往往是晚近的發明，是刻意建構出來的，原因是為了服務特定的意識形態與政治目的。該書主張傳統是後來在不同的脈絡下發明出來的，其所服膺的目的也和過去不一樣。之所以要為相對現代的做法發明出古老的傳承，是因為如此可為這些做法提供純正性。在社會與經濟快速變遷時，當「舊的」傳統似乎正在消失時，發明出來的傳統就更頻繁出現。被發明出來的傳統試圖和合時宜的歷史說法建立延續性，並且斷言某些原則、做法、建築與服飾是亙古不變的。[3]這樣的事情不只發生在過去，而且持續出現在當代世界的不同領域。該書舉出的例子包括十九世紀英國國會重建採取哥德式的建築風格（這是一種中世紀的建築，起源於十二世紀的法國，被視為是屬於文藝復興時代的）。這有助於賦予該建築一種歷史外觀。同樣地，英國皇室有好幾種儀式似乎有著相當古老的傳統，但其實是相對晚近才塑造出來的。採取這種研究方法的主要重點是傳統儘管有著古老的表現、形式與外觀，其實經常有著相當現代的起源。

發明科學傳統與醫學傳統

「發明傳統」此一取徑對於理解醫學史和科學史也很有用，能看出一些表面似乎古老或永恆的科學觀念與傳統，其實往往是晚近的發明，而且是有意讓它們看似古典而恆久。醫師畢業典禮的希波克拉底誓言就是這樣的例子，這是二十世紀中葉才創造出來，為現代的目的和倫理關切服務，而和任何古希臘的傳統相似之處甚少。然而，採取這樣的宣誓行動強調了這個場合有著鮮明的傳統和莊嚴的感受。

歷史學者指出，古希臘科學這個最為古典的知識傳統之一，實際上是在複雜的歷史過程被「發明」了好幾次，使得古希臘科學看似永恆。十二世紀，地中海世界的文化和經濟都很昌盛，從伊斯蘭世界和古希臘傳遞而來的科學知識對歐洲變得很重要。這段時間義大利的經濟繁榮，雖然十字軍正全面展開，但歐洲與阿拉伯世界的接觸仍透過地中海而持續進行。這段時期的歐洲哲學家在推演出新的自然觀時，吸收了各種影響。正如安伯托・艾可（Umberto Eco）所說，歐洲那時在尋找一個能反映其政治與經濟多樣性的文化。此一多樣性必須以對自然、對具體現實以及對人類個體性的新感受為中心，而非以教會為中心。[4]發明歐洲的希臘遺產，造就了歐洲文藝復興的誕生。

理解「發明出來的傳統」的重要性在於讓我們能理解傳統並非永恆不變的，而事實上是歷史過程的產物。傳統常被塑造成看似恆久不變。這有助於我們了解到「傳統」與「現代」的差異常常不是那麼明確。表面看似傳統，實際上可能相當現代。這樣的取徑可幫助我們理解世界各地傳統醫學的歷史正是現代殖民主義的產物；也有助於我們了解學者、商人與一般人如何積極參與這個發明過程。我們會看到人們在發明傳統醫學的過程中發揮的行動力。

印度的傳統醫學史

印度大多數的經典醫學文獻，像是阿育吠陀醫學（Ayurveda）以及尤那尼醫學（Unani-tibb）都是以體液學說為基礎。阿育吠陀醫學的梵文詞根意指「生命的科學」，這個名詞用來指稱一套疾病理論和治療方法，最早可以回溯到西元前三百年。阿育吠陀醫學認為宇宙是由五種元素（*pancha mahabhutas*）的組合所構成。這些元素分別是以太（*akasha*，ether）、空氣（*vayu*）、火（*teja*）、水（*aap*）、土（*prithvi*）。這五種元素存在於物質宇宙中，可見諸所有層次的生命，也同時存在於生物與無生物。在像人體這樣的生物系統中，這些元素被劃入三種力量（kapha, pitta, vata），掌理了所有的生命過程。這些元素調節生物體的生理作用與心理作用，彼此之互動決定了個體的健康與福祉。

阿育吠陀醫學最主要的文本是《遮羅迦集》（*Charaka Samhita*），其年代約在公元前四世紀到公元前二世紀之間；以及《妙聞集》（*Sushruta Samhita*），年代約在公元四世紀。一般認為《遮羅迦集》是阿育吠陀醫學最古老的著作之一，而遮羅迦則是文集的作者，但無人知曉此人是誰。《遮羅迦集》有可能是一群學者所寫的，或者是遮羅迦的追隨者所寫。遮羅迦使用的語言是梵文，以韻文的形式寫成。詩歌是用來幫助記憶。例如《遮羅迦集》包含了超過八千四百句韻文，學習阿育吠陀醫學的現代學生常熟記它們。一般認為《妙聞集》的作者是蘇魯達（Sushruta），此人將外科的技巧與知識引入阿育吠陀醫學。醫學此一分支之所以興起，部分原因是要應付戰爭所帶來的急需。這部作品據說是由代代口語相傳的材料編輯修訂而成。

在南亞的典籍醫學傳統中，尤那尼醫學或許最為兼容並蓄的。尤那尼衍生自希臘、阿拉伯與猶太的療法，也是歐洲與阿拉伯世界自十二世紀以來透過地中海進行強勁的文化接觸所造就的產物。尤那尼醫學也是一種體液學說的醫療體系，根據身體內的四種體液（*akhalat*）的平衡或失衡來解釋疾病並加以治療。這四種體液分別是血液（*khun*）、黏液（*bulghum*）、黃膽汁（*safra*）和黑膽汁（*saufa*）。這還加上四種基本的環境條件，分別是熱、冷、溼與乾。文化多樣的中世紀伊斯蘭世界發展出尤那尼醫學體系，其療法變得極為複雜精緻。古代的尤那尼醫者在阿拉伯世界和拉丁世界都很知名。歐洲人稱為阿威森那（Avicenna，九八〇—一〇〇七）的伊本·西那（Ibn Sina）以及歐洲稱為拉齊（Rhazes，八六五—九二三）的穆罕默德·賓扎卡利亞（Muhammad bin Zakaria）蒐集編纂了尤那尼醫學最重要的文本。最關鍵的文本是伊本·西那的《醫學正典》（*Qanun*，*Canon of Medicine*）。與希臘醫學互動發展的阿拉伯醫學，是發展成熟的尤那尼醫學之前身。稍後與西班牙、摩爾與猶太的醫學在地中海世界的互動，也對尤那尼醫學文獻有所增益。

這些傳統在前殖民時代的南亞有著豐富的歷史，但問題在於和殖民主義的互動。在殖民時期的印度傳統醫學史中，東方學（Orientalism）與國族主義扮演了最重要的角色。英國人於十八世紀在印度所建立的醫院，在十九世紀擴張並成為孟買、加爾各答與馬德拉斯這三個省府最主要的醫學院。他們的畢業生通常會進入政府的醫療勤務或是在城市裡開業。這些醫師受的是西醫訓練，取得利潤最豐厚的工作，成為醫學專業菁英人士。在此同時，印度的醫療專業開始受到國家的管制。各個省分在一九一四年到一九一九年之間通過了醫療法案（the Medical Acts），限制公家只能任用政府設立的醫學院之畢業生。尤其是一九一六年的印度醫學學位法案（the Indian Medical Degree Act）規定只有西醫才能使用「醫師」（doctor）頭銜。其他不同醫療傳統的醫者，則正式稱之為「走方醫」（quacks）。雖然這並不會影響大多數的尤那尼醫者（hakims）以及阿育吠陀醫者（vaids）在鄉間的醫療活動，卻造成了印度醫學體系在都會中心的邊緣化。這樣的趨勢再加上一些其它因素，例如在英國統治近一世紀之後，在城市出現一批受西方教育的菁英，印度中產階級專業人士（律師、低階公務員和教師）的興起及其消費行為的改變，使得尤那尼醫者和阿育吠陀醫者聲望一落千丈。

還有另外一種來自英國東方學的潮流，影響歐洲對印度本土醫學的態度。東方學是十八世紀歐洲與亞洲文化接觸而出現和發展的知識傳統。東方學學者相信「古典」的文明，像是希臘文明與吠陀文明（古印度文明）都有共同的根源，他們研究梵文、拉丁文與阿拉伯文等古典語言來尋找其共同的傳承。印度是此種學術的重要中心，威廉・瓊斯（William Jones, 一七四六—九四）於一七八四年在加爾各答成立「亞洲文會」（Asiatic Society），研究印度古典文獻和發掘印度的自然史。東方學學者開始翻譯古典的梵文與阿拉伯文文獻，並與希臘文與拉丁文的文獻進行比較，包括研究古代的印度醫學文獻如《妙聞集》，以及現代的阿育吠陀醫學。此外，在南印度的德國傳教士蒐集並翻譯了坦米爾醫學文獻。因此羅伊（J. F. Royle）等學者出版了《古代印度醫學》（*Antiquity of Hindoo Medicine*）等著作。[5]雖然這個運動是由歐洲學者所開啟，但印度人（特別是熟悉梵文的婆羅門學者）也參與其中，並且在發現古代印度醫學傳承的界定工作扮演重要角色。

研究古代文本以追尋純正的療法來源，如此做法並不特殊；在歐洲也出現相似的過程。歐洲醫學在十七世紀與十八世紀展開雙重的旅程：研究植物的自然史，以及在古代文獻中搜尋「純正的古代藥方」。[6]近代時期的歐洲醫學也常使用古典的拉丁文以帶來一種純正的感覺。十八世紀歐洲的自然學者和科學家，例如拉瓦錫（Antoine Lavoisier）以及將自己名字（Linne）改成拉丁文（Linnaeus）的林奈（Carl Linnaeus），用拉丁文來發展他們對植物與化學元素的新命名法與新分類。

另一個促成英國學者研究印度文獻的因素，是很單純的實用主義。當面對（對他們而言）不熟悉的疾病，例如霍亂或是十八世紀的肝膿瘍，英國醫師經常需要依賴當地醫藥以及研究古代文獻來理解這些做法背後的理由。英國人發現有必要訓練低階的醫療人員熟悉粗淺的西方醫學和阿育吠陀醫學以及尤那尼醫學。位在孟加拉的本土醫局（Native Medical Institution，一八二四－一九三四）是印度第一所醫學院，則傳授印度學生一套兼容並蓄的課程。翻譯古代經典文獻則啟動尤那尼醫學和阿育吠陀醫學的文獻編纂，例如喬治．普萊菲爾（George Playfair）所編纂的《印度本草經》（*Taleef Shareef or the Indian Materia Medica*，一八三三）。[7]懷特羅．安斯利（Whitelaw Ainslie）這位馬德拉斯的東印度公司外科醫師編纂了《印度本草學》（*Materia Indica*，一八二六）。[8]

十九世紀出現另一個歷史發展。除了古典文獻之外，印度的當地醫藥在殖民時期生存了下來，尤其是在廣大的印度人民當中。大多數人都還依賴阿育吠陀醫者和尤那尼醫者提供日常醫療照護。除此之外還有大批的地方草藥師，他們的醫療融合了尤那尼醫學、阿育吠陀醫學或悉達醫學（siddha）。面對證照制度、訂定規則與文字化的壓力，阿育吠陀醫學和尤那尼醫學等菁英醫療體系的在地醫療人員，試圖編撰訂定其治療做法，發明新的治療傳統，並且訴諸適合殖民晚期印度都會消費文化的行銷策略。這些醫者採用自認為能增加其診斷之「科學性」的一些作法，包括幫病人把脈、研究解剖學和更常施行小手術。

然而，最重要的發展是呼籲要將尤那尼醫學與阿育吠陀醫學專業化，並使用類似現代藥物的做法，在工廠包裝醫療產品加以行銷，以及出現醫療專業和印度國族主義的新關係。在過去，醫療知識是透過師徒制來取得，依循著封閉的「系譜」由一名徒弟傳給另一名徒弟，藉由師徒制的美德來維持正當性。從十九世紀晚期開始，印刷出版和使用當地語言對於維繫正當性與傳統就變得很重要。就尤那尼醫學的例子而言，這表現於將阿拉伯與蓋倫的醫學文獻翻譯成為烏爾都語（Urdu）——這是印度較常使用的語言。制度化過程的另一部分，是將專業的需求從經學知識（scholastic knowledge）轉變為可示範的知識（demonstrable knowledge）。尤那尼醫者阿基瑪·坎恩（Ajmal Khan，一八六八—一九二七）在印度提倡尤那尼醫學體系。阿育吠陀文獻同樣被翻譯為當地的口語，像是旁遮普語（Punjabi）、孟加拉語（Bengali）以及印度斯坦語（Hindustani）。

從十九世紀晚期或二十世紀初期開始，尤那尼醫學與阿育吠陀醫學都開始出版醫學期刊，依循歐洲傳統以期刊作為醫學知識的來源與醫界互動的空間。十九世紀出版的《醫學明鏡》（*Tibb-i-Ayina*）是最有名的尤那尼醫學月刊，試圖讓接受西式教育的專業人士注意到印度的療法，同時也讓尤那尼醫者熟悉西方醫學的做法與理路。這本期刊的編輯是伊瑪德・阿丁・阿瑪德（Imad al-Din Ahmad），他是亞格拉（Agra）的政府醫學校之監理人（curator）。在勒克瑙（Lucknow）出版的期刊《烏德報》（*Oudh Akhbar*），試圖為尤那尼醫學建立與西方醫學並駕齊驅的地位，並且重申不論西方醫學有何進步的證明，都因其未根植於印度本土而和印度人的體質稟性不合。[9]阿育吠陀醫學所走的路線也很相似，也是透過數種地方語言以及印地語（Hindi）來出版手冊和教科書，創造出其公共空間。第一本阿育吠陀醫學期刊是《阿育吠陀靈草》（*Ayurveda Sanjivani*），該刊是以孟加拉文出版的。

十九世紀晚期印度國族主義的發展支持了這些運動。除了向殖民國家爭取權力的政治鬥爭之外，追尋印度認同的根源也是印度國族主義的特徵之一。傳統醫學也成為對印度認同的追尋，以及復興所謂印度知識的過往光榮。就某些方面而言，阿育吠陀醫學比尤那尼醫學傳播得更深遠，也更強勁地自我發明，因為阿育吠陀醫學在十九世紀與印度教國族主義（Hindu nationalism）結合，而後者支持印度教知識的「復興」。阿育吠陀醫學主導了國族主義的印度本土醫學觀，印度教國族主義者藉阿育吠陀醫學來形塑一種特定的印度教「國族」認同。

本土醫者利用印度國族主義的政治舞台，在一九〇四年到一九二〇年間，組織了幾場全國性的阿育吠陀醫學與尤那尼醫學大會。這些會議帶有強烈的國族主義偏見。印度國大黨（主流的國族主義政黨）在一九二〇年於納格浦（Nagpur）開黨大會時，建議以阿育吠陀醫學體系做為印度的全民健康照護體系。一九二一年，國族主義領導者甘地在德里主持阿育吠陀醫學與尤那尼醫學的醫學院開幕典禮，這個醫學院成立目的是要訓練印度醫學的醫療人員。

除了文獻編纂與政治事件之外，本土醫療人員以在地醫藥產品為基礎，建立起製藥工業。哈琴・哈菲茲・阿布德・馬吉德（Hakeem Hafiz Abdul Majeed）這位著名的尤那尼醫者，在一九〇六年創辦了哈瑪德藥學實驗室（Hamdard Laboratories），大量生產尤那尼醫學產品，量產包裝與大量行銷。這根本就脫離了尤那尼醫學的做法，因為尤那尼醫師在過去是會根據個別病人的需求，親自調配成分有所不同的處方。達布爾（Dabur）以及贊度（Zandu）這類阿育吠陀醫藥公司的成立，也助長了印度醫藥產品的大規模商業化。國族主義、都會中產階級消費的增加，以及為了回應西方醫學而重新發明在地療法，都助長了這些趨勢。

在兩次世界大戰之間，就連像邱布拉（R.N. Chopra）以及索克海（S.S. Sokhey）等接受西方訓練的印度醫師，也參與尋找西方藥物製劑的本土替代品。[10] 邱布拉試圖建立他所謂的「印度藥理學」（Indian pharmacology），這是個結合實驗室研究與古典印度本草學的現代醫學傳統。當現代藥物在印度大受歡迎而跨國公司主宰印度藥物市場時，此一倡議有重要的財經意涵。邱布拉追尋較便宜的本土替代藥物。找出較便宜而容易取得的本土藥物，確實是印度醫師與藥劑師之間廣泛的趨勢。

這場經典復興的問題在於它是以古典語言的文獻為主要基礎，而過去數百年來出現在文獻之外的知識和文化累積則遭到抹除。此外，只有菁英對這類文獻的詮釋（婆羅門的詮釋），才被視為純正而獲得認可，忽略了各種非婆羅門的醫療傳統。還需要補充的一點是，在整個印度殖民時期，西方醫學仍居於主導與主流的地位。特別是當霍亂與鼠疫的疫情反覆出現，西方的藥物、疫苗、實驗室與醫院被穩固地建置為殖民醫學與公共衛生的根本。傳統醫學未能得到政府的支持，而被歸類為「另類」。印度殖民時期的國家醫學明顯是西方醫學。

歷史學者分析印度殖民時期傳統醫學興起的不同面向，其中一種觀點認為這是一種抵抗。阿基瑪．坎恩以及華瑞爾（P.S. Varier）這類的傳統醫療醫者，在十九世紀面對西方醫學的新發現所帶來的猛烈攻勢時，其反應是對傳統醫藥進行統整並且組織商業行銷。[11]從另一角度來說，那樣的作法成為印度殖民時期傳統醫學興起的關鍵，於是傳統醫學復興，進而成為霸權。此一民間運動在反對殖民醫學的同時，也納入了現代醫學的元素，帶來新的、具有活力而文本化（textualized）和現代化的傳統醫學。這建立起一種文化霸權，只有少數的文本傳統能夠宣示並建構出古老的傳承，取得主導的地位，以印度傳統醫學的稱號為人所知。[12]要謹記的是，這樣的印度傳統醫學排除了許多不是以古典文獻為基礎、但日常在亞洲街頭為大量窮人服務的地方醫療或民俗醫療。這類的醫療既沒有編纂成為文獻，也沒有得到政府支持或認可，即便在後殖民時期也是如此。然而，最近的史學趨勢所強調的卻是重新發明的阿育吠陀醫學之文化多樣性與復興，而非其霸權的那一面。[13]

為人所知的傳統印度醫學，包括尤那尼醫學與阿育吠陀醫學，它們被形容為印度悠久不變的醫療。然後，從這段歷史可以清楚看到這種古代傳統的觀念，其實是經由對古典印度文獻的新研究，以及歐洲醫者與當地醫者的互動，而在十八世紀創造出來的。印度在十八世紀與十九世紀的許多醫療做法來自於彈性與融合，很少和任何特定的古典文獻有直接關連。

東方學與國族主義對純正印度古典傳統的追尋，強行連結古典文本與日常醫療並加以鞏固。此種連結有助建立這些醫學的純正性質。傳統醫學必須擁有古典遺產才能純正。其他沒有這種連結的醫學則在這個過程中遭到拋棄，或持續地邊緣化。當印度醫師建立其醫學與古代的連結時，也透過印刷出版、醫學院與市場等新的文化來加以現代化。

殖民主義與非洲的傳統醫學

非洲的傳統醫學誕生於非洲原本的醫療行為與基督教長期的互動過程，這也是西方醫療傳教士從十九世紀晚期以來介入的結果。從另一方面來說，這些過程是非洲社會、經濟與文化的殖民轉型，以及引進現代生物醫學所帶來的後果。如之前所指出，歐洲在殖民非洲時大力伸張以「文明開化使命」為名的優越感，同時又正值歐洲生物醫學、疫苗與實驗室的影響力增長。歐洲人覺得他們顯然有些東西可以提供給非洲人，在此同時也得去除掉非洲人一些傳統做法，因此相較於十九世紀世界上其他的地方，非洲在殖民時期經歷了歐洲醫學乃至現代性更為劇烈的介入。

殖民時期有四個歷史因素形塑了非洲的傳統醫學史：殖民國家及其法律與行政機制、生物醫學以及殖民生物探勘的引進、醫療傳教士的出現和屬地體系。屬地主義提供了非洲文化與實作相對的自主性，但同時也摧毀了治療和主權之間的傳統連結，在屬地體系下建立起新的傳統和權威。一旦土地、主權與醫療傳統的連結遭到切斷，殖民當局，尤其是大農場的管理人，為了要預防農民騷亂而必須讓部落頭人成為新的政治權威。然而，酋長並未享有傳統的醫療權威，非洲工人必須要讓西方醫師檢查才能夠正當地請病假。[14]

殖民主義對非洲傳統醫療行為究竟有何種性質的影響，歷史學者對此進行了廣泛的辯論。這些辯論很重要，因為這些議題關係到殖民主義影響的整體性質，以及非洲人的行動力。史蒂夫．費爾曼（Steven Feierman）的著作屬於醫療保健的社會史傳統，他將非洲傳統醫療行為定位為非洲社會史與政治史的一部分。[15]他主張傳統的治療模式和政治權力及資源控制有著深層的連結。例如前殖民時期的奈及利亞，治療者也負責維護公共秩序、執法以及對任何的不幸或意外提出解釋。在坦尚尼亞的山巴王國（Shambaa Kingdom），人們則相信那些從事醫療的人也對土地肥沃與否負有責任。費爾曼的基本論點是在前殖民的非洲，「治療和政治與經濟過程是結合在一起的」。[16]他接著指出殖民主義如何切斷這些關係。殖民主義奪取對經濟生產模式與政治主權的控制，並切割它們與醫療的傳統連帶，摧毀治療與公共權威的連結。殖民強權有時會覺察到這些連結，而刻意削弱治療者的權力以便奪取其政治權威。殖民強權對於傳統治療者的攻擊，像是在辛巴威鎮壓休那靈媒（Shona spirit mediums）、英國人在奈及利亞攻擊阿洛神諭（Aro oracle）以及德國人在坦加尼喀（Tanganyika）對於治療者的迫害，不只是為了試圖引進歐洲的科學觀念和實作，也是刻意要摧毀傳統政治權威。

對傳統形式醫療的破壞，是殖民統治否定傳統文化各個面向的暴力過程的一部分。在比屬剛果，殘暴的殖民政權摧毀地方醫療體系及其合理性，導致一種新的混種剛果醫療體系的出現以及一套新的混種醫療語言。[17]歐洲殖民官員經常將非洲醫療誤解為原始非洲文化的徵象，並常將之與巫術、魔法與迷信混為一談。他們常常立法禁止這類醫療，迫使人民以偷偷摸摸的顛覆方式行事。在此同時，傳統醫療在殖民時期出現戲劇性的轉變。[18]常有非洲治療者在其傳統醫療中納入現代生物醫學的做法。[19]

傳統方法和歐洲生物醫學與疫苗的引進並存，同時，歐洲科學家與製藥公司也對非洲的植物和原住民藥物進行生物勘探。歐洲人從十九世紀晚期開始蒐集非洲的藥用植物，導致傳統以植物為基礎的治療方法的轉變。在非洲進行帝國擴張的同時，歐洲的製藥化學也興起。歐洲人將新藥物引進非洲市場，也在非洲尋找新的製藥原料。這使得歐洲人對非洲草藥產生興趣並翻譯現代非洲的民俗植物學知識。[20]西非的治療者傳統上使用羊角拗（*Strophanthus*）這個植物來製作毒藥與醫藥，歐洲人則用羊角拗來製作毒毛旋花子苷（strophanthin）這種藥物。這植物是李文斯頓在尚比西探險「發現」的。非洲人在黃金海岸將這種藥物用於毒箭頭上來對付英國人，在歐洲人對於非洲藥用植物與治療方法經歷一段既不信任又焦慮但又感興趣的複雜歷史之後，這個藥物在一八九八年進入《英國藥典》。到了二十世紀初期隨著英國在西非駐軍，英國人禁止非洲人將此一植物用於毒箭。蘇格蘭藥學家湯瑪斯・佛萊塞（Thomas Fraser）在一八七三年於愛丁堡的實驗室研究發現羊角拗的「有效成分」毒毛旋花子苷，也發現這是有效的心臟藥物。在此一發現之後，伯勒斯・惠康公司（Burroughs Wellcome & Co.）等英國製藥公司大量取得此一植物，並以工業規模生產藥物。[21]國際製藥業對於羊角拗種子的需求增加，促使黃金海岸在第一次世界大戰期間建立起一套出口計畫；同時，羊角拗在非洲醫療的使用卻遭到邊緣化。[22]

從十九世紀晚期開始，更為混種的醫療傳統通常是在基督教傳教活動中產生。傳教士有時會反對殖民政權摧毀與邊緣化傳統醫療與文化實作的企圖。基督教生根於非洲新的社會與體制框架，混種的醫學傳統是新框架的產物。教會在尋求引進新的道德秩序時，仍舊依賴傳統習俗。傳教士經常發現非洲人的醫療做法和基督教教義不相容，而試圖創造出新的非洲基督教社群，希望他們能完全依賴以理性原則為基礎的傳教醫療。儘管醫療傳教士試圖建立醫學霸權，但教會中的非洲基督徒菁英在醫療以及其他文化做法上，仍享有某種程度的自主性。非洲教會對於會眾使用非洲醫療也抱持著較為寬容的態度。某些非洲的藥物和做法仍獲得採用，因為傳教士默默接受其有效性。

儘管非洲的治療做法常被視為是巫術、邪惡的做法和迷信，但仍因上述因素而生存下來。有時這是因為西方醫學太過昂貴難以取得，或是無法治療非洲的疾病與問題。殖民政府對醫療基礎建設和公共衛生投資不足，使得這些做法能夠持續，甚至在新型態的疫情橫掃整個非洲大陸時蓬勃發展。這些療法之所以能夠生存，也是因為和非洲的社會與文化生活有深刻的連結。與此同時，在保護屬地體系下，非洲療法擁有相對的自主性。當非洲人改信基督教時，他們在其信仰與日常生活中仍舊保留與融入傳統做法。某些英國醫師甚至宣稱他們相信乃至擅長當地醫學，以便推廣自己的治療方法。殖民強權也鼓勵將非洲的「土著醫學」（native medicine）加以商業化。土著醫學從一九二〇年代就開始和生物醫學競逐快速成長的非洲人口，尤其在都市人口當中。[23]

這種土著醫學是歷史選擇的產物。某些非洲醫療讓歐洲人感到較為自在與熟悉，而且看來似乎不是那麼「原始」，因此比其他的療法更加受到鼓勵；歐洲人也傾向只接受那些能夠符合科學與生物醫學原則或是「猶太—基督教」道德的醫療。[24]在此同時，非洲大陸本身也因為殖民主義而發生巨大的轉變。二十世紀上半，隨著礦場與大農場等工業體系的建立以及市場與城市的興起，出現了重大的人口變遷。勞工移動帶來傳染病，傳統社會習俗瓦解以及新社會習俗的誕生，乃至傳統信仰體系的轉變，後者愈來愈和基督教的社會觀念融合在一起。非洲醫療和生物醫學的融合在當代仍在持續，尤其在回應愛滋病這類現代流行病時更是如此。[25]在這個過程中，一種新而混種的非洲傳統醫學在二十世紀誕生了，這種非洲傳統醫學仿效現代生物醫學，重新發明非洲文化，在西式的醫院與診所中操作，[26]使用標準化的醫藥劑量，為新的社會、文化與經濟現實服務。不同於印度是以閱讀古典文獻為基礎，非洲是在殖民主義所建立起的新社會、經濟與文化體系裡界定「非洲傳統」的意義，「被發明出來的傳統」於焉產生。

「傳統中醫學」在現代被發明出來

傳統醫學在中國的演變是二十世紀醫學史最重要的發展之一。傳統醫學在中國的發展，是文化大革命（一九六六—一九七八）期間對國族認同追尋的一部分。中醫是具有全球地位而廣泛獲得使用的傳統醫療之一，引領其他形式傳統醫療與另類醫療的發展潮流。

雖然中國並未完全受到殖民，但從十八世紀開始中國南方有幾處或是遭到殖民，或是經歷不同國家的殖民影響力與控制。從中世紀開始，中國和歐洲經由貿易路線而有著漫長的接觸史，特別是透過經由中亞與南歐而抵達東地中海港口的絲路。威尼斯商人馬可波羅（Marco Polo，一二五四—一三二四）就是透過這些貿易關係，而在十三世紀越過中亞抵達中國。在十七世紀的貿易年代，葡萄牙人抵達南中國的港口進行貿易尋求香料，這是葡萄牙在東南亞海洋擴張的一個篇章。

十九世紀歐洲國家才試圖於中國建立殖民控制。一八三〇年代之前，歐洲在中國的貿易與殖民控制僅限於廣州這個港口。在一八四〇年代英國試圖將其殖民控制延伸到廣州之外的地區，而和中國統治者發生衝突，導致了人稱第一次鴉片戰爭（一八三九—一八四二）的軍事衝突。鴉片不是中國本土的產品，雖然將鴉片用於醫療目的在中國有長久的傳統。從十七世紀開始，荷蘭與英國的商人把鴉片當成休閒藥物引進南中國。十八世紀英國人在印度鼓勵進行大規模的鴉片種植，將其販售到中國市場，這讓英國人能夠和中國人進行貿易，否則中國人對其他歐洲產品沒有太大興趣。道光皇帝警覺到國內愈來愈多人鴉片成癮，還有越來越明顯的英國殖民力量，因此在一八三九年派遣部隊到廣州摧毀英國的鴉片貿易。英國也派遣艦隊到中國而爆發了戰爭。英國擊敗中國部隊，在一八四二年簽署南京條約。南京條約規定要在東南海岸開放五個「條約口岸」（treaty ports），並且廢除中國統治者加諸廣州外國商人的壟斷制度。中華帝國遭貶為半殖民地（semicolony）。法國人在雲南省建造鐵路網，讓殖民貿易與影響力得以進入中國內陸。

從十七世紀開始，基督教傳教士前來中國是中國和歐洲殖民接觸的重要發展。耶穌會士和基督新教傳教士隨著葡萄牙、法國與英國的商人來到中國，但他們保持獨立的地位與活動。從十八世紀開始，耶穌會傳教士將西方醫學引進中國南方與澳門。他們所帶來的新奇草藥（亦即金雞納）很快就整合進中國的藥典。英國人簡納的種痘法很快地取代了舊式的天花預防方式。十九世紀的醫療傳教士則建立起傳教醫院與醫學校。英國傳教士在雲南廣泛運用西方醫療。[27]

十九世紀殖民勢力的增長，導致西方醫學在中國部分地區取得主導地位。從十九世紀晚期開始，英國與法國的殖民當局引進大規模的疫苗接種與衛生措施，保護其殖民利益免於鼠疫與霍亂的流行傳播。[28]英國人在一八五〇年代也在香港通過傳染病法。[29]在引進西方療法與醫院的同時，歐洲人認為中國醫療是迷信和不科學的，這反映了他們一般認為中國文化與社會落伍與倒退的態度。

隨著共產黨政權的建立（一九四九）與文化大革命，中國政府對傳統醫療進行大投資，試圖發展可負擔的醫療照護與公共衛生設施。現代性、文化認同與中國的社會經濟重建是文化大革命的主要面向。相對於殖民與封建的過去，這場運動試圖界定全新又現代的中國。

中國政府建立基層健康照護體系作為追尋新國族認同的一個步驟，並且試圖振興傳統醫學。在文化大革命期間衛生部指導全中國的健康照護，建立基層照護單位。有趣的是，這段期間中國相當廣泛地使用「醫師」這個稱呼，不只稱呼擁有醫學學位的人，也指稱任何幫助病人的人。在此同時，中國政府透過設立醫學院和醫院，將治療與藥物標準化以及將傳統醫學的訓練制度化，對傳統醫學進行革命。接受西方醫學訓練的中國醫師也學習傳統醫學，而傳統醫者則接受現代方法的訓練，有活力地整合現代的醫學概念與方法，振興傳統醫學某些特意挑選出來的合適面向。因此，中國傳統醫療是在文化大革命期間為了回應西方醫學而重新打造。

一九六〇年代也是李約瑟（Joseoh Needham）這類西方學者對中國科學產生興趣的時期，對於傳統中國社會結構和技術實作有更大的理解。對李約瑟而言，中國科學有自己獨特的取向，是由其特殊的社會與物質文化所形塑。[30]

透過這些過程，在一九五〇年代創造了一個新的中國醫學傳統，以TCM（traditional Chinese medicine，傳統中醫學）這個縮寫正式為人所知。[31]這是種相對現代的中國醫學，就其依賴統計學、診斷試驗與標準化而言，可與現代生物醫學相提並論。TCM是一個混種與被發明出來的醫學傳統，結合了民俗醫療元素與西方的療法，以及對症治療（allopathic）的診斷與藥物。儘管TCM是相對現代的產物，治療者和倡議者經常宣揚其古老傳承。蔣熙德（Volker Scheid）寫了一部完整的中國傳統醫療史，指出本土性、自給自足與可負擔是驅動文化大革命的力量，造就了TCM的出現。在後文革時期，當中國的社會主義政府擁抱經濟自由化和新的全球醫療市場，TCM也改變了。TCM成為一種全球的醫學傳統和經濟力量。[32]

針對傳統中醫學的出現，金．泰勒（Kim Taylor）寫了一部批判的歷史，論稱西方的觀念直接或間接地造就傳統中醫學的重要性。在文化大革命期間和之後，中國醫師和政府發明一種新的醫學，以便創造出一種既是中國自身傳承卻又和西方醫學不同的醫學。[33]一方面，他們反覆宣揚與強調中國醫學遺產之豐富。另一方面，他們強化了認為中國文明與中國醫學都是靜態、單一且不變的西方觀念。泰勒寫道，在一九六〇年代與一九七〇年代，中國在政治上與文化上都「自我封閉」。西方學者對於中國醫學與社會所發生的轉變所知不多，也強化了中國醫學單一的表象。這段期間編纂的「中醫基礎理論」（basic theory of TCM），是藉著將中國多種異質的傳統加以統一與簡化為基礎而完成。[34]因而一個新的醫學傳統如今要為新的國族利益服務，而且在這過程中強化了「傳統」中國的觀念。其他人也指出，傳統中醫學在中國取得主導地位，甚至將許多的民俗醫療邊緣化。[35]

在中國的另一個發展是實驗用新的方式來提供醫療；比起把焦點放在「提供的是何種醫療」，這點經常來得更為重要。一九六八年在文化大革命期間，中國共產黨支持一種針對鄉村地區的全新健康照護提供體系。每一個村子都分配一名赤腳醫生（這是具有現代醫學基本技能與知識的醫療人員，能夠應付輕微的疾病），負責提供基本醫療照護。英勇奉獻的醫療人員結合傳統中國的價值與現代科學方法，前往偏遠的鄉村地區為貧窮的農人提供衛生與醫療，赤腳醫生成為文化大革命的象徵。這超越了建立醫院、精神病院與診所、或是在偏遠地區進行疫苗接種與衛生計畫等既有方式，確實是一種在非西方國家提供衛生的全新革命性方式。其主要衝擊是將現代醫學引進過去只有傳統中醫服務的村莊。[36]

中醫如今在現代中國是個龐大的醫療建制，而且整合到基層健康照護體系。到了二〇〇一年，中國有超過兩千家的醫院由超過八萬名中醫師提供傳統中醫醫療。有好幾間醫療訓練機構（其中最有名的是北京中醫藥大學）提供先進的傳統中醫學訓練，也收外國學生以及海外華裔學生。[37]在此同時，中醫成為全球品牌，從一九八〇年代開始，中醫成為跨國的醫學傳統，出現在上海、坦尚尼亞與加州等地，也在美國不同地方成為主流醫學。

在這個過程中，中醫刻意滿足一些要求與社會經濟脈絡。之所以會發生這樣的轉變，乃是因為中醫對於西方的白人中產階級有種特別的吸引力。當現代生物醫學看似愈來愈不具有個人面貌，受到只在乎利益的大型藥廠控制，傳統中醫學像是更為有機、更個人化而溫和的「另類」醫療。弔詭的是，中醫在這樣的過程中全球化、也企業化了。[38]因此，所謂的傳統中醫其實是一種相對現代的醫學，從一九五〇年代開始，當中國的政治領導者和醫生試圖界定新的國族文化、經濟、教育與衛生基礎建設時，傳統中醫學就在這樣的歷史過程中出現。

結論

現在盛行的傳統醫學並不符合「傳統」這個字眼的真正意義。這些傳統醫學是被發明出來的傳統，也是新醫學。甚至西方醫學也可說是一個被發明出來的傳統，吸收了世界各地各種形式的做法和傳統。關鍵在於信任與純正。西方醫學先是在十七世紀與十八世紀透過觀察與經驗主義來取得信任，接著在十九世紀與二十世紀則是靠實驗室裡的實驗；傳統醫學則是透過遵循某種和西方或歐洲做法不同的傳統，以獲得純正性並建立信任。其獨特處在於它是西方醫學的「他者」（other）。此乃回應西方醫學的興起和殖民主義的結果。為了達成這一目標，傳統醫學創造出他們表面看來純粹而一致的獨特傳承。在此同時必須謹記，許多的傳統和做法從未被這些傳統醫學整合而仍然遭到邊緣化或失落。

傳統醫學現在是全球健康照護體系很重要的一部分，在開發中國家尤其如此。在某些亞洲與非洲國家，百分之八十的人口依賴傳統醫學來提供基層健康照護。在許多已開發國家，百分之七十到百分之八十的人口使用某種形式的另類或輔助醫療（例如針灸）。這類醫療隨著移民與全球人口移動而成為全球醫療；另類醫療在世界上許多地方變得很受歡迎。[39]

註釋

1 關於西方科學之古典根源的發明，詳細說明參見Chakrabarti, *Western Science in Modern India*, pp. 4–9。關於發現印度科學的古典根源，參見Pratik Chakrabaorty, 'Science, Nationalism, and Colonial Contestation: P.C. Ray and his *Hindu Chemistry*', *Indian Economic and Social History Review*, 37 (2000), 185–213。

2 E.J. Hobsbawm and Ranger, *The Invention of Tradition* (Cambridge, 1983).

3 'Introduction: Inventing Traditions', 前引書，pp. 1–14。

4 Umberto Eco, 'In Praise of St. Thomas' in his *Travels in Hyperreality: Essay* (London, 1987), pp. 257–68.

5 J.E. Royle, *An Essay on the Antiquity of the Hindoo Medicine* (London, 1837).

6 H.J. Cook, 'Physicians and Natural History', pp. 92–3.

7 G. Playfair, *Taleef Shareef or the Indian Materia Medica* (Calcutta, 1833).

8 Ainslie, *Materia Indica, Or, Some Account of Those Articles Which are Employed by the Hindoos, and Other Eastern Nations, in Their Medicine, Arts, and Agricultural* (London, 1826)

9 Seema Alavi, 'Unani Medicine in the Nineteenth-Century Public Sphere: Urdu Texts and the Oudh Akhbar', *Indian Economic and Social History Review*, 42 (2005), 101–29。

10 R.N. Chopra, *Pharmacopoeia of India* (Delhi, 1955). Sahib S. Sokhey, *The Indian Drug Industry and its Future* (New Delhi, 1959).

11 Kumar, 'Unequal Contenders', pp. 176–9.

12 K.N. Pannikar, 'Indigenous Medicine and Cultural Hegemony: A Study of the Revitalization Movement in Keralam', *Studies in History*, 8 (1992), 287–303.

13 參見Dagmar Wujastyk編輯的*Modern and Global Ayurveda: Pluralism and Paradigms* (Albany, 2008)一書所收錄的文章。

14 Feierman, 'Struggles for Control: The Social Roots of Health and Healing in Modern Africa', *African Studies Re-

view, 28 (1985), 73–147, pp. 118–9.

15 同上註，p. 116。

16 同上註。

17 Nancy Rose Hunt, *A Colonial Lexicon: Of Birth Ritual, Medicalization, and Mobility in the Congo* (Durham, NC, 1997).

18 Meredeth Turshen, *The Political Ecology of Disease in Tanzania* (Rutgers, 1984)。對非洲醫學與殖民過程的詳細史學回顧，請參閱 Kent Maynard, 'European Preoccupations and Indigenous Culture in Cameroon: British Rule and the Transformation of Kedjom Medicine', *Canadian Journal of African Studies*, 36 (2002), 79–117。

19 Karen Flint, *Healing Traditions: African Medicine, Cultural Exchange, and Competition in South Africa, 1820–1948* (Ohio, 2008).

20 Abena Osseo-Asare, 'Bioprospecting and Resistance: Transforming Poisoned Arrows into Strophantin Pills in Colonial Gold Coast, 1885–1922', *Social History of Medine*, 21 (2008), 269–90.

21 Hokkanen, 'Imperial Networks, Colonial Bioprospecting'.

22 Osseo-Asare, 'Bioprospecting and Resistance'.

23 Flint, 'Competition, Race, and Professionalization: African Healers and White Medical Practitioners in Natal, South Africa in the Early Twentieth Century', *Social History of Medicine*, 14 (2001), 199–221.

24 Maynard, 'European Preoccupations and Indigenous Culture in Cameroon'.

25 Brooke Grundfest Schoepf, 'AIDS, Sex and Condoms: African Healers and the Reinvention of Tradition in Zaire', *Medical Anthropology*, 14 (1992), 225–242.

26 Anne Digby and Helen Sweet, 'Social Medicine and Medical Pluralism: the Valley Trust and Botha's Hill Health Centre, South Africa, 1940s to 2000s', *Social History of Medicine*, first published online 26 September 2011 doi: 10.1093/shm/hkr114.

27 Elisabeth Hsü, 'The Reception of Western Medicine in China: Examples from Yunnan', in Patrick Petitjean, Catherine Jami (eds), *Science and Empires Historical Studies About Scientific Development and European Expansion* (Dordrecht, 1992), pp. 89–102.

28 Francis F. Hong, 'History of Medicine in China: When Medicine Took an Alternative Path', *McGill Journal of Medicine*, 8 (2004), 79–84.

29 Philippa Levine, 'Modernity, Medicine, and Colonialism: The Contagious Diseases Ordinances in Hong Kong and the Straits Settlements', *Positions*, 6 (1998), 675–705.

30 J. Needham, *The Grand Titration: Science And Society In East And West* (London, 1969).

31 關於「傳統中醫學」這個詞語在一九五〇年代是如何被使用與接受，參見Kim Taylor, 'Divergent Interests and Cultivated Misunderstandings: The Influence of the West on Modern Chinese Medicine', *Social History of Medicine* 17(2004), 93–111，尤其是pp. 100–1。

32 Volker Scheid, *Chinese Medicine in Contemporary China: Plurality and Synthesis* (London & Durham, 2002).

33 Taylor, 'Divergent Interests and Cultivated Misunderstandings', pp. 93–111.

34 前引文，p. 97。

35 F. Fruehauf, 'Chinese Medicine in Crisis: Science, Politics and the Making of "TCM"', *Journal of Chinese Medicine – HOVE*, 51 (1999), 6–14.

36 Xiaoping Fang, *Barefoot Doctors and Western Medicine in China* (Rochester, NY, 2012).

37 Ruiping Fan, 'Modern Western Science as a Standard for Traditional Chinese Medicine: A Critical Appraisal', *The Journal of Law, Medicine & Ethics*, 31 (2003), 213–21.

38 Mei Zhan, *Other-Worldly: Making Chinese Medicine Through Transnational Frames* (Hastings, 2009).

39 'Traditional medicine', fact sheet no. 134, December 2008, WHO, http://www.who.int/mediacentre/factcheets/fs134/en/#.

結論：全球衛生的殖民遺緒

殖民醫學史的開展有兩條主要的軌跡：同化與分歧。一方面從十六世紀到二十世紀，全球的互動與吸收形塑了醫療與帝國的歷史。這些出現在如非洲人－美洲印第安人－西班牙人、荷蘭人－印尼人－馬拉巴人－葡萄牙人－印度人以及非洲人－法國人－蘇格蘭人等不同團體之間，觀念、醫學傳統與藥物的分享和日常互動，帶來醫療、疾病理論和藥物使用的混種與多樣性，最終走向現代醫學的形成。另一方面，這也是歐洲帝國權力興起的歷史，導致歐洲與世界其它地方產生日漸擴大的差異，並且是歐洲及其殖民地在醫院、預防醫學、流行疾病與死亡率等方面分歧的歷史。當歐洲國家控制並統治大半個世界時，有些差異屬於經濟與政治的性質，像是歐洲醫療市場與製藥工業的成長，以及亞洲與美洲當地傳統的邊緣化、流行病在歐洲消退而在殖民地興起、歐洲人口增加與死亡率下降以及玻里尼西亞群島等地的人口減少。有些差異則比較是想像的或發明出來的，正如我們之前已經清楚看出，斷言歐洲與熱帶在病理上和文化上的差異、種族特徵的差異，以及西方醫學與傳統醫學或是另類醫學的差異，皆屬這類想像的差異。同化與分歧是殖民主義留給二十一世紀全球衛生的遺產。彌平鴻溝進而在一個經濟與社會不對等的世界提供平等的健康照護，這個很難達成的任務成為全球衛生的使命。

十九世紀晚期，歐洲在海外進行大規模的殖民擴張，其內部是相對和平的時期，這段期間疫病的威脅在歐洲急遽地減少。一八七〇年代之後，西歐就沒有重大的霍亂疫情爆發，瘧疾則僅限於歐洲的東部和南部。這主要得歸功於公共衛生基礎建設的擴張，以及一般醫療設施的改進。這也是歐洲民眾運動與覺醒的時期：一般人民參與並主張他們對公共衛生、實驗研究倫理以及生活條件的看法。然而在殖民地，這些措施是在侵略性的殖民進程、國家威權主義日益增長、現代性與文明開化使命以及大規模軍事動員的情況下引進的。一般認為熱帶是疾病淵藪的觀點也形塑了這些措施。因此，預防醫學和預防接種、改良衛生及蒐集人口的統計數字等公共健康照護措施，在歐洲與在殖民地施行的脈絡是相當不同的。

然而，這段歐洲的和平時期是短暫的。第一次世界大戰以及接下來流感、傷寒的大流行以及飢荒，使得歐洲以及世界其它地區墜入人道災難。戰爭暴露了歐洲內部的衛生危機，戰爭本身也在很大程度上促成了這個危機。一次世界大戰導致超過一千五百萬人死亡，另有七百萬人永久殘障以及一千五百萬人嚴重受傷。除了軍事傷亡之外，以瘧疾為首的疾病對部隊造成重大損傷，特別是那些在東線戰場的部隊，像是英國、法國、美國與德國部隊在馬其頓、東非、美索不達米亞與巴勒斯坦等地，瘧疾便是其主要衛生關切。在巴勒斯坦與馬其頓，某些期間約有一半的英國部隊因為瘧疾而無法行動，法國人在馬其頓也有類似的受害情況。然後是一九一八年流行性感冒全球大流行，這場疫情常被稱為「西班牙流感」，因為西班牙國王阿方索十三世（Alfonso XIII）是第一位受害於此一疾病的顯赫人物，因而在西班牙受到媒體大量報導。這場流行持續到一九二〇年，是人類歷史上最致命的疫病之一，在全世界約有五千萬人因此死亡。雖然戰爭並未直接引起流感，但部隊擁擠的場所與大規模人員移動增加了傳染。接下來是蘇聯在一九一八年到一九二二年之間發生饑荒以及傷寒流行。飢荒的原因是乾旱和戰爭之後的政治動盪以及俄國大革命期間的內戰，這導致人民流離失所和食物、飲水的短缺。饑荒與傷寒導致大量人口從蘇聯移民到中歐。

戰爭之後，歐洲國家面臨他們自己的衛生挑戰，也了解到這些挑戰與正式殖民地乃至殖民地以外地區的狀況都有關聯。這時候殖民醫學的經驗成為關鍵，例如，英國政府試圖利用英國殖民醫學專長，處理第一次世界大戰的瘧疾危機。戰爭期間指派羅斯擔任顧問，陪同埃及、希臘與加利波利（Gallipoli）的英國部隊進行預防瘧疾的行動。美國以及歐洲部分地區在戰後時期採用了類似十九世紀末以來在西印度、非洲以及亞洲針對黃熱病與瘧疾所施行的衛生措施、檢疫做法與田野研究。

戰爭的結束帶來國聯衛生組織（ＬＮＨＯ）於一九二一年成立，伴隨著戰爭出現的醫療與社會危機，促使當局理解到需要新的、更廣泛的國際衛生合作。個別的會議以及零星的衛生措施似乎無法適切地預防疾病和國際規模的流行病。提供更好的國際衛生與福利可以減少社會衝突，有助於預防未來的戰爭，這樣的理念啟發了國聯衛生組織。它的第一個焦點是戰後歐洲的流行病，國聯衛生組織採取措施以阻止傷寒傳播到歐洲，針對瘧疾也在世界不同地方組織了由專家領導的科學調查。國聯衛生組織的醫療專家也蒐集並比較死亡率、死因以及營養不良的程度以便改善生活條件，特別是殖民地國家的生活條件。

然而，歐洲的經濟在戰時受到摧殘，國聯衛生組織面臨需要為這些措施尋找經費的問題。這時在國際合作與一般公共衛生的領域發生一個重要事件，那就是洛克斐勒基金會於一九一三年成立；基金會設有國際衛生委員會（International Health Commission），後者稍後改名為國際衛生局（International Health Board）以及國際衛生部門（International Health Division）。在兩次世界大戰之間，洛克斐勒基金會的國際衛生部門扮演了衛生國際化的關鍵角色。洛克斐勒基金會也慷慨幫助國聯衛生組織以及各國衛生行政組織的人員，開啟了企業援助團體成為全球衛生一員的國際衛生新紀元。洛克斐勒基金會強調的是慈善援助（philanthropy）而非慈善救濟（charity），它把慈善援助定義為一種投資，提供的對象是政府機構而非個人，而且設下期限以激勵自助而非導致依賴。基金會關注的焦點領域是傳染病的控制與消滅，因此它在亞洲、非洲與拉丁美洲的殖民地進行投資。基金會實施的主要計畫包括針對非洲與南美洲的黃熱病（一九一五－一九四五）、法國的肺結核（一九一七－一九二四）、亞洲、非洲與美國的瘧疾（一九一五－一九三五）以及印度的鉤蟲病進行醫學研究與撲滅計畫。

國聯衛生組織同樣在歐洲、亞洲與非洲的瘧疾撲滅計畫進行投資。一九二〇年代國聯衛生組織在印度、保加利亞與希臘組織了幾個瘧疾委員會（Malaria Commissions）。一九二五年在羅馬舉辦了第一次國際瘧疾大會（International Malaria Congress）。在歐洲沿著多瑙河進行了主要的瘧疾調查。在英國，羅斯徵召了「防蚊勁旅」（mosquito brigades）來消滅積水與沼澤地的蚊子幼蟲。在印度的孟買、占夕（Jhansi）、浦納（Poona）、米拉特（Meerut）、塞昆德拉巴德（Secunderabad）以及其它的軍事基地進行醫學調查以及撲滅蚊子幼蟲的行動。孟加拉的納格浦爾鐵路公司（Bengal Nagpur Railway）以及東印度鐵路公司（East India Railways）在一九一七年組成獨立的瘧疾控制組織，專門在車站及其周邊控制此一疾病。一九二〇年代洛克斐勒基金會在阿薩姆與邁索爾（Mysore）的茶園，也進行撲滅蚊子幼蟲以及清除積水的計畫。

第二次世界大戰之後出現了漫長而不確定的解殖（decolonization）時期，亞洲與非洲的幾個殖民地國家獲得獨立。這也是健康照護的國際合作時期，尤其是在世界衛生組織

（WHO）下進行，突顯了歐美與後殖民國家在衛生供應、死亡率與生活條件上的強烈對比。

一九三〇年代與一九四〇年代，各國進行了一些整合國際衛生的重大努力，試圖將公共衛生與醫學的新觀念和新願景付諸實施。最主要的倡議者是亨利・西格里斯（Henry Sigerist）這位瑞士出生的醫師和醫學史學者。他於一九三〇年代在約翰霍普金斯大學醫學院工作，深受蘇聯的社會主義公共衛生政策影響。他的《蘇聯的社會化醫學》（*Socialised Medicine in the Soviet Union*，一九三七）一書宣揚蘇聯免費而普及的公共衛生設施，鼓勵其他國家採用。[1]他強調有必要成立全國保健服務，由國家提供經費將健康照護平等地分配於全社會。在英國有一小群激進的社會主義醫師深受蘇聯的發展以及西格里斯的「社會主義醫學」所影響，成立了社會主義醫學聯合會（Socialist Medical Association, SMA），該組織對於戰後英國國民保健署（National Health Service, NHS）的成立發揮了關鍵作用。[2]西格里斯的觀念也影響了加拿大與印度獨立後的衛生規劃。

第二次世界大戰讓國聯衛生組織失去功能，為世界衛生組織的成立鋪路，後者在一九四八年於瑞士日內瓦正式開始運作。世界衛生組織標示著全球衛生與流行病控制的新紀元，它的主要活動是推動全球的疫苗接種，特別是為兒童接種麻疹、小兒麻痺與天花的疫苗，處理貧窮與健康的問題，以及確保世界不同地區都有基本的醫療基礎建設。世界衛生組織所遭遇的挑戰是要以全球的規模來提供福利，確保貧窮國家的公民能夠取得基本的健康照護與醫藥供應。這點在亞洲與非洲的貧窮國家特別困難，這些地方面臨傳染病、營養不良以及缺乏基本醫療設施的問題。

從一九六〇年代開始，世界衛生組織推動全球的疾病撲滅計畫，在對抗天花取得重大成功。它在一九六七年推動並強化對抗天花的行動，此一疾病威脅世界上百分之六十的人口。透過成功的全球推廣運動，天花被侷限在非洲之角（Horn of Africa），而後在一九七七年於索馬利亞出現世界上最後一個自然發生的病例。相較之下世界衛生組織針對其它的傳染病，尤其是瘧疾，則很不成功。它在一九五五年正式採取政策，試圖控制並消滅瘧疾，倚靠的方法主要是噴灑ＤＤＴ以及發放奎寧。儘管進行了一系列的計畫和投資，但瘧疾仍舊是個全球健康問題，對二十七億人構成嚴重的感染風險。

死亡率下降是現代社會的主要健康指標之一，一般認為這顯示預防醫學的改善與整體生活條件的改良。死亡率也述說了全球健康分道揚鑣的故事。歐洲從十八世紀末開始出現明顯的死亡率下降，下降最快的時期是十九世紀末，儘管兩次世界大戰以及一九一八到一九一九年的西班牙流感疫情帶來重大傷亡，死亡率仍持續下降。傳染病與其它疾病所導致的嬰兒死亡率與成人死亡率皆下降，平均壽命增高。死亡率的下降在某些國家很早就開始，例如英格蘭是從十八世紀中期就開始。英國的人口從一七三〇年到一八一五年增加了一倍，從五百三十萬人增加到一千萬人。接下來的五十五年間，其人口又再度增加一倍，在一八七一年達到兩千一百萬人。而後英國的人口成長開始減緩，在一九一一年達到三千五百五十萬人。美國的死亡率下降則出現較晚，二十世紀初開始，從一九〇〇年到一九四〇年共下降了百分之四十。[3]

醫學介入在多大程度上促成死亡率的下降，引起了歷史學家的辯論。湯瑪斯．麥基旺（Thomas McKeown）提出的觀點認為，從十八世紀晚期至今，工業化國家的人口成長並不是醫學領域或公共衛生的進步所帶來，而要歸功於整體生活水準的提高，特別是飲食與營養，這是由更好的經濟條件所帶來的。[4]賽門．史瑞哲（Simon Szreter）反對這樣的看法，他不只強調麥基旺的統計數字不一致，也強調提供乾淨的飲水與牛奶、營養的飲食和疫苗接種運動，以及更好的醫療設施與診斷方法等清潔衛生和公共衛生措施的重要。整體而言，西方世界死亡率的下降，被歸功於更好的基層醫療和公共衛生、社會福利政策以及經濟成長。[5]

就理解醫學在開發中國家以及貧窮國家所發揮的作用而言，公共衛生、經濟條件和死亡率的關聯具有更大的顯著性。在南美洲、南亞和非洲，死亡率的快速下降都出現在一九五〇年代起的後殖民時期。[6]低度開發國家死亡率的下降，有時候要比歐洲的速度來得更快，但也比較不持續。特別是在二十世紀出現的最可觀的死亡率下降都是在非洲下撒哈拉地區（Sub-Saharan Africa），二十世紀下半尤其如此。在二十世紀結束時，五歲以下兒童的死亡率已經從大約千分之五百降到約千分之一百五。同樣地，平均壽命在一百年前是低於三十歲，而到了一九九〇年代早期已經增加到五十歲以上。死亡率下降大多發生在二十世紀下半，對此的主要解釋是經濟成長與醫療介入，特別是控制霍亂、鼠疫以及瘧疾等疫病的全球性與地方性衛生措施，還有疫苗接種的推廣。[7]

然而，一件令人不安的事實是非洲整體的死亡率下降從一九九〇年代起停滯了，許多國家甚至出現平均壽命減短、死亡率上升的逆轉，這主要是愛滋病帶來的死亡人數增加。[8]愛滋病到了二〇〇〇年已經每年殺死一百萬人，是全球最大的殺手，而愛滋病百分之九十五的死亡出現在開發中國家，特別是下撒哈拉非洲。資源、政治權力、教育、健康照護與法律服務的取得管道極度不平等，是助長這種情況的關鍵議題。

在後殖民印度，嬰兒與五歲以下兒童的死亡率都下降了。然而，不識字的母親所生小孩的死亡率，一直高於有受過教育的母親所生的小孩。相較於不識字的母親，那些至少受過八年學校教育的母親，其小孩在新生兒時期的死亡率減少了百分之三十二，而過了新生兒時期的死亡率則減少了百分之五十二。[9]換言之，這突顯了該國醫療設施分配不平等的問題。印度窮人與富人之間財富與資源的分配不均日益增長，這點急需處理。印度有百分之三十的人口仍生活在貧窮線以下，面對飢餓與營養不良，且有百分之七十一的人口沒有公共或私人的健康照護。[10]比起任何疾病，愛滋病更是揭露出全球健康的大分歧，這不僅限於地理位置或國家之間，也出現在階級之間。不論在紐約內城或是海地鄉下，一般而言疾病是長期社會經濟匱乏的產物。保羅．法默（Paul Farmer）指出，像是愛滋病與肺結核這類的疾病，特別會在經濟邊緣化以及受「結構暴力」之害的區域與社群傳播，就藥物以及其他醫療設施的取得而言尤其如此。[11]

註釋

1 Henry E. Sigerist, (London, 1937).
2 John Stewart, ' (Aldershot, UK, 1999).
3 Szeter, 'Economic Growth, Disruption, Deprivation, Disease, and Death', p. 697.
4 T. McKeown, (New York, 1976).
5 Szreter, 'The Importance of Social Intervention in Britain's Mortality Decline, c. 1850–1914: A Reinterpretationof the Role of Public Health', , 1 (1988), 1–38.
6 Kingsley Davis, 'Amazing Decline of Mortality in Underdeveloped Areas', , 46 (1956), 305–31.
7 Jacob Adetunji and Edard R. Bos, 'Levels and Trends in Mortality in Sub-Saharan Africa: An Overview', in D.T. Jamison, R.G. Feachem, M.W. Makgoba, et al. (eds), , 2nd edition (Washington, DC, 2006), pp. 11–14.
8 同上註。
9 'New Delhi' India, 2012, http://www.unicef.org/india/Report.pdf.
10 Ajay Mahal, et al. (eds), 2010 (New Delhi, 2010), p. 83.
11 Paul farmer, (Berkeley, 2001).

譯後記：改寫西方醫學史

作者查克拉巴提的主要研究領域是十八世紀到二十世紀的英國殖民科學史與醫學史。他是印度訓練培養出來的歷史學者，在尼赫魯大學（Jawaharlal Nehru University）取得博士學位並曾在印度任教，隨後前往英國，先後在牛津大學擔任研究員以及在肯特大學（Kent University）任教，目前他在曼徹斯特大學科學史、技術史與醫學史中心（Centre for the History of Science, Technology and Medicine, CHSTM）擔任教授。查克拉巴提的著作頗豐，包括《現代印度的西方科學》和《英殖印度的細菌學》等探討印度殖民科學與醫學的專書，[1]最近則即將出版一本印度地質學史的專書《自然的碑銘：地質學與古代之學》（*Inscription of Nature: Geology and the Science of Antiquity*）。

相較於上述幾本主題相當特定而專門的著作，本書是帝國與殖民醫學史的綜述，其內容回顧了近三十餘年來殖民醫學史的重要成果，對這個研究領域提出宏觀的回顧，檢討了不同史學取向與研究潮流的成就與盲點。然而，這本書的企圖並不僅止於介紹這個史學領域，查克拉巴提在本書〈導論〉指出：「要敘述現代醫學的歷史，就不能不談帝國主義的歷史。當歐洲帝國向全球擴張，歐洲醫學也進行知識論與結構的根本改變。」這個說法意味著西方現代醫學的興起和歐洲海外擴張的過程是密不可分的，要了解現代醫學的誕生，光是研究歐洲本地的醫學發展是不夠的，還必須探究西方醫學在海外的經驗與發現。殖民醫學過去常被視為是西方醫學在海外的延伸，也是歐洲醫學的邊陲。然而，本書論點等於宣示：歐洲帝國擴張與海外殖民是造就現代西方醫學的關鍵之一，過去只關注西歐本土發展的現代西方醫學史，如今必須改寫。

殖民醫學史是個新興研究領域，如何帶來對西方醫學史如此重大的史學修正？關於這點，本書的內容已經提供了一個相當完整而有說服力的說明，以下我僅略作簡要的補充。

大衛．阿諾主編的《帝國醫學與本土社會》以及羅伊．麥克勞德主編的《疾病、醫療與帝國》在一九八八年出版，稱得上是殖民醫學史研究的里程碑。[2]這兩本論文集的內容展現了此一研究領域蓬勃的活力與學術成果，兩位主編所撰寫的導論不只回顧了現有的學術成果，也指出一些有待探討的課題與方向。這兩本書所收錄的論文當中，有好幾篇陸續發展成為重要的殖民醫學史專書。[3]

隨後在一九九〇年代陸續出版的殖民醫學史著作，其中不乏資料豐富分析精詳的傑作，但主題往往是某一特定殖民地的醫療史與衛生史，或是單一疾病的歷史，乃至針對重要醫師、科學家或醫學機構和學科的研究，而且涵蓋的歷史時期仍以十九世紀與二十世紀為主。換言之，這段期間的殖民醫學史研究就問題意識和探索課題而言，大多仍未超出這兩本論文集所呈現的史學視野。此外，不少著作往往預設歐美帝國和殖民地之間，除了權力與經濟的不平等之外，在醫學知識上也存在著單向的不對等關係：歐美帝國既是經濟與軍事的強權，也是醫療創新的中心，其醫學知識、技術與機構制度被移植運用於殖民地。儘管這些研究大多會強調西方醫學如何和殖民統治結合，成為武力征服的助力、權力宰制的技術或監視控制的機制，但現代醫學知識的起源與中心仍只在歐洲。在此一研究取向下，殖民母國的醫學發展和殖民地社會的關係往往被描繪成單向的施與受。

到了九〇年代末期，開始有殖民醫學史學者討論對此一史學取向的侷限。向來關心理論課題的沃瑞克・安德森（Warwick Anderson）率先發難，以「後殖民醫學史何在？」為題，對這樣的史學狀況提出批判。安德森以病菌學說為例，認為即便是較為批判性的殖民醫學史研究，仍採用傳播論（diffusionist）的觀點，在殖民地醫療的分析中仍舊給予歐洲理論優先地位，「仍然只單向地追蹤影響的媒介，從『中心』到『邊陲』」。但他以自己對美國軍事占領菲律賓時所發展出來的殖民公共衛生政策為例，認為當地「從軍事與傳教文化所衍生的殖民衛生工作常規，不會少於衍生自柯霍的細菌培養基」。另外他也批評殖民醫學史的探討單位，通常是日後成為民族國家的單一殖民地，這樣的分析架構與史學視野，讓殖民醫學史淪為另一種「國族醫學史」。[4]

牛津大學的醫學史學者哈里森於二〇〇五年在科學史學會的學報發表的一篇史學回顧論文，則認為單一殖民地與母國之間關係為主軸、用中心與邊緣二分的架構來研究殖民科學史，無法適切地掌握與處理殖民地知識生產與流通的狀況。哈里森強調不同殖民地與不同歐洲強權之間，以及不同殖民地彼此之間知識流通的重要性，而主張應該以網絡的模型取代中心與邊陲的二分法。[5]哈里森這篇回顧文章雖主要談的是殖民科學史，但也可適用於殖民醫學史。

除了哈里森與安德森的批判性文字，殖民醫學史在新的世紀陸續出現突破格局的著作。庫克的《交易：荷蘭黃金時代的商業、醫學與科學》探討歐洲十七世紀興起的商業文化如何造就醫學與自然史的新研究與新學說，雖然以荷蘭為主題但旁及歐洲其他國家，書中強調荷蘭以及葡萄牙等航海國家在亞洲、西印度的商業與殖民活動帶來新的商品、新的動植物與醫藥，對歐洲的自然史研究與醫學造成衝擊。如何因應商業文化帶來新的物資與資訊，以及交易計價對共通度量的要求，乃至於如何分類、理解與運用異國陌生事物，這些需求是促成「科學革命時期」出現新的客觀性標準的重要動力。[6]

哈里森的專書《貿易與帝國時代的醫學：英國與其熱帶殖民地，一六六〇年至一八三〇年》，透過豐富細膩的研究更進一步推展此一研究方向。哈里森在書中指出，熱帶殖民地的英國醫師不論在醫學理論、疾病研究與治療方法都有重要的創新，而非只是引進或依賴歐洲的知識與做法。他認為在這段期間，「熱帶殖民地醫學工作的調性是拒斥或徹底修正中心的醫學正統」。換句話說，傳統殖民醫學史所呈現出中心與邊緣的圖像並不正確，殖民醫學並非僅是歐洲醫學學說在殖民地的運用，也不是和歐洲本土有時間落差的舊版醫學，而是立意提出不同學說與做法的新醫學。哈里森主張：「十九世紀初所認知的現代醫學……是殖民地、大革命時期巴黎的病院，以及英國的醫院和解剖學校共同的產物」。[7]

查克拉巴提是這場史學修正潮流的參與者和推動者之一，他的第二本專書《物質與醫療：十八世紀的貿易、征服與療法》，同時涵蓋印度與西印度群島的殖民醫學史。[8]此書是他參與哈里森主持的衛康基金會（Wellcome Trust）研究計劃的產物。此書和哈里森的《貿易與帝國時代的醫學》處理同一課題的不同面向。[9]若要較為完整地了解英國醫學這段歷史，這兩本書應該一同比讀。加勒比海西印度群島的歐洲殖民地，是上述兩本書以及本書部分章節的焦點，因為不只數個歐洲強權在該地區擁有殖民地，西班牙、英國、法國與稍後的美國在當地競逐衝突，加上大農場體制長期引進大量非洲奴隸，使得西印度群島成為軍醫學與殖民醫學的試驗場，也是歐洲各國醫學以及美洲原住民與非洲奴隸的醫療傳統與信仰的熔爐，產生極為複雜豐富的醫療文化和醫療知識。加上近年大西洋史（Atlantic History）的史學潮流推波助瀾，在本書出版前後又陸續出現好幾本重要的醫療史著作。[10]

雖然殖民醫學史研究開始擺脫中心邊緣的二元架構與單向知識流動的歷史圖像，不過不少著作仍以單一帝國（通常是英國）或單一殖民地為討論範圍。《醫療與帝國》的主要貢獻，就在於綜合了近年殖民醫學史的重要研究成果，比較不同殖民地與不同帝國強權的殖民醫療發展，並且將之與歐洲軍事醫學改革、外科地位的提升、藥物的化學研究與製藥的興起以及人口死亡率下降等西方醫學史的關鍵發展連結起來。這是一部涵蓋近五百年歷史時期，以全球為地理範圍，視野恢弘的著作；即便內容有少數遺漏的主題、地域與細節，也是難以避免而無可厚非。不過譯者在此仍須提醒台灣讀者，這本書的焦點主要放在印度、西印度群島與非洲，偶爾觸及澳洲和大洋洲，對紐西蘭與北美等歐洲人屯墾殖民地則未多加著墨。

就中文讀者而言，本書較令人遺憾之處是對東亞和東南亞的相對忽略。例如作者在第四章討論了安德森對於澳洲白種觀念與國族認同的研究，卻未提及安德森與其他學者關於菲律賓的殖民醫學史著作。[11]此外，本書也很少觸及英殖馬來亞、荷殖東印度與印度支那（中南半島）等區域。[12]第十章對中醫學（TCM）的討論主要倚重泰勒（Kim Taylor）的研究。雖然查克拉巴提寫作這本書時，吳章（Bridie Andrews）與雷祥麟的中國現代醫學史英文專書都尚未出版，但比較令人費解的是，作者在相關討論中也沒有引用羅芙芸（Ruth Rogaski）的重要研究。否則作者在閱讀過這些研究之後，或許會把中醫學發明的日期從文革往前推到民國時期，也會注意到日本在中國現代醫學史所扮演的關鍵角色。[13]當然，本書也沒有探討日本帝國在東亞的殖民醫學史，或是東亞醫學從殖民到後殖民的演變。東亞的殖民醫學史與後殖民醫學史的宏觀綜述仍是個有待努力的史學工作。

後記：這本書翻譯過程獲得林昱辰小姐、曾令儀小姐、蔡宛蓉小姐、楊文喬先生寶貴的協助。左岸編輯林巧玲小姐專業的修訂工作使得本書的譯文更為流暢可讀，也糾正了我幾處翻譯的錯誤。我的伴侶王美珍小姐在這段期間給我溫暖的支持與鼓勵，也對這篇譯後記提供寶貴的修訂意見。謹在此向他們致上誠摯的謝忱。我在翻譯過程中發現英文原書有數處的誤植與錯誤，在與原作者討論之後已加以改正。

註釋

1 Pratik Chakrabarti, *Western Science in Modern India: Metropolitan Methods, Colonial Practices* (Delhi: Permanent Black, 2004); *idem*, *Bacteriology in British India: Laboratory Medicine and the Tropics* (Rochester: University of Rochester Press, 2012).

2 David Arnold (ed.), *Imperial Medicine and Indigenous Societies* (Manchester: Manchester University Press, 1988); Roy Macleod and Milton Lewis (eds.), *Disease Medicine and Empire: Perspectives on Western Medicine and the Experience of European Expansion* (London and New York: Routledge, 1988).

3 包括Maryinez Lyons, *The Colonial Disease: A Social History of Sleeping Sickness in Northern Zaire, 1900-1940* (Cambridge: Cambridge University Press, 1992); John Farley, *Bilharzia: A History of Imperial Tropical Medicine* (Cambridge: Cambridge University Press, 1991); Wolfgang U. Eckart, *Medizin und Kolonialimperialismus: Deutschland, 1884-1945* (Paderborn: Schöningh, 1997); David Arnold, *Colonizing the Body: State Medicine and Epidemic Disease in Nineteenth-Century India* (Berkeley and Los Angeles: University of California Press, 1993).

4 Warwick Anderson, "Where Is the Postcolonial History of Medicine?" *Bulletin of the History of Medicine*, 72 (1998), pp. 522-530.

5 Mark Harrison, "Science and the British Empire", *Isis* 96(2005), pp. 56-63.

6 Harold J. Cook, *Matters of Exchange: Commerce, Medicine and Science in the Dutch Golden Age* (New Haven: Yale University Press, 2007).

7 Mark Harrison, *Medicine in an Age of Commerce and Empire: Britain and its Tropical Colonies* (Oxford and New York: Oxford University Press, 2010), pp.4-10, 引文出自p.10。

8 Pratik Chakrabarti, *Materials and Medicine: Trade, Conquest and Therapeutics in the Eighteenth Century* (Manchester: Manchester University Press, 2010).

9 Harrison, *Medicine in an Age of Commerce and Empire*, p.v.

10 例如，James H. Sweet, *Domingos Álvares, African Healing and the Intellectual History of the Atlantic World* (Chapel Hill: The University of North Carolina Press, 2011); *Londa Schiebinger, Secret Cures of Slaves: People, Plants, and Medicine in the Eighteenth-Century Atlantic World* (Stanford: Stanford University Press, 2017); Pablo F. Gómez, *The Experiential Caribbean: Creating Knowledge and Healing in the Early Modern Atlantic* (Chapel Hill: The University of North Carolina Press, 2017).

11 Warwick Anderson, *Colonial Pathologies: American Tropical Medicine, Race, and Hygiene in the Philippines* (Durham: Duke University Press, 2006); Ken De Bevoise, *Agents of Apocalypse: Epidemic Disease in the Colonial Philippines* (Princeton: Princeton University Press, 1995) ;Linda A. Newson, *Conquest and Pestilence in the Early Spanish Philippines* (Honolulu : University of Hawaii Press, 2009).

12 關於馬來亞殖民醫學史，可參閱Lenore Manderson, *Sickness and the State: Health and Illness in Colonial Malaya, 1870-1940* (Cambridge: Cambridge University Press, 1996)。法國在中南半島的殖民醫學，可參閱Sokhieng Au, *Mixed Medicine: Health and Culture in French Colonial Cambodia* (Chicago: University of Chicago Press, 2011)。印尼的殖民醫學史可參見G. M. van Heteren *et al* (eds.), *Dutch Medicine in the Malay Archipelago, 1816-1942* (Amsterdam: Rodopi, 1989); Hans Pol, *Nurturing Indonesia: Medicine and Decolonization in the Dutch East Indies* (Cambridge: Cambridge University Press, 2018).

13 Bridie Andrews, *The Making of Modern Chinese Medicine, 1850-1960* (Vancouver: UBC Press, 2014); Sean Hsiang-lin Lei, *Neither Donkey nor Horse: Medicine in the Struggle over China's Modernity* (Chicago: University of Chicago Press, 2011); Ruth Rogaski, *Hygienic Modernity: Meanings of Health and Diseases in Treaty-Port China* (Berkeley: University of California Press, 2004).

書 目

'An Account of Some Books', *Philosophical Transactions of the Royal Society (Philosophical Transactions),* 13 (1683), 100.

'An Account of the Cachexia Africana', *The Medical and Physical Journal,* 2 (1799), 171.

'Professor Koch's Investigations on Malaria: Second Report to the German Colonial Office', *British Medical Journal,* 2038 (10 February 1900), 325-7.

'The Madras Medical School', *Madras Journal ofLiterature and Science,* 7 (1838), 265 Abbri, Ferdinanda. 'Alchemy and Chemistry: Chemical Discourses in the

Seventeenth Century', *Early Science and Medicine,* 5 (2000), 214-26.

Adetunji, Jacob and Eduard R. Bas. 'Levels and Trends in Mortality in Sub-Saharan Africa: An Overview', in D.T. Jamison, R.G. Feachem, M.W. Makgoba, et al. (eds) *Disease and Mortality in Sub-Saharan Africa,* 2nd edition (Washington, DC, 2006), pp. 11-14.

Ainslie, Whitelaw. *Materia Medica of Hindoostan, and Artisan's and Agriculturalist's Nomenclature* (Madras, 1813).

—. *Materia Indica, Or, Some Account of Those Articles which are Employed by the Hindoos, and Other Eastern Nations, in their Medicine, Arts, and Agricultural* (London, 1826).

Alavi, Seema. 'Unani Medicine in the Nineteenth-century Public Sphere: Urdu Texts and the Oudh Akhbar', *Indian Economic and Social History Review,* 42 (2005), 101-29.

Aldrich, Robert. *Greater France; A History ofFrench Overseas Expansion* (Basingstoke, 1996).

Ali, M. Athar. *The Mughal Nobility under Aurangzeb* (London, 1966). Allen, Phyllis. 'The Royal Society and Latin America as Reflected in the *Philosophical Transactions* 1665-1730', *Isis,* 37 (1947), 132-8.

Allen, William and T.R.H. Thompson. *A Narrative of the Expedition Sent by Her Majesty's Government to the River Niger, in 1841*, vol. 1 (London, 1848).

Amrith, Sunil S. *Decolonizing International Health: India and Southeast Asia, 1930-65* (Basingstoke, 2006).

Amster, Ellen. 'The Many Deaths of Dr. Emile Mauchamp: Medicine, Technology, and Popular Politics in Pre-Protectorate Morocco, 1877-1912', *International Journal ofMiddle East Studies*, 36 (2004), 409-28.

An Account of the Religion, and Government, Learning, and Oeconomy, &c of the Malabarians: Sent by the Danish Missionaries to their Correspondents in Europe, Translated from the High-Dutch (London, 1717).

Anderson, M.S. *War and Society in Europe of the Old Regime 1618-1789* (London, 1988).

Anderson, Warwick P. 'Immunities of Empire: Race, Disease and the New Tropical Medicine, 1900-1920', *Bulletin ofthe History ofMedicine*, 70 (1996), 94-118.

—. 'Geography, Race and Nation: Remapping "Tropical" Australia, 1890-1930', *Historical Records ofAustralian Science*, 11 (1996), 457-87.

—. *The Cultivation o f Whiteness: Science, Health and Racial Destiny in Australia (Carlton South, Victoria, 2002).*

Anker, Peder. *Imperial Ecology: Environmental Order in the British Empire, 1895-1945* (Cambridge, MA, 2001).

Arasaratnam, Sinnappah. *Merchants, Companies and Commerce on the Coromandel Coast, 1650-1740* (Delhi, 1986).

Arnold, David (ed.), *Imperial Medicine and Indigenous Societies: Disease, Medicine, and Empire in the Nineteenth and Twentieth Centuries* (Manchester, 1988).

—. 'Social Crisis and Epidemic Disease in the Famines of Nineteenth-Century India', *Social History ofMedicine*, 6 (1993), 385-404.

—. *Colonizing the Body: State Medicine and Epidemic Disease in Nineteenth-Century India* (Berkeley & Los Angeles, 1993).

—. (ed.), *Warm Climates, Western Medicine: The Emergence o f Tropical Medicine, 1500-1900* (Amsterdam, 1996).

—. 'Introduction: Tropical Medicine before Manson', in Arnold (ed.), *Warm Climates and Western Medicine*, pp. 1-19.

—. *Science, Technology and Medicine in Colonial India* (Cambridge, 2000).

—. 'Race, Place and Bodily Difference in Early Nineteenth-Century India',

Historical Research, 77 (2004), 254-73. A ttewell, Guy. *Refiguring Unani Tibb: Plural Healing in Late Colonial India* (Hyderabad, 2007).

Babar, Zaheer. *The Science ofEmpire: Scientific Knowledge, Civilization, and Colonial Rule in India* (Albany, NY, 1996).

—. 'Colonizing Nature: Scientific Knowledge, Colonial Power and the Incorporation of India into the Modern World-System', *British Journal of Sociology,* 52 (2001), 37-58.

Bakewell, Peter (ed.), *Mines ofSilver and Gold in the Americas* (Aldershot, 1997). Ballhatchet, Kenneth. *Race, Sex and Class under the Raj: Imperial Attitudes and Policies and their Critics* (London, 1980).

Banerji, Debabar. 'The Politics of Underdevelopment of Health: The People and Health Service Development in India: A Brief Overview', *International Journal of Health Services* 34 (2004), 123-42.

Banthia, Jayant and Tim Dyson. 'Smallpox in Nineteenth-Century India', *Population and Development Review,* 25 (1999), 649-80.

Barnes, Barry. *Interests and the Grounds of Knowledge* (London, 1977).

Barrett, T.P. Monath 'Epidemiology and Ecology of Yellow Fever Virus', *Advances in Virus Research,* 61 (2003), 291-315.

Basalla, George. 'The Spread of Western Science', *Science,* 156 (1967), 611-22.

Bashford, Alison. '"Is White Australia Possible?" Race, Colonialism and Tropical Medicine', *Ethnic and Racial Studies,* 23 (2000), 248-71.

—. 'At the Border: Contagion, Immigration, Nation', *Australian Historical*

Studies, 33 (2002), 344-58.

—. *Imperial Hygiene: A Critical History of Colonialism, Nationalism and Public Health* (Basingstoke, 2004).

Bassett, D.K. 'British "Country" Trade and Local Trade Networks in the Thai and Malay States, c. 1680-1770', *Modern Asian Studies,* 23 (1989), 625-43.

Bastian, Charlton H. 'The Bearing of Experimental Evidence upon the Germ-Theory of Disease', *BMJ,* 889 (12 january

1878), 49-52.

Bayly, C.A. *Imperial Meridian: The British Empire and the World, 1780-1830* (London, 1989).

—.'"Archaic" and "Modern" Globalization in the Eurasian and African Arena', in Anthony G. Hopkins, ed., *Globalization in World History* (New York, 2002), pp. 47-73.

Beinart, William. 'Men, Science, Travel and Nature in the Eighteenth and Nineteenth-Century Cape', *Journal of Southern African Studies,* 24 (1998), 775-99.

Benians, E., J. Holland Rose and A. Newton (eds). *The Cambridge History ofthe British Empire* (9 vols, Cambridge, 1929-59).

Berg, Maxine. 'In Pursuit of Luxury: Global History and British Consumer Goods in the Eighteenth Century', *Past & Present,* 182 (2004), 85-142.

Bhattacharya, Nandini. 'The Logic of Location: Malaria Research in Colonial India, Darjeeling and Duars, 1900-30', *Medical History,* 55 (2011), 183-202.

—.*Contagion and Enclaves; Tropical Medicine in Colonial India* (Liverpool, 2012).

Bhattacharya, Sanjoy, Mark Harrison and Michael Worboys. *Fractured States: Smallpox, Public Health and Vaccination Policy in British India, 1800-1947* (Hyderabad, 2005).

Blanco, Richard L. 'Henry Marshall (1775-1851) and the Health of the British Army', *Medical History,* 14 (1970), 260-76.

—. 'The Evelopment of British Military Medicine, 1793-1814', *Military Affairs,* 38 (1974), 4-10.

—. 'The Soldier's Friend Sir Jeremiah Fitzpatrick, Inspector of Health for Land Forces', *Medical History,* 20 (1976), 402-21.

Blane, Gilbert. *Select Dissertations on Several Subjects of Medical Science* (London, 1833).

Bloor, David. *Knowledge and Social Imagery* (London, 1976). Bougerol, Christiane. 'Medical Practices in the French West Indies: Master and Slave in the 17th and 18th Centuries', *History and Anthropology,* 2 (1985), 125-43.

Boyd, H. Glenn. 'A Brief History of Medical Missions', *Gospel Advocate,* 132 (1990), 14-15.

Bradfield, E.W.C. *An Indian Medical Review* (Delhi, 1938). Brandon, George. 'The Uses of Plants in Healing in Afro-Cuban

Religion, Santeria', *Journal of Black Studies,* 22 (1991), 55-76.

Brantlinger, Patrick, *Rule of Darkness: British Literature and Imperialism, 1830-1914* (Ithaca & London, 1988).

Braudel, Fernand. *Civilization and Capitalism, 15th-18th Century: The Perspective of the World* (Berkeley, 1992).

Bravo, Michael T. 'Mission Gardens: Natural History and Global Expansion, 1720-1820', in Schiebinger and Claudia Swan (eds) *Colonial Botany: Science, Commerce, and Politics in the Early Modern World* (Philadelphia, 2005), pp. 49-65.

Brenner, Robert. *Merchants and Revolution: Commercial Change, Political Conflict, and London's Overseas Traders, 1550-1650* (Cambridge, 1993).

Brentjes, Sonja. 'Between Doubts and Certainties: On the Place of Science in Islamic Societies within the Field of History of Science', *NTM,* 11 (2003), 65-79.

Brewer, Anthony. *Marxist Theories of Imperialism: A Critical Survey,* 2nd edition (New York, 1990).

Brewer, John. *The Sinews of Power: War, Money and the English State 1688-1783* (London, 1994).

Brimnes, Niels. 'Variolation, Vaccination and Popular Resistance in Early Colonial South India', *Medical History,* 48 (2004), 199-228.

Brockway, Lucille. *Science and the Colonial Expansion: The Rele of British Royal Botanic Gardens* (New York, 1979).

Brorson, Stig. 'The Seeds and the Worms: Ludwik Fleck and the Early History of Germ Theories', *Perspectives in Biology and Medicine,* 49 (2006), 64-76.

Bruijn, Iris. *Ship's Surgeons of the Dutch East India Company; Commerce and the Progress ofMedicine in the Eighteenth Century* (Leiden, 2009).

Bryant, J.E., E.C. Holmes, A.D.T. Barrett. 'Out of Africa: A Molecular Perspective on the Introduction of Yellow Fever Virus into the Americas,' *PLoS Pathogens,* 3 (2007) doi:10.1371/journal.ppat.0030075.

Bryson, Alexander. 'Prophylactic Influence of Quinine', *Medical Times and Gazette,* 7 (1854), 6-7.

Buckingham, Jane. *Leprosy in Colonial South India: Medicine and Confinement* (New York, 2002).

Burmanni, Nicolai Laurentii. *Flora Indica: Cui AcceditSeries Zoophytorum Indicorum, Necnon. Prodromus Florae Capensis*

(Amsterdam, 1768).

Burnard, Trevor and Kenneth Morgan. 'The Dynamics of the Slave Market and Slave Purchasing Patterns in Jamaica, 1655-1788', *The William and Mary Quarterly* (2001), 205-28.

Bynum, W.F. *Science and the Practice o f Medicine in the Nineteenth Century*

(Cambridge, 1994). Bynum, W.F. and Caroline Overy (eds). *TheBeastin theMosquito: TheCorrespondence of Ronald Ross and Patrick Manson* (Amsterdam, 1998).

Cain, J. and A.G. Hopkins, 'Gentlemanly Capitalism and British Expansion Overseas II: New Imperialism, 1850-1945', *The Economic History Review,* 40 (1987), 1-26.

Cameron, Charles. 'An Address on Micro-Organisms and Disease', *BMJ,* 1084 (8 October 1881), 583-6.

Cameron-Smith, Alexander. 'Australian Imperialism and International Health in the Pacific Islands', *Australian Historical Studies,* 41 (2002), 57-74.

Carothers, *J.C. The Psychology ofMau Mau* (Nairobi, 1954).

Carter, Vandyke H. 'Notes on the Spirillum Fever of Bombay, 1877', *Medical and Chirurgical Transactions,* 61 (1878), 273-300.

Chadwick, Edwin. *Report to Her Majesty's Principal Secretary of State for the Home Department, from the Poor Law Commissioners, on an Inquiry into the Sanitary Condition ofthe Labouring Population ofGreat Britain* (London, 1842).

Chakrabarti, Pratik. *Western Science in Modem India: Metropolitan Methods, Colonial Practices* (New Delhi, 2004).

—. '"Neither of Meate nor Drinke, but what the Doctor Alloweth": Medicine amidst War and Commerce in Eighteenth Century Madras', *Bulletin of the History ofMedicine,* 80 (2006), 1-38.

—. 'Medical Marketplaces beyond the West: Bazaar Medicine, Trade and the English Establishment in Eighteenth Century India', in Wallis and Mark jenner (eds) *Medicine and the Market,* pp. 196-215.

—. 'Empire and Alternatives: *Swietenia Febrifuga* and the Cinchona Substitutes', *Medical History,* 54 (2010), 75-94.

—. *Materials and Medicine; Trade, Conquest and Therapeutics in the Eighteenth Century* (Manchester, 2010).

—. *Bacteriology in British India; Laboratory Medicine and the Tropics* (Rochester, NY, 2012).

Chakraborty, Pratik. 'Science, Nationalism, and Colonial Contestations: P. C. Ray and his *Hindu Chemistry*', *Indian Economic and Social History Review*, 37 (2000), 185-213.

Charters, Erica. 'Disease, War, and the Imperialist State: The Health of the British Armed Forces during the Seven Years War, 1756-63', unpublished DPhil thesis, Faculty of Modern History, University of Oxford, 2006.

Chirol, V.I. *India Old and New* (London, 1921).

Chopra, R.N. *Pharmacopoeia of India* (Delhi, 1955).

Christopher, Emma. *Slave Ship Sailors and their Captive Cargoes, 1730-1807* (New York, 2006).

Churchill, Wendy D. 'Bodily Differences? Gender, Race, and Class in Hans Sloane's Jamaican Medical Practice, 1687-1688', *JHMAS*, 60 (2005), 391-444.

Cipolla, Carlo M. *Fighting the Plague in Seventeenth-Century Italy* (Madison, 1981).

Clarke, Edwin (ed.), *Modem Methods in the History ofMedicine* (London, 1971).

Clement, Alain. 'The Influence of Medicine on Political Economy in the Seventeenth Century', *History of Economic Review*, 38 (2003), 1-22.

Clericuzio, Antonio. 'From van Helmont to Boyle; A Study of the Transmission of Helmontian Chemical and Medical Theories in Seventeenth-Century England', *The British Journal for the History of Science*, 26 (1993), 303-34.

Cohen, William B. 'Malaria and French Imperialism', *Journal of African History*, 24 (1983), 23-36.

Cohn, Samuel K. '4 Epidemiology of the Black Death and Successive Waves of Plague', *Medical History Supplement*, 27 (2008), 74-100.

Coley, Nigel G. '"Cures without Care" "Chymical Physicians" and Mineral Waters in Seventeenth-Century English Medicine', *Medical History*, 23 (1979), 191-213.

Columbus, Christopher (edited and translated with an Introduction and notes by B. WIfe). *Journal ofthe First Voyage (diario Del Premier Viaje) 1492* (Warminster, 1990).

Conklin, A.L. *A Mission to Civilize: The Republican Idea ofan Empire in France and Africa* (Stanford, 1997).

Conway, Stephen. 'The Mobilization of Manpower for Britain's Mid-Eighteenth-Century Wars', *Historical Research,* 2004 (77), 377-404.

Cook, Harold J. *The Decline of the Old Medical Regime in Stuart London* (Ithaca, 1986).

—. 'Physicians and Natural History', inN. Jardine, J.A. Secord and E.C. Spary (eds) *Cultures ofNatural History* (Cambridge, 1996), pp. 91-105.

—. *Trials of an Ordinary Doctor: Joannes Groenevelt in Seventeenth-Century London* (Baltimore, 1994).

—. *Matters of Exchange; Commerce, Medicine, and Science in the Dutch Golden Age* (New Haven & London, 2007).

—. 'Victories for Empiricism, Failures for Theory: Medicine and Science in the Seventeenth Century', in Charles T. Wolfe and Ofer Gal (eds), *The Body as Object and Instrument of Knowledge. Embodied Empiricism in Early Modem Science* (Dordrecht, 2010), pp. 9-32.

—. 'Markets and Cultures: Medical Specifics and the Reconfiguration of the Body in Early Modern Europe', *Transactions of the Royal Historical Society,* 21 (2011), 123-45.

Cook, Noble David. *'Born to Die': Disease and the New World Conquest, 1492-1650* (Cambridge, 1998).

—.'Sickness, Starvation, and Deathin Early Hispaniola', *Journal of Interdisciplinary History,* 32 (2002), 349-86.

Cooper, Alix. *Inventing the Indigenous: Local Knowledge and Natural History in Early*
Modern Europe (Cambridge, 2007). Cooper, Randolf G.S. *The Anglo-Maratha Campaigns and the Contest for India: The Struggle for Control ofthe South Asian Military Economy* (Cambridge, 2003).

Corbin, Alain. *The Foul and the Fragrant: Odor and the French Social* Imagination (Cambridge, MA., 1986).

Crellin, J.K. 'Pharmaceutical History and its Sources in the Wellcome Collections. I. The Growth of Professionalism in Nineteenth-Century British Pharmacy', *Medical History,* 11 (1967), 215-27.

Crimmin, P.K. 'British Naval Health, 1700-1800: Improvement over Time?', in Geoffrey L. Hudson (ed.), *British Military and Naval Medicine,1600-1830* (Amsterdam & New York, 2007), pp. 183-200.

—. 'The Sick and Hurt Board and the Health of Seamen c. 1700-1806', *Journal for Maritime Research*, 1 (1999), 48-65.

Crosby, Alfred W. *The Columbian Exchange: Biological and Cultural Consequences of 1492* (Westport, 1972).

—. *Ecological Imperialism: The Biological Expansion of Europe 900-1900* (Cambridge, 1986).

—. *The Columbian Voyages, the Columbian Exchange, and their Historians* (Washington, DC, 1987).

—. *Germs, Seeds & Animals: Studies in Ecological History* (New York, 1994). Crowfoot, W.M. 'An Address on the Germ-Theory of Disease', *BMJ*, 1134 (23 September 1882), 551-4.

Crozier, Anna. *Practising Colonial Medicine: The Colonial Medical Service in British East Africa* (London & New York, 2007).

—. 'What was Tropical about Tropical Neurasthenia? The Utility of the Diagnosis in the Management of British East Africa', *JHMAS*, 64 (2009), 518--48.

Cunningham, Andrew and Bridie Andrews (eds). *Western Medicine as Contested Knowledge* (Manchester, 1997).

Cueto, Marcos. *The Value ofHealth: A History of the Pan American Health Organization* (Washington, DC, 2007).

Curtin, Philip D. *The Image of Africa: British Ideas and Action, 1780-1850*, vol. 2 (Madison & London, 1973).

—. *Death by Migration: Europe's Encounter with the Tropical World in the Nineteenth Century* (Cambridge, 1989).

—. 'Disease and Imperialism', in Arnold (ed.), *Warm Climates and Western Medicine*: pp. 99-107.

Dancer, Thomas. *The Medical Assistant; Or Jamaica Practice of Physic: Designed Chiefly for the Use of Families and Plantations* (Kingston, 1801).

Das Gupta, Ashin. *Indian Merchants and the Decline of Surat: 1700-1750* (Wiesbaden, 1979).

—. *Merchants of Maritime India, 1500-1800* (Aldershot, 1994).

Datta, Partho. *Planning the City, Urbanization and Reform in Calcutta, c. 1800-1940* (New Delhi, 2012).

Davidovitch, Nadav and Rakefet Zalashik. 'Pasteur in Palestine: The Politics of the Laboratory', *Science in Context*, 23 (2010), 401-25.

Davis, Kingsley. 'Amazing Decline of Mortality in Underdeveloped Areas', *The American Economic Review*, 46 (1956),

305-31.

Dawson, Marc. 'Disease and Population Decline of the Kikuyu of Kenya, 1890-1925', in Christopher Fyfe and David McMaster (eds) *African Historical Demography: Proceedings of a Seminar Held in the Centre of African Studies, University of Edinburgh,* vol. 2 (Edinburgh, 1981) pp. 121-38.

De Vos, Paula. 'Natural History and the Pursuit of Empire in Eighteenth-Century Spain', *Eighteenth-Century Studies,* 40 (2007), 209-39.

De, Shambhu Nath. 'An Experimental Study of the Mechanism of Action of *Vibrio cholerce* on the Intestinal Mucous Membrane', *Journal of Pathology and Bacteriology,* 66 (1953), 559-62.

Desmond, Ray. *The European Discovery ofthe Indian Flora* (Oxford, 1992).

Dewhurst, Kenneth. *The Quicksilver Doctor, the Life and Times of Thomas Dover, Physician and Adventurer* (Bristol, 1957).

Dias, Jill R. 'Famine and Disease in the History of Angola, 1830-1930', *Journal of African History,* 22 (1981), 349-78.

Digby, Anne and Helen Sweet. 'Social Medicine and Medical Pluralism: the Valley Trust and Botha's Hill Health Centre, South Africa, 1940s to 2000s', *Social History of Medicine* (2011) doi:10.1093/shm/hkr114.

Drayton, Richard. 'Science and the European Empires', *The Journal of Imperial and Commonwealth History,* 23 (1995), 503-10.

—. *Nature's Government: Science, Imperial Britain, and the 'Improvement' of the World* (New Haven & London, 2000).

Dritsas, Lawrence. 'Civilising Missions, Natural History and British Industry', *Endeavour,* 30 (2006), 50-4.

Driver, Felix. 'Moral Geographies: Social Science and the Urban Environment in Mid-Nineteenth Century England', *Transactions of the Institute of British Geographers,* 13 (1988), 275-87.

—. 'Geography's Empire: Histories of Geographical Knowledge', *Society and Space,* 10 (1992), 23-40.

—.*Geography Militant: Cultures of Exploration and Empire* (Oxford, 2001). Duffy, John. 'Smallpox and the Indians in the American Colonies', *Bulletin of the History of Medicine,* 25 (1951), 324-41.

Dumett, Raymond E. 'The Campaign against Malaria and the Expansion of Scientific Medical and Sanitary Services in

British West Africa, 1898-1910', *African Historical Studies*, 2 (1968), 153-97.

Duncan, Andrew. *Supplement to the Edinburgh New Dispensatory* (Edinburgh, 1829). Dunn, Richard S. *Sugar and Slaves: The Rise of the Planter Class in the English West Indies, 1624-1713* (Chappell Hill, 1972).

—. *Moravian Missionaries at Work in a Jamaican Slave Community, 1754-1835* (Minneapolis, 1994).

Duran-Reynals, Marie Louise de Ayala. *The Fever Bark Tree: The Pageant of Quinine* (New York, 1946).

Durbach, Nadja. "They Might as Well Brand us': Working-Class Resistance to Compulsory Vaccination in Victorian England', *Social History of Medicine*, 13 (2000), 45-63.

Echenberg, Myron. *Africa in the Time of Cholera. A History of Pandemics from 1817 to the Present* (Cambridge, 2011).

Eco, Umberto. 'In Praise of St. Thomas', *Travels in Hyperreality: Essays* (San Diego, 1987) pp. 257-68. Eden, Trudy. *The Early American Table: Food and Society in the New World* (Dekalb, IL, 2010/2008).

Edmond, Rod. 'Returning Fears: Tropical Disease and the Metropolis', in Driver and Luciana Martins (eds). *Tropical Visions in an Age of Empire* (Chicago, 2005), pp. 175-94.

Eliot, Charles. *The East Africa Protectorate* (London, 1966/1905).

Eltis, David. *The Rise of African Slavery in the Americas* (Cambridge, 2000).

Emmer, P.C. *The Dutch Slave Trade 1500-1850* (Oxford, 2006).

Espinosa, Mariola. 'The Threat from Havana: Southern Public Health, Yellow

Fever, and the U.S. Intervention in the Cuban Struggle for Independence, 1878-1898', *The Journal of Southern History*, 77 (2006), 541-68.

—. *Epidemic Invasions: Yellow Fever and the Limits of Cuban Independence, 1878-1930* (Chicago, 2009).

Esteban, Javier Cuenca. 'The British Balance of Payments, 1772-1820: India Transfers and War Finance', *The Economic History Review*, 54 (2001), 58-86.

Fabian, Johannes. *Out of Our Minds: Reason and Madness in the Exploration of Central Africa* (Berkeley, 2000).

Falconbridge, Alexander. *An Account of the Slave Trade on the Coast of Africa* (London, 1788).

Fan, Ruiping. 'Modem Western Science as a Standard for Traditional Chinese Medicine: A Critical Appraisal', *The Journal of Law, Medicine & Ethics*, 31 (2003), 213-21.

Fang, Xiaoping. *Barefoot Doctors and Western Medicine in China* (Rochester, NY, 2012).

Farley, John. *To Cast out Disease: A History of the International Health Division of the Rockefeller Foundation (1913-1951)* (New York, 2004).

Farmer, Paul, *Infections and Inequalities: The Modem Plagues* (Berkeley, 2001).

Feierman, Steven. 'Struggles for Control: The Social Roots of Health and Healing in Modern Africa', *African Studies Review*, 28 (1985), 73-147.

Fenger, Johan Ferdinand. *History of the Tranquebar Mission: Worked out from Original Papers, Published in Danish and translated in English from the German of Emil Francke* (Tranquebar, 1863).

Fett, Sharla M. *Working Cures: Health, Healing and Power on the Southern Slave Plantations* (Chapel Hill, 2002).

Findlen, Paula, and Pamela H. Smith (eds). *Merchants & Marvels; Commerce, Science, and Art in Early Modem Europe* (New York & London, 2002).

Fisher, Michael H. 'Indirect Rule in the British Empire: The Foundations of the Residency System in India (1764-1858)', *Modem Asian Studies*, 18 (1984), 393-428.

Flint, Karen. 'Competition, Race, and Professionalization: African Healers and White Medical Practitioners in Natal, South Africa in the Early Twentieth Century', *Social History ofMedicine*, 14 (2001), 199-221.

—. *Healing Traditions: African Medicine, Cultural Exchange, and Competition in South Africa, 1820-1948* (Ohio, 2008).

Ford, John. *The Role of Trypanosomiases in African Ecology: A Study of the Tsetse Fly Problem* (Oxford, 1971).

Foucault, Michel. *Madness and Civilization: A History of Insanity in the Age of Reason* (London, 1967).

—. *Order of Things: An Archaeology of the Human Sciences* (New York, 1994/1970).

Fruehauf, F. 'Chinese Medicine in Crisis: Science, Politics and the Making of "TCM"', *Journal of Chinese medicine-HOVE*, 61 (1999), 6-14.

Furber, Holden. 'Asia and the West as Partners before "Empire" and after', *Journal of Asian Studies* 28 (1969), 711-21.

—. *Rival Empires of Trade in the Orient, 1600-1800* (Minneapolis, 1976). Gallagher, J. and R. Robinson, 'The Imperialism of Free Trade', *The Economic History Review*, 6 (1953), 1-15.

Garcia, Monica. 'Producing Knowledge about Tropical Fevers in the Andes: Preventive Inoculations and Yellow Fever in Colombia, 1880-1890', *Social History of Medicine*, 25 (2012), 830-47.

Gascoigne, John. *Science in the Service of Empire: Joseph Banks, the British State and the Uses of Science in the Age of Revolution* (Cambridge, 1998).

Geggus, David. 'Yellow Fever in the 1790s: The British Army in Occupied Saint Dominique', *Medical History*, 23 (1979), 38-58.

Giblin, James. 'Trypanosomiasis Control in African History: An Evaded Issue?', *The Journal of African History*, 31 (1990), 59-80.

Gibson, Charles. *The Aztecs Under Spanish Rule: A History of the Indians of the Valley of Mexico, 1519-1810* (Stanford, 1964).

Goldman, Alvin. 'Social Epistemology', *The Stanford Encyclopedia of Philosophy* (Summer 2010 edition),

Edward N. Zalta (ed.), http://plato.stanford.edu/ archives/sum2010/entries/epistemology-social/.

Good, Charles. *The Steamer Parish: The Rise and Fall of Missionary Medicine on an African Frontier* (Chicago & London, 2004).

Gradmann, Christoph (translated by Elborg Forster). *Laboratory Disease: Robert Koch's Medical Bacteriology* (Baltimore, 2009).

—. 'Robert Koch and the Invention of the Carrier State: Tropical Medicine, Veterinary Infections and Epidemiology around 1900', *Studies in History and Philosophy of Biological and Biomedical Sciences*, 41 (2010), 232-40.

Griffiths, Leuan. 'The Scramble for Africa: Inherited Political Boundaries', *The Geographical Journal*, 152 (1986), 204-16.

Griffiths, Nicholas and Fernando Cervantes (eds). *Spiritual Encounters: Interactions between Christianity and Native reli-*

gions in Colonial America (Birmingham, 1999).

Grove, Richard. *Green Imperialism: Colonial Expansion, Tropical Island Edens and the Origins of Environmentalism, 1660-1800* (Cambridge, 1995).

Guenel, Annick. 'The Creation of the First Overseas Pasteur Institute, or the Beginning of Albert-Calmette's Pastorian Career', *Medical History,* 43 (1999), 1-25.

Guha, Ranajit. 'On Some Aspects of the Historiography of Colonial India', Guha (ed.), *Subaltern Studies; Writings on South Asian History and Society,* vol.1 (Delhi, 1982), pp. 1-9.

Guy, Alan J. *Oeconomy and Discipline, Officership and Administration in the British*

Army 1714-63 (Manchester, 1985). Habib, Irfan. *The Agrarian System of Mughal India, 1556-1707* (New Delhi, 1963).

Haffkine, W.M. 'Le cholera asiatique chez la cobbaye', *Comptes Rendus des Seances et Memoires de la Societe de Biologie,* 44 (1892), 635-7.

Haines, Robin and Ralph Shlomowitz, 'Explaining the Modern Mortality Decline: What can we Learn from Sea Voyages?', *Social History of Medicine,* 11 (1998), 15-48.

Hajeebu, S. 'Emporia and Bazaars', in J. Mokyr (ed.), *Oxford Encyclopaedia of Economic History,* vol. 2 (Oxford, 2003), p. 258.

Haller, J.S. Jr., 'The Negro and the Southern Physician: A Study of Medical and Racial Attitudes 1800-1860', *Medical History,* 16 (1972), 238-53.

Hamilton, Douglas. 'Private Enterprise and Public Service: Naval Contracting in the Caribbean, 1720-50', Journal of Maritime Research, 6 (2004), 37-64.

Hamlin, Christopher. 'Providence and Putrefaction; Victorian Sanitarians and the Natural Theology of Health and Disease', *Victorian Studies,* 28 (1985), 381-411.

—. *Cholera: The Biography* (Oxford, 2009).

Handler, Jerome S. 'Slave Medicine and Obeah in Barbados, Circa 1650 to 1834', *New West Indian Guide,* 74 (2000), 57-90.

Hannaford, Ivan. *Race: The History of an Idea in the West* (Washington, DC, 1996).

Hardiman, David. *The Coming ofthe Devi: Adivasi Assertion in Western India* (Delhi, 1995).

Harding, R. *Amphibious Warfare in the Eighteenth-Century: The British Expedition to the West Indies 1740-1742* (Suffolk, 1991).

Harries, Lyndon. 'The Arabs and Swahili Culture', *Africa: Journal ofthe International African Institute,* 34 (1964), 224-9.

Harris, B. 'War, Empire, and the "National Interest" in Mid-Eighteenth-Century Britain', in J. Flavell and S. Conway (eds) *Britain and America Go to War: The Impact of War and Warfare in Anglo-America, 1754-1815* (Gainesville, 2004), pp. 13-40.

Harris, Barbara. 'Agricultural Merchants' Capital and Class Formation in India', *Sociologia Ruralis,* 29 (1989), 166-79.

Harris, Steven J. 'Jesuit Scientific Activity in the Overseas Missions, 1540-1773', *Isis,* 96 (2005), 71-9.

Harrison, Mark, 'Tropical Medicine in Nineteenth-Century India', *The British Journal for the History of Science,* 25 (1992), 299-318.

—. *Public Health in British India: Anglo-Indian Preventive Medicine 1859-1914* (Cambridge, 1994).

—. "'The Tender Frame of Man": Disease, Climate, and Racial Difference in India and the West Indies, 1760-1860', *Bulletin of the History of Medicine,* 70 (1996), 68-93.

—. 'A Question of Locality: The Identification of Cholera in British India, 1860-1890', in Arnold (ed.), *Warm Climates and Western Medicine,* pp. 133-59.

—. 'Medicine and the Management of Modern Warfare: An Introduction', in Harrison, Roger Cooter and Steve Sturdy (eds). *Medicine and Modern Warfare* (Amsterdam, 1999), pp. 1-22.

—. *Climates and Constitutions: Health, Race, Environment and British Imperialism in India 1600-1850* (Delhi, 1999).

—. *Disease and the Modern World: 1500 to the Present Day* (Cambridge, 2004).

—. 'Science and the British Empire, *Isis,* 96 (2005), 56-63.

—. *Medicine in an Age of Commerce and Empire: Britain and its Tropical Colonies, 1660-1830* (Oxford, 2010).

—. *Contagion: How Commerce Has Spread Disease* (New Haven & London, 2012).

Harrison, Mark and Worboys. '"A Disease of Civilization": Tuberculosis in Africa and India', in Lara Marks and Worboys (eds) *Migrants, Minorities and Health; Historical and Contemporary Studies* (London, 1997) pp. 93-124.

Hart, Ernest A. 'Cholera: Where it Comes from and how it is Propagated', *BMJ,* 1696 (1 July 1893), 1-4.

—. 'The West Indies as a Health Resort: Medical Notes of a Short Cruise among the Islands', *BMJ,* 920 (16 October 1897), 1097-9.

Hasan, Farhat. 'Indigenous Cooperation and the Birth of a Colonial City: Calcutta, c. 1698-1750', *Modern Asian Studies,* 26 (1992), 65-82.

Haynes, Douglas M. *Imperial Medicine: Patrick Manson and the Conquest of Tropical Disease, 1844-1923* (Philadelphia, 2001).

Headrick, Daniel. *Tools of Empire; Technology and European Imperialism in the Nineteenth Century* (Oxford, 1981).

Heniger, J. *Hendrik Adriaan van Reede tot Drakenstein (1636-1691) and Hortus Malabaricus: A Contribution to the History of Dutch Colonial Botany* (Rotterdam, 1986).

Henze, Charlotte E. *Disease, Health Care and Government in Late Imperial Russia; Life and Death on the Volga* (Abingdon & New York, 2011).

Heyne, Benjamin. *Tracts, Historical and Statistical, on India with Journals of Several Tours. Also an Account of Sumatra in a Series of Letters* (London, 1814).

Hobsbawm, *E.J. Industry and Empire* (London, 1968).

Hobsbawm, E.J. and Ranger (eds). *The Invention of Tradition* (Cambridge, 1983).

Hokkanen, Markku. 'Imperial Networks, Colonial Bioprospecting and Burroughs Wellcome & Co.: The Case of *Strophanthus Kombe* from Malawi (1859-1915)', *Social History of Medicine* (2012) doi: 10.1093/shm/hkr167.

Holmes, Timothy (ed.), *David Livingstone: Letters and Documents 1841-1872* (London, 1990).

Hong, Francis F. 'History of Medicine in China; When Medicine Took an Alternative Path', *McGill Journal of Medicine,* 8

(2004), 79-84.

Hsu, Elisabeth. 'The Reception of Western Medicine in China: Examples from Yunnan', in Patrick Petitjean, Catherine Jami (eds), *Science and Empires: Historical Studies about Scientific Development and European Expansion* (Dordrecht, 1992), pp. 89-102.

Huber, Valesca. 'The Unification of the Globe by Disease? The International Sanitary Conferences on Cholera, 1851-1894', *The Historical Journal* 49 (2006), 453-76.

Hudson, Geoffrey L. (ed.), *British Military and Naval Medicine, 1600-1830* (Amsterdam & New York, 2007).

Huguet-Termes, Teresa. 'New World Materia Medica in Spanish Renaissance Medicine: From Scholarly Reception to Practical Impact', *Medical History,* 45 (2001), 359-76.

Hulme, Peter. *Colonial Encounters; Europe and the Native Caribbean, 1492-1797* (London & New York, 1986).

Hunt, Nancy Rose. *A Colonial Lexicon: Of Birth Ritual, Medicalization, and Mobility in the Congo* (Durham, NC, 1997).

Hunter, Michael. *Establishing the New Science: The Experience of the Early Royal Society* (Woodbridge, 1989).

Hyam, R. *Britain's Imperial Century, 1815-1914: A Study of Empire and Expansion* (Batsford, 1976).

Iliffe, John. 'The Organization of the Maji Maji Rebellion', *The Journal ofAfrican History,* 8 (1967), 495-512.

—. *East African Doctors: A History of the Moden Profession* (Cambridge, 1998).

Inkster, Ian. 'Scientific Enterprise and the Colonial "Model": Observations on Australian Experience in Historical Context', *Social Studies of Science,* 15 (1985), 677-704.

Isaacs. Jeremy D. 'D D Cunningham and the Aeticlogy of Cholera in British India, 1889-97', *Medical History,* 42 (1998), 279-305.

Jardine, Lisa. *Ingenious Pursuits: Building the Scientific Revolution* (London, 1999).

Jeffery, Roger. "Recognizing India's Doctors: The Institutionalization of Medical Dependency, 1918-1939', *Modern Asian Studies,* 13 (1979), 301-26.

—. 'Doctors and Congress: The Role of Medical Men and Medical Politics in Indian Nationalism', in Mike Shepperdson and Colin Simmons (eds) *The Indian National Congress and the Political Economy ofIndia, 1885-1985* (Avebury, 1988), pp. 160-73.

Jennings, Eric T. *Curing the Colonizers; Hydrotherapy, Climatology and French Colonial Spas* (Durham, NC, 2006).

Jensen, Niklas Thode. 'The Medical Skills of the Malabar Doctors in Tranquebar, India, as Recorded by Surgeon T L F Folly, 1798', *Medical History,* 49 (2005), 489-515.

John, T.J. 'Polio Eradication and Ethical Issues', *Indian Journal of Medical Ethics,* 2 (2005), 1-4.

Johnson, Ryan. "'An All-White Institution": Defending Private Practice and the Formation of the West African Medical Staff', *Medical History,* 54 (2010), 237-54.

Johnson, Walter. 'On Agency', *Journal of Social History,* 37 (2003), 113-24.

Jones, Colin. *The Charitable Imperative: Hospitals and Nursing in Ancien Regime and revolutionary France* (London, 1989).

Jones, Geoffrey. *Merchants to Multinationals: British Trading Companies in the Nineteenth and Twentieth Centuries* (Oxford, 2002).

Jones, Margaret. *Health Policy in Britain's Model Colony: Ceylon (1900-1948)* (Hyderabad, 2004).

Joyce, Patrick. 'What is the Social in Social History', *Past & Present,* 206 (2010), 213-48.

Kalusa, Walima T. 'Language, Medical Auxiliaries, and the Re-interpretation of Missionary Medicine in Colonial Mwinilunga, Zambia, 1922-51', *Journal of Eastern African Studies,* 1 (2007), 57-78.

Kavadi, Shirish N. *The Rockefeller Foundation and Public Health in Colonial India, 1916-1945; A Narrative History* (Pune & Mumbai, 1999).

—. '"Parasites Lost and Parasites Regained" Rockefeller Foundation's Anti-Hookworm Campaign in Madras Presidency', *Economic and Political Weekly,* 42 (2007), 130-7.

Keller, Richard. 'Madness and Colonization: Psychiatry in the British and French Empires, 1800-1962', *Journal of Social History,* 35 (2001), 295-326.

—. *Colonial Madness: Psychiatry in French North Africa* (Chicago, 2007).

Kelly, James William. 'Wafer, Lionel (d. 1705)', *Oxford Dictionary of National Biography* [Hereafter *Oxford DNB*], www.oxforddnb.com/view/article/28392, accessed 9 Sept 2011.

Kennedy, Dane. 'The Perils of the Midday Sun: Climatic Anxieties in the Colonial Tropics', in John M. MacKenzie (ed.), *Imperialism and the Natural World* (Manchester & New York, 1990), pp. 118-40.

Kidambi, Prashant. 'An Infection of Locality: Plague, Pythogenesis and the Poor in Bombay, c. 1896-1905', *Urban History,* 31 (2004), 249-67.

Kim, Elizabeth. 'Race Sells: Racialized Trade Cards in 18th-Century Britain', *Journal Material Culture,* 7 (2002), 137-65.

Kim, jeong-Ran. 'The Borderline of 'Empire': Japanese Maritime Quarantine in Busan c.1876-1910', *Medical History,* 57 (2013), 226-48.

Kiple, Kenneth F. *The Caribbean Slave: A Biological History* (Cambridge, 1984).

—. 'Response to Sheldon Watts, "Yellow Fever Immunities in West Africa and the Americas in the Age of Slavery and beyond: A Reappraisal"', *Journal of Social History,* 34 (2001), 969-74.

Kiple, K. and Virginia H. Kiple, 'Deficiency Diseases in the Caribbean', *Journal of Interdisciplinary History,* 11 (1980), 197-215.

Kjekshus, Helge. 'The Villagization Policy: Implementational Lessons and Ecological Dimension, *Canadian Journal of African Studies,* 11 (1977), 262-82.

—. *Ecology, Control and Economic Development in East African History* (London, 1977).

Klein, Herbert S. and Stanley L. Engerman, 'Long Term Trends in African Mortality in the Transatlantic Slave Trade', *A Journal of Slave and Post-Slave Studies,* 18 (1997), 36-48.

Klein, Ira. 'Death in India: 1871-1921', *Journal of Asian Studies,* 32 (1973), 639-59.

—. 'Plague, Policy and Popular Unrest in British India', *Modem Asian Studies,* 22 (1988), 723-55.

Koch, Robert. 'An Address on Cholera and its Bacillus, delivered before the Imperial German Board of Health, at Berlin', *BMJ,* 1236 (6 September 1884), 453-9.

Kohn, Margaret. 'Colonialism', Edward N. Zalta (ed.), *The Stanford Encyclopedia of Philosophy* (Summer 2012 Edition), http://plato.stanford.edu/archives/ sum2011/entries/colonialism/.

Koponen, Juhani. *People and Production in Late Precolonial Tanzania: History and Structures* (Helsinki, I988).

Kopperman, Paul E.'Medical Services in the British Army, 1742-1783', *JHMAS,* 34 (1979), 428-55.

—. 'The British Army in North America and the West Indies, 1755-83: A Medical Perspective', in Geoffrey L. Hudson (ed.), *British Military and Naval Medicine 1600-1830* (Amsterdam, 2007), pp. 51-86.

Kriz, Kay Dian. 'Curiosities, Commodities, and Transplanted Bodies in Hans Sloane's 'Natural History of Jamaica', *The William and Mary Quarterly,* 57 (2000), 35-78.

Kuhn, Thomas. *The Structure ofScientific Revolution* (Chicago, 1962).

Kumar, Deepak. *Science and the Raj, 1857-1905* (Delhi, 1995).

—. 'Unequal Contenders, Uneven Ground: Medical Encounters in British India, 1820-1920' in Andrew Cunningham & Bridie Andrews (eds), *Western Medidne as Contested Knowledge* (Manchester & New York, 1997), pp. 172-90.

Kunitz, Stephen J. *Disease and Social Diversity: The European Impact on the Health of Non-Europeans* (Oxford, 1994).

Kupperman, Karen Ordahl. 'Fear of Hot Climates in the Anglo-American Colonial Experience', *The William and Mary Quarterly,* 41 (1984), 213-40.

Ladurie, Emmanuel Le Roy. 'A Concept: The Unification of the Globe by Disease', in Ladurie, *The Mind and Method of the Historian* (Brighton, 1981), pp. 28-83.

Land, Isaac. 'Customs of the Sea: Flogging, Empire, and the "True British Seaman" 1770 to 1870', *Interventions: International Journal of Postcolonial Studies,* 3 (2001), 169-85.

Landers, Jane. 'Gracia Real de Santa Teresa de Mose: A Free Black Town in Spanish Colonial Florida', *The American Historical Review,* 95 (1990), 9-30.

Latour, Bruno. *Science in Action: How to Follow Scientists and Engineers through Society* (Milton Keynes, 1987).

—. *Pasteurization of France* (Cambridge, MA, 1988).

Laudan, Larry. *Progress and its Problems, Towards a Theory of Scientific Growth* (London, 1977).

Lawrence, C. 'Disciplining Disease: Scurvy, the Navy, and Imperial Expansion, 1750-1825', in D.P. Miller and P.H. Reill (eds), *Visions of Empire: Voyages, Botany, and Representations of Nature* (Cambridge, 1996), pp. 80-106.

Lee, Cristopher J. 'Subaltern Studies and African Studies', *History Compass* 3 (2005) doi: 10.1111/j.1478-0542.2005.00162.x.

Levine, Philippa. 'Modernity, Medicine, and Colonialism: The Contagious Diseases Ordinances in Hong Kong and the Straits Settlements', *Positions*, 6 (1998), 675-705.

Lind, James. *An Essay on the Most Effectual Means of Preserving the Health of Seamen, in the Royal Navy* (2nd edition, London, 1762).

—. *An Essay on Diseases Incidental to Europeans in Hot Climates with the Method of Preventing their Fatal Consequences* (6th edition, London, 1808).

Livi-Bacci, M. 'The Depopulation of Hispanic America after the Conquest', *Population and Development Review*, 32 (2004), 199-232.

Livingstone, David N., 'Tropical Climate and Moral Hygiene: The Anatomy of a Victorian Debate' *The British Journal for the History Science*, 32 (1999), 93-110.

Livingstone, David *Missionary Travels and Researches in South Africa* (London, 1899).

Long, Edward. *The History of Jamaica; Or, General Survey of the Antient and Modem State of that Island: With Reflection on its Situations, Settlements, Inhabitants; In Three Volumes*, vol. 2 (London, 1774).

Longfield-Janes, G.M.'Buccaneering Doctors', *Medical History*, 36 (1992), 187-206.

Lonie, Iain M. 'Fever Pathology in the Sixteenth Century: Tradition and Innovation', *Medical History*, Supplement (1981), 19-44.

Love, Henry Davison. *Vestiges of Old Madras 1640-1800, Traced from the East India Company's Records Preserved at Fort St. George and the India Office, and from other Sources* (London, 1913).

Lovell, W. George. '"Heavy Shadows and Black Night": Disease and Depopulation in Colonial Spanish America', *Annals of the Association ofAmerican Geographers,* 82 (1992), 426-43.

Low, Gordon. 'Thomas Sydenham: The English Hippocrates', *Australian and New Zealand Journal of Surgery* (1999), 258-62.

Lowy, Ilana. 'Yellow Fever in Rio de Janeiro and the Pasteur Institute Mission (1901-1905), the Transfer of Science to the Periphery', *Medical History,* 34 (1990), 144-63.

—. 'From Guinea Pigs to Man: The Development of Haffkine's Anticholera Vaccine', *JHMAS,* 47 (1992), 270-309.

Lucas, Charles Prestwood. *A Historical Geography of the British Colonies,* parts 2 and 4 (Oxford, 1888-1901).

Lyons, Maryinez. 'Sleeping Sickness in the History of Northwest Congo (Zaire), *Canadian Journal of African Studies,* 19 (1985), 627-33.

—. *The Colonial Disease; A Social History of Sleeping Sickness in Northern Zaire, 1900-1940* (Cambridge, 1992).

MacKenzie, John M. (ed.), *Imperialism and the Natural World* (Manchester, 1990).

—. 'Empire and the Ecological Apocalypse: The Historiography of the Imperial Environment', in Tom Griffiths and Libby Robin (eds) *Ecology and Empire: Environmental History ofSettler Societies* (Melbourne, 1997), pp. 215-28.

Mackie, Eric S. 'Welcome the Outlaw: Pirates, Maroons, and Caribbean Countercultures', *Cultural Critiques,* 59 (2005), 24-62.

Maehle, Andreas-Holger. *Drugs on Trial: Experimental Pharmacology and Therapeutic Innovation in the Eighteenth Century* (Amsterdam, 1999).

Mahal, Ajay. et al (eds), *India Health Report 2010* (New Delhi, 2010).

Majeed, Javed. *Ungoverned Imaginings, fames Mill's 'The History of British India' and Orientalism* (Oxford, 1992).

Manson, Patrick. 'The Life-History of the Malaria Germ outside the Human Body', *BMJ,* 1838 (21 March 1896), 712-17.

—. 'On the Development of *Filaria sanguinis hominis,* and on the Mosquito Considered as a Nurse', *Journal of the Linnean Society of London, Zoology,* 14 (1878), 304-11.

Manson-Bahr, P. *Patrick Manson: The Father of Tropical Medicine* (London, 1962).

Markham, Clements R. *Peruvian Bark: A Popular Account of the Introduction of Cinchona Cultivation into British India, 1860-1880* (London, 1880).

Marks, Shula. 'What is Colonial about Colonial Medicine? And What has Happened to Imperialism and Health?', *Social History of Medicine*, 10 (1997), 205-19.

Marshall, P.J. 'Britain and the World in the Eighteenth Century: I, Reshaping the Empire', *Transactions of the Royal Historical Society*, 8 (1998), 1-18.

—. 'Eighteenth-Century Calcutta' in Raymond E Betts, Robert j. Ross and Gerard}. Telkamp (eds). *Colonial Cities: Essays on Urbanism in a Colonial Context* (Lancaster, 1984), pp. 87-104.

—. 'II, Britons and Americans', *Transactions of the Royal Historical Society*, 9 (1999), 1-16.

—. 'III, Britain and India', *Transactions of the Royal Historical Society* 10 (2000), 1-16.

—. 'IV the Turning Outwards of Britain', *Transactions of the Royal Historical Society*, 11 (2001), 1-15.

—. *The Making and Unmaking of Empire: Britain, India, and America* c. *1750-1783* (Oxford, 2005).

Masson, Francis. 'An Account of Three journeys from the Cape Town into the Southern Parts of Africa; Undertaken for the Discovery of New Plants, towards the Improvement of the Royal Botanical Gardens at Kew', *Philosophical Transactions*, 66 (1776), 268-317.

Mathias, Peter. 'Swords into Ploughshares: the Armed Forces, Medicine and Public Health in the Late Eighteenth Century', in Jay Winter (ed.), *War and Economic Development: Essays in Memory of David Joslin* (Cambridge, 1975), pp. 73-90.

Maynard, Kent. 'European Preoccupations and Indigenous Culture in Cameroon: British Rule and the Transformation of Kedjom Medicine', *Canadian Journal of African Studies*, 36 (2002), 79-117.

Mazrul, Ali A. 'Black Africa and the Arabs', *Foreign Affairs*, 53 (1975), 725-42.

McCandless, Peter. *Slavery, Disease, and Suffering in the Southern Lowcountry* (Cambridge, 2011).

McDonald, Dedra S. 'Intimacy and Empire; Indian-African Interaction in Spanish Colonial New Mexico, 1500-1800', *American Indian Quarterly*, 22 (1998), 134-56.

McKeown, T. *The Modem Rise of Population* (New York, 1976).

McNeill, J.R. 'The Ecological Basis of Warfare in the Caribbean, 1700-1804', in M. Ultee (ed.), *Adapting to Conditions: War and Society in the 18th Century* (Alabama, 1986), pp. 26-42.

—. 'Observations on the Nature and Culture of Environmental History', *History and Theory,* 42 (2003), 5-43.

—. *Mosquito Empires: Ecology and War in the Greater Caribbean, 1620-1914* (Cambridge, 2010).

Mead, Teresa A. *'Civilizing' Rio: Reform and Resistance in a Brazilian City, 1889-1930* (Philadelphia, 1997).

—. '"Civilizing Rio de Janeiro": The Public Health Campaign and the Riot of 1904', *Journal of Social History,* 20 (1986), 301-22.

Mishra, Saurabh. *Pilgrimage, Politics, and Pestilence; The Haj from the Indian Subcontinent, 1860-1920* (Delhi, 2011).

Mohanavelu, C.S. *German Tamilology: German Contribution to Tamil Language, Literature and Culture during the Period 1706-1945* (Madras, 1993).

Monnais, Laurence. 'Preventive Medicine and "Mission Civilisatrice"; Uses of the BCG Vaccine in French Colonial Vietnam between the Two World Wars', *The International Journal of Asia Pacific Studies,* 2 (2006), 40-66.

Montgomery, Scott L. 'Naming the Heavens: A Brief History of Earthly Projection', Part II: Nativising Arab Science', *Science as Culture,* 6 (1996), 73-129.

Moore, Henrietta L. and Todd Sanders (eds). *Magical Interpretations, Material Realities: Modernity, Witchcraft and the Occult in Postcolonial Africa* (London & New York, 2002).

Moore, W.J. 'The Causes of Cholera', *Indian Medical Gazette,* 20 (1885), 270-3.

Morton, Julia F. 'Medicinal Plants – Old and New', *Bulletin of the Medical Library Association,* 56 (1968), 161-7.

Moseley, Benjamin. *A Treatise on Tropical Diseases,* Second edition (London, 1789).

Moulin, Anne Marie. 'Patriarchal Science: The Network of the Overseas Pasteur Institutes', in Patrick Petitjean, Catherine Jami and Moulin (eds), *Science and Empires; Historical Studies about Scientific Development and European Expansion* (Dordrecht, 1992), pp. 307-22.

—. 'Bacteriological Research and Medical Practice in and out of the Pasteurian School', in Ann La Berge, and Mordechai Feingold (eds). *French Medical Culture in the Nineteenth Century* (Amsterdam & Atlanta, 1994), pp. 327-49.

—. 'Tropical without Tropics: The Turning Point of Pastorian Medicine in North Africa', in D. Arnold (ed.), *Warm Climates and Western Medicine*, pp. 160-80.

Mtika, Mike Mathambo. 'Political Economy, Labor Migration, and the AIDS Epidemic in Rural Malawi', *Social Science & Medicine*, 64 (2007), 2454-63.

Munch, R. 'Robert Koch', *Microbes and Infection*, 5 (2003), 69-74. Nair, G. Balakrish and Jai P Narain, 'From Endotoxin to Exotoxin: De's Rich Legacy to Cholera', *Bulletin of the WHO*, 88 (2010), 237-40.

Nandy, A. *Alternative Sciences: Creativity and Authenticity in Two Indian Scientists* (Delhi, 1995).

National Planning Committee, Subcommittee on National Health Report (Bombay, 1948).

Needham, J. *The Grand Titration: Science and Society in East and West* (London, 1969)

Neild-Basu, Susan M. 'Colonial Urbanism: The Development of Madras City in the Eighteenth and Nineteenth Centuries', *Modem Asian Studies*, 13 (1979), 217-46.

Nunn, N. and N. Qian, 'The Columbian Exchange: A History of Disease, Food, and Ideas', *Journal of Economic Perspectives*, 24 (2010), 163-88.

Ogawa, Mariko. 'Uneasy Bedfellows: Science and Politics in the Refutation of Koch's Bacterial Theory of Cholera', *Bulletin of the History of Medicine* 74 (2000), 671-707.

Osborne, Michael A. *Nature, the Exotic and the Science of French Colonialism* (Bloomington, 1994).

—. 'Science and the French Empire', *Isis*, 96 (2005), 80-7.

Osseo-Asare, Abena. 'Bioprospecting and Resistance: Transforming Poisoned Arrows into Strophantin Pills in Colonial Gold Coast, 1885-1922', *Social History of Medicine*, 21 (2008), 269-90.

Packard, Randall M. 'Maize, Cattle and Mosquitoes: the Political Economy of Malaria epidemics in colonial Swaziland', *The Journal of African History*, 25 (1984), 189-212.

—. *White Plague, Black Labor; Tuberculosis and the Political Economy ofHealth and Disease in South Africa* (Berkeley & London, 1989).

—.'"Malaria Blocks Development" Revisited: The Role of Disease in the History of Agricultural Development in the Eastern and Northern Transvaal Lowveld, 1890-1960', *Journal of Southern African Studies,* 27 (2001), 591-612.

—. *The Making of a Tropical Disease: A Short History of Malaria* (Baltimore, 2007).

Palmer, Steven. 'Beginnings of Cuban Bacteriology: Juan Santos Fernandez, Medical Research, and the Search for Scientific Sovereignty, 1880-1920', *Hispanic American Historical Review,* 91 (2011), 445-68.

Panikkar, K.N. 'Indigenous Medicine and Cultural Hegemony: A Study of the Revitalization Movement in Keralam', *Studies in History,* 8 (1992), 287-308.

Papin, Father. 'A Letter from Father Papin, to Father Le Gobien, Containing some Observations upon the Mechanic Arts and Physick of the Indians', *Philosophical Transactions,* 28 (1713), 225-30.

Pardo, Osvaldo. 'Contesting the Power to Heal: Angels, Demons and Plants in Colonial Mexico', in Griffiths and Cervantes (eds) *Spiritual Encounters,* pp. 163-84.

Pares, R. *War and Trade in the West Indies, 1739-1763* (London, 1963).

Parle, Julie. *States of Mind: Searching for Mental Health in Natal and Zululand, 1868-1918* (Scottsville, 2007).

Peard, Julyan G. *Race, Place, and Medicine: The Idea of the Tropics in Nineteenth-Century Brazilian Medicine* (Durham, NC, 1999). Pearson, M.N. 'The Thin End of the Wedge. Medical Relativities as a Paradigm

of Early Modern Indian-European Relations', *Modem Asian Studies,* 29 (1995),

141-70. Peck, Linda L. *Consuming Splendor: Society and Culture in Seventeenth-Century England* (Cambridge, *2005).*

Pelis, Kim. 'Prophet for Profit in French North Africa: Charles Nicolle and Pasteur Institute of Tunis, 1903-1936', *Bulletin of the History of Medicine,* 71 (1997), 583-622.

—. *Charles Nicolle, Pasteur's Imperial Missionary: Typhus and Tunisia* (Rochester, NY, 2006).

Petiver, James. 'An Account of Mr Sam. Brown, his Third Book of East India Plants, with their Names, Vertues, Description', *Philosophical Transactions*, 22 (1700-1), 843-64.

—. 'Some Attempts Made to Prove that Herbs of the Same Make or Class for the Generallity, have the Like Vertue and Tendency to Work the Same Effects', *Philosophical Transactions*, 21 (1699), 289-94.

—. 'The Eighth Book of East India Plants, Sent from Fort St George to Mr James Petiver Apothecary, and F. R. S. with His Remarks on Them', *Philosophical Transactions*, 23 (1702-3), 1450-60.

Petiver, James and Samuel Brown. 'Mr Sam. Brown His Seventh Book of East India Plants, with an Account of Their Names, Vertues, Description, etc', *Philosophical Transactions*, 23 (1702-3), 1252-3.

Pitman, Frank Wesley. 'Fetishism, Witchcraft, Christianity among the Slaves', *The Journal ofNegro History*, 11 (1926), 650-68.

Playfair, G. *TaleefShareefor the Indian Materia Medica* (Calcutta, 1833).

Pocock, Tom 'Pocock, Sir George (1706-1792)', *Oxford DNB*, www.oxforddnb. com/view/article/22421, accessed 12 Nov 2005

—. *Battle for Empire: the Very First World War, 1756-63* (London, 1998).

Pollitzer, R. 'Cholera studies: 1. History of the Disease', *Bulletin of the WHO*, 10 (1954), 421-61.

Porter, Dorothy. 'The Mission of Social History of Medicine: An Historical View', *Social History of Medicine*, 8 (1995), 345-59.

Porter, Roy. 'The Historiography of Medicine in the United Kingdom' in F. Huisman and J. H. Warner (eds), *Locating Medical History: The Stories and their Meanings* (Baltimore & London, 2004), pp. 194-208.

—. 'The Imperial Slaughterhouse', review of *Romanticism and Colonial Disease* by Alan Bewell, *Nature*, 404 (2000), 331-2.

Porter, Roy and Andrew Wear (eds). *Problems and Methods in the History of Medicine* (New York, 1987), pp. 1-12.

Porter, Roy and Dorothy Porter. 'The Rise of the English Drugs Industry: The Role of Thomas Corbyn', *Medical History*, 33 (1989), 277-95.

Portilla, Miguel León. *The Broken Spears: The Aztec Account of the Conquest of Mexico* (Boston, 1992/1962).

Power, Helen J. 'The Calcutta School of Tropical Medicine: Institutionalizing Medical Research in the Periphery', *Medical History,* 40 (1996), 197-214.

—. 'Sir Leonard Rogers FRS (1868-1962), Tropical Medicine in the Indian Medical Service', thesis submitted to the University of London, for the degree of doctor of philosophy, 1993.

Prakash, Gyan. 'Science between the Lines', in Shahid Amin and Dipesh Chakrabarty (eds). *Subaltern Studies,* vol. 9 (Delhi, 1996), pp. 59-82.

Prakash, Om. 'Bullion for Goods: International Trade and the Economy of Early Eighteenth Century Bengal', *Indian Economic and Social History Review,* 13 (1976), 159-86.

Price, Jacob M. 'What did Merchants Do? Reflections on British Overseas Trade, 1660-1790', *Journal of Economic History,* 49 (1989), 267-84.

Priestley, Eliza. 'The Realm of the Microbe', *The Nineteenth Century,* 29 (1891), 811-31.

Pringle, John. *Observations on the Diseases of the Army, in Camp and Garrison. In Three Parts. With an Appendix, Containing some Papers of Experiments* (London, 1753).

Quah, Stella R. 'The Social Position and Internal Organization of the Medical Profession in the Third World: The Case of Singapore', *Journal of Health and Social Behavior,* 30 (1989), 450-66.

Quevedo, Emilio, et al. 'Knowledge and Power: The Asymmetry of Interests of Colombian and Rockefeller Doctors in the Construction of the Concept of Jungle Yellow Fever, 1907-1938', *Canadian Bulletin of Medical History,* 25 (2008), 71-109.

Quinlan, Sean. 'Colonial Encounters; Colonial Bodies, Hygiene and Abolitionist Politics in Eighteenth-Century France', *History Workshop,* 42 (1996), 107-26. Raghunath, Anita. 'The Corrupting Isles! Writing the Caribbean as the Locus of Transgression in British Literature of the 18th Century' in Vartan P. Messier and Nandita Batra (eds) *Transgression and Taboo: Critical Essays* (Puerto Rico, 2005), pp. 139-52.

Raina, Dhruv and Irfan S. Habib, 'Bhadralok Perceptions of Science, Technology and Cultural Nationalism', *Indian Economic and Social History Review,* 32 (1995), 95-117.

Mridula. *Western Medicine and Public Health in Colonial Bombay, 1845-1895* (Hyderabad, 2002).

Ranger, Terence. 'Connexions between "Primary Resistance" Movements and Modern Mass Nationalism in East and Central Africa', *The Journal of African History,* 9 (1968), 631-41.

—. 'Godly Medicine: The Ambiguities of Medical Mission in Southeast Tanzania'. *Social Science and Medicine,* 15b (1981), 261-77.

—. 'Power, Religion, and Community: The Matobo Case', in Partha Chatterjee and Gyanadra Pandey (eds) *Subaltern Studies,* vol. 7 (Delhi, 1993), pp. 221-46.

Report of the Health Survey and Development Committee (Delhi, Manager of Publications, 1946).

Report of the Plague Commission of India, vol. 5 (London, 1901). *Report, The Infant and Child Mortality India; Levels, Trends and Determinants,* New Delhi, India, 2012, http://www.unicef.org/india/Report.pdf.

Representation of the Bombay Medical Union to the Royal Commission on the Public Services in India, (Bombay, 1 May 1913).

Reveal, J.L. and J.S. Pringle, 'Taxonomic Botany and Floristics', in: *Flora of North America North of Mexico,* 1 (1993), 157-92.

Riley, James C. 'Mortality on Long-Distance Voyages in the Eighteenth Century', *Journal of Economic History,* 41 (1981), 651-6.

Roberts, William. 'Address in Medicine', *BMJ,* 867 (11 August 1877), 168-73. Robertson, William. *The History of America,* vol. 3 (London, 1800-1)

Robinson, David. *Muslim Societies in African History* (Cambridge, 2004) Rodger, N.A.M. *The Command of the Ocean: A Naval History of Britain, 1649-1815* (London, 2006).

Roff, William R. 'Sanitation and Security: The Imperial Powers and the Nineteenth-Century Hajj', *Arabian Studies,* 6 (1982), 143-60.

Rogers, Leonard. 'The Conditions Influencing the Incidence and Spread of Cholera in India', *Proceedings of the Royal Soci-*

ety of Medicine, 19 (1926), 59-93.

—. *Happy Toil: Fifty-Five Years of Tropical Medicine* (London, 1950). Rosenberg, Charles E. 'Framing Disease: Illness, Society and History', Rosenberg, *Explaining Epidemics and Other Studies in the History of Medicine* (Cambridge, 1992), pp. 305-18.

Ross, Ronald. 'Observations on a Condition Necessary to the Transformation of the Malaria Crescent', *BMJ*, 1897 (30 January 1883), 251-5.

—. 'The Progress of Tropical Medicine', *Journal of the Royal African Society*, 4 (1905), 271-89.

—. 'Tropical Medicine-A Crisis', *BMJ*, 2771 (7 February 1914), 319-21.

—. 'On some Peculiar Pigmented Cells Found in Two Mosquitos Fed on Malarial Blood', *BMJ*, 1929 (18 December 1897), 1786-1788.

Rowley, Henry. *The Story of the Universities' Mission to Central Africa*, 2nd edition (London, 1867).

Royle, J.F. *An Essay on the Antiquity ofthe Hindoo Medicine* (London, 1837).

Rutten, A.M.G. *Dutch Transatlantic Medicine Trade in the Eighteenth Century Under the Cover ofthe West India Company* (Rotterdam, 2000).

Said, Edward. *Orientalism* (New York, 1978).

Savitt Todd L. *Medicine and Slavery: The Disease and Healthcare of Black in Antebellum Virginia* (Urbana & London, 1978).

Scharfe, Hartmut. 'The Doctrine of the Three Humors in Traditional Indian Medicine and the Alleged Antiquity of Tamil Siddha Medicine', *Journal of the American Oriental Society*, 119 (1999), 609-29.

Schawb, Raymond. *The Oriental Renaissance: Europe's Rediscovery of India and the East, 1680-1880* (New York, 1984).

Scheid, Volker. *Chinese Medicine in Contemporary China: Plurality and Synthesis* (London & Durham, 2002).

Schiebinger, Londa. 'The Anatomy of Difference: Race and Sex in Eighteenth-Century Science', *Eighteenth-Century Studies*, 23 (1990), 387-405.

—. *Plants and Empire: Colonial Bioprospecting in the Atlantic World* (Cambridge, MA & London, 2004).

Schoepf, Brooke Grundfest. 'AIDS, Sex and Condoms: African Healers and the Reinvention of Tradition in Zaire' *Medical Anthropology*, 14 (1992), 225-42.

Schwartz, Stuart (ed.), *Victors and Vanquished: Spanish and Nahua Views of the Conquest of Mexico* (Bedford, 2000).

Scott, James C. *Seeing Like a State: How Certain Schemes to Improve the Human Condition Have Failed* (New Haven& London, 1998).

Seidi, Jacob. 'The Relationship of Garcia de Orta's and Cristobal Acosta's Botanical Works', *Actes du VIIe Congress International d'Histoire des Sciences* (Paris, 1955).

Sergent, Edmond. 'Address Delivered by Dr. Sergent on the Occasion of the Award of the Darling Medal to Dr. Swellengrebel', Geneva (17 September 1938) http:// whqlibdoc.who.int/malaria/CH_Malaria_266.pdf

Shannon, R. *Practical Observations on the Operation and Effects ofCertain Medicines, in the Prevention and Cure of Diseases to which Europeans are Subject are Subject in Hot Climates, and in these Kingdoms* (London, 1793).

Shapin, Steven. 'The History of Science and its Sociological Reconstructions', *History of Science*, 20 (1982), 157-211.

—. *A Social History o f Truth; Civility and Science in Seventeenth Century England* (Chicago & London, 1994).

Shapter, Thomas. *The History of the Cholera in Exeter in 1832* (London, 1849).

Sharp, Lesley A. 'The Commodification of the Body and Its Parts', *Annual Review Of Anthropology*, 29 (2000), 287-328.

Sheridan, Richard B. 'The Slave Trade to Jamaica, 1702-1808' in B.W. Higman (ed.), *Trade, Government and Society: Caribbean History 1700-1920* (Kingston, 1983).

—. 'The Doctor and Buccaneer: Sir Hans Sloane's Case History of Sir Henry Morgan, Jamaica, 1688', *JHMAS*, 41 (1986), 76-87.

Sigerist, Henry E. *Socialised Medicine in the Soviet Union* (London, 1937).

Simms, F.W. *Report on the Establishment of Water-Works to Supply the City of Calcutta, with other Papers on Watering and Draining the City* [1847-52] (Calcutta, 1853).

Singer, Charles and E. Ashworth Underwood. *A Short History of Medicine*(New York & Oxford, 1962).

Sivasundaram, Sujit. 'Natural History Spiritualized: Civilizing Islanders, Cultivating Breadfruit, and Collecting Souls', *History of Science,* 39 (2001), 417-43.

Sloane, Hans. 'A Description of the Pimienta or Jamaica Pepper-Tree, and of the Tree That Bears the Cortex Winteranus', *Philosophical Transactions,* 16 (1686), 462-8.

—. 'An Account of a China Cabinet, Filled with Several Instruments, Fruits, &c. Used in China: Sent to the Royal Society by Mr. Buckly, Chief Surgeon at Fort StGeorge', *Philosophical Transactions,* 20 (1698), 390-2.

—. *A Voyage to the Islands of Madera, Barbados, Nieves, S. Christophers and Jamaica, with the Natural History,* vol. 1 (London, 1707).

Smallwood, Stephanie. *Saltwater Slavery: A Middle Passage from Africa to American Diaspora* (Cambridge, MA, 2007).

Smith, David B. *Report on the Drainage and Conservancy of Calcutta,* (Calcutta, 1869).

Smith, Pamela H. and Paula Findlen (eds). *Merchants & Marvels; Commerce, Science, and Art in Early Modem Europe* (New York & London, 2002).

Smith, Woodruff D. 'The Function of Commercial Centers in the Modernization of European Capitalism: Amsterdam as an Information Exchange in the Seventeenth Century', *The Journal of Economic History,* 44 (1984), 985-1005.

Sokhey, Sahib S. *The Indian Drug Industry and its Future* (New Delhi, 1959).

Spangenberg, August Gottlieb. *An Account of the Manner in which the Protestant Church of the Unitas Fratrum, or United Brethren, Preach the Gospel, and Carry on their Missions among the Heathen.* Transl, H. Trapp (London, 1788).

Spary, Emma C. '"Peaches Which the Patriarchs Lacked": Natural History, Natural Resources, and the Natural Economy in France', *History of Political Economy,* 35 (2003), 14-41.

Stanley, Henry Morton. *How I Found Livingstone; Adventures, and Discoveries in Central Africa; Including Four Months' Residence with Dr. Livingstone* (London, 1874).

—. *Through the Dark Continent* (London, 1880).

Steel, Henry Draper. *Portable Instructions for Purchasing the Drugs and Spices of Asia and the East-Indies: Pointing out the*

Distinguishing Characteristics of those that are genuine, and the Arts Practised in their Adulteration (London, 1779).

Stepan, Nancy. *Picturing Tropical Nature* (Ithaca, 2001).

Stephenson, Marcia. 'From Marvelous Antidote to the Poison of Idolatry: The Transatlantic Role of Andean Bezoar Stones during the Late Sixteenth and Early Seventeenth Centuries', *Hispanic American Historical Review,* 90 (2010), 3-39.

Stewart, John. *'The Battle for Health': A Political History of the Socialist Medical Association, 1930-51* (Aldershot, 1999).

Stokes, Eric. 'The Road to Chandrapore', *London Review of Books,* 2 (17 April1980), 17-18.

—. (ed C.A. Bayly). *The Peasant Armed: Indian Revolt of 1857* (New Delhi, 1986).

Strachan, John 'The Pasteurization of Algeria?', *French History,* 20 (2006),

260-75. Stringer, Chris. *The Origin of Our Species* (London & New York, 2011).

Subrahmanyam, Sanjay. 'Asian Trade and European Mfluence? Coromandel, 1650-1740', *Modern Asian Studies,* 22 (1988), 179-188.

—. *Penumbral Visions: Making Polities in Early Modern South India* (Ann Arbor, 2001).

Subramanian, Lakshmi. *Indigenous Credit and Imperial Expansion: Bombay, Surat and the West Coast* (Delhi, 1996).

Szreter, Simon. 'The Importance of Social Intervention in Britain's Mortality Decline c. 1850-1914: A Reinterpretation of the role of Public Health', *Social History of Medicine,* 1 (1988), 1-38.

—. 'Economic Growth, Disruption, Deprivation, Disease, and Death: On the Importance of the Politics of Public Health for Development', *Population and Development Review,* 23 (1997), 693-728.

Taylor, Kim. 'Divergent Interests and Cultivated Misunderstandings: The Influence of the West on Modern Chinese Medicine', *Social History of Medicine* 17 (2004), 93-111

Taylor, Norman. *Cinchona in Java: The Story of Quinine* (New York, 1945). Terry, P.T. 'African Agriculture in Nyasaland 1858 to 1894', *The Nyasaland Journal,* 14 (1961), 27-35.

The Gazetteer of Bombay City and Island, vol. 3 (1909). *The Trade Granted to the South-Sea-Company: Considered with Relation to Jamaica. In a Letter to One of the Directors of the South-Sea-Company by a Gentleman who has Resided several*

Years in Jamaica (London, 1714).

Thomas, Jennifer. 'Compiling 'God's Great Book [of] Universal Nature', The Royal Society's Collecting Strategies', *Journal of the History of Collections,* 23 (2011), 1-13.

Thomson, James. *Treatise on the Diseases of the Negroes, as they Occur in the Island of Jamaica with Observations on the Country Remedies, Aikman Junior, Jamaica* (Kingston, 1820).

Thomson, T.R.H. 'On the Value of Quinine in African Remittent Fever', *Lancet* (28 February 1846), 244-5.

Thoral, Marie-Cecile. 'Colonial Medical Encounters in the Nineteenth Century: The French Campaigns in Egypt, Saint Domingue and Algeria', *Social History of Medicine* (2012), hks020v1-hks020.

Thornton, John. *Africa and Africans in the Making ofthe Atlantic World 1400-1800* (Cambridge, 1998).

Ticktin, M. 'Medical Humanitarianism in and beyond France: Breaking Down or Patrolling Borders?' in Alison Bashford (ed.), *Medicine at the Border: Disease, Globalization and Security, 1950 to the Present* (Basingstoke, 2006) pp. 116-35.

Tilley, Helen. 'Ecologies of Complexity: Tropical Environments, African Trypanosomiasis, and the Science of Disease Control Strategies in British Colonial Africa, 1900-1940', *Osiris,* 19 (2004), 21-38.

'Traditional Medicine', fact sheet N° 134, December 2008, WHO, http://www. who.int/mediacentre/factsheets/fs134/en/#.

Trevelyan, G.O. *The Competition Wallah* (London & New York, 1863).

Turshen, Meredeth. *The Political Ecology ofDisease in Tanzania* (Rutgers, 1984).

van Heyningen, W.E. and John R. Seal, *Cholera: The American Scientific Experience, 1947-1980* (Boulder, Colorado, 1983).

van Rheede, Henry. *Hortus Indicus Malabaricus* (Amsterdam, 1678).

Vaughan, Megan. *Curing their Ills; Colonial Power and African fllness* (Stanford, 1991).

—. 'Healing and Curing: Issues in the Social History and Anthropology of Medicine in Africa', *Social History ofMedicine,* 7 (1994), 283-95.

Viswanathan, Gauri. *Masks of Conquest; Literary Study and British Rule in India* (London, 1989).

Voeks, Robert. 'African Medicine and Magic in the Americas', *Geographical Review,* 83 (1993), 66-78.

Wagenitz, G. 'The "Plantae Malabaricae" of the Herbarium at Gottingen Collected near Tranquebar', *Taxon*, 27 (1978), 493-4.

Wallerstein, Immanuel. *The Modern World-System: Capitalist Agriculture and the Origins of the European World-Economy in the Sixteenth Century* (New York, 1976).

Wallis, Patrick. 'Consumption, Retailing, and Medicine in Early-Modem London', *The Economic History Review*, 61 (2008), 26-53.

—. 'Exotic Drugs and English Medicine: England's Drug Trade, *c.* 1550-c. 1800', *Social History of Medicine, 25* (2012), 20-46.

Wallis, Patrick and Mark Jenner (eds). *Medicine and the Market in Early Modem England and its Colonies, c. 1450-c. 1850* (Basingstoke, 2007).

Watts, Sheldon J. *Epidemics and History, Disease, Power and Imperialism* (New Haven, 1997).

—. 'British Development Policies and Malaria in India 1897-c.1929', *Past & Present* 165 (1999), 141-81.

Webster, Jane. 'Looking for the Material Culture of the Middle Passage', *Journal for Maritime Research*, 7 (2005), 245-58.

Weindling, Paul. *Epidemics and Genocide in Eastern Europe, 1890-1945* (Oxford, 2000).

White, Owen and J.P. Daughton (eds). *In God's Empire: French Missionaries in the Modern World* (Oxford, 2012).

White, Luise. *Speaking with Vampires; Rumor and History in Colonial Africa* (Berkeley & London, 2000).

William, M.C. and James Ormiston. *Medical History of the Expedition to the Niger, during the Years1841, 2, Comprising an Account of the Fever which Led to its Abrupt Termination* (London, 1843).

Wilson, Renate. *Pious Traders in Medicine: A German Pharmaceutical Network in Eighteenth-Century North America* (Philadelphia, 2000).

Wilson, W.J. *History of the Madras Army* (Madras, 1882).

Worboys, Michael. 'Colonial Medicine', in Cooter and John V. Pickstone (eds) *Companion to Medicine in the Twentieth Century* (London, 2003). pp. 67-80.

—. 'Almroth Wright at Netley: Modern Medicine and the Military in Britain, 1892-1902', in Cooter, Harrison and Sturdy (eds) *Medicine and Modern Warfare*, pp. 77-97.

—. 'The Emergence of Tropical Medicine: A Study in the Establishment of a Scientific Speciality', in G. Lemaine et. al. (eds) *Perspectives on the Emergence of Scientific Disciplines* (The Hague & Paris, 1976) pp. 76-98.

Worboys, Michael and Paolo Palladino. 'Science and Imperialism', *Isis*, 84 (1993), 84-102.

Wujastyk, Dagmar (ed.), *Modem and Global Ayurveda: Pluralism and Paradigms* (Albany, 2008).

Wujastyk, Dominik. "'A Pious Fraud": The Indian Claims for Pre-jennerian Smallpox Vaccination', in Jan Meulenbeld and Dominik Wujastyk (eds) *Studies on Indian Medical History* (New Delhi, 2001), pp. 131-67.

Young, Robert. *Postcolonialism: A Very Short Introduction* (New York, 2003).

Zahedieh, Nuala. 'London and the Colonial Consumer in the Late Seventeenth Century', *The Economic History Review*, 47 (1994), 239-61.

Zhan, Mei. *Other-Worldly: Making Chinese Medicine through Transnational Frames* (Hastings, 2009).

Zunino, Francesca. 'A Marvellous and Useful New World: Constructions of American Ecology in Christopher Columbus' Indies', *Language and Ecology*, 2 (2008), 1-26.

Županov, Ines G. *Missionary Tropics: The Catholic Frontier in India, 16th-17th Centuries* (Ann Arbor, 2005).

21劃以上

16-20劃

11-15劃

6-10劃

索　引

左岸科學人文　286

醫療與帝國

從全球史看現代醫學的誕生

Medicine and Empire: 1600—1960

作　　者　普拉提克・查克拉巴提（Pratik Chakrabarti）
譯　　者　李尚仁
總 編 輯　黃秀如
責任編輯　林巧玲
協力編輯　蔡宛蓉
行銷企劃　蔡竣宇
封面設計　莊謹銘

社　　長　郭重興
發行人暨出版總監　曾大福
出　　版　左岸文化／遠足文化事業股份有限公司
發　　行　遠足文化事業股份有限公司
231新北市新店區民權路108-2號9樓
電　　話　(02) 2218-1417
傳　　真　(02) 2218-8057
客服專線　0800-221-029
E-Mail　rivegauche2002@gmail.com
左岸臉書　facebook.com/RiveGauchePublishingHouse
法律顧問　華洋法律事務所　蘇文生律師
印　　刷　呈靖彩藝有限公司
初版一刷　2019年2月
初版三刷　2021年1月
定　　價　550元
I S B N　978-986-5727-87-1
歡迎團體訂購，另有優惠，請洽業務部，(02) 2218-1417分機1124、1135

醫療與帝國：從全球史看現代醫學的誕生／
普拉提克・查克拉巴提（Pratik Chakrabarti）著；李尚仁譯
.－初版.－新北市：左岸文化出版；遠足文化發行，2019.2
　面；　公分.－(左岸科學人文；286)
譯自：Medicine and empire : 1600-1960
ISBN 978-986-5727-87-1（平裝）
1.醫學史 2.世界史 3.帝國主義
410.9　　108001675